ENCYCLOPEDIE FAMILIALE D'HOMEOPATHIE

ENCYCLOPEDIE FAMILIALE D'HOMEOPATHIE

DE QUOI SOUFFREZ-VOUS
ET
COMMENT VOUS GUERIR

2609 REMEDES
DE
MEDECINE NATURELLE

Ouvrage collectif sous la direction de
ERIC MEYER

Mise en forme par
JEAN PIERRE LEGRAND

ISBN 2-908554-12-7
LMV EDITIONS – 28 rue de Châteaudun – 75009 PARIS

Sommaire

L'HOMÉOPATHIE

Buts de l'encyclopédie

Cet ouvrage est destiné à vous accompagner dans la vie de tous les jours, à vous permettre de réagir aux situations où votre santé, comme celle de vos proches, est compromise par les malaises ou la maladie.

Vous permettre de vous familiariser avec l'homéopathie

Que vous soyez ou non familiarisé avec l'homéopathie, ce guide vous permettra d'approfondir ou de découvrir et d'apprécier cette médecine « douce » qu'est l'homéopathie — pour accoler un terme en vogue à une médecine qui, en fait, avait déjà près d'un siècle quand Pasteur mit au point le vaccin de la rage.

Le grand public redécouvre aujourd'hui l'homéopathie ainsi que les médecins homéopathes, et il utilise de plus en plus cette forme de médecine qui a tout pour satisfaire les exigences de l'heure. Mentionnons notamment un coût de préparation modique, la possibilité d'un fonctionnement autonome de la part de l'individu (à l'intérieur de certaines frontières, bien entendu), et un respect de l'individualité et de l'« écologie » de chaque personne. Notre époque troublée aura en effet eu l'avantage de nous faire prendre conscience de notre situation précaire en tant qu'espèce vivante.

En effet, si nous voulons conserver ce pour quoi nos ancêtres se sont battus, nous devons en quelque sorte accoucher d'un mode de vie qui tient compte de nos besoins biologiques et écologiques, et certaines réponses se présentent déjà à nous, même si elles rencontrent encore de grandes résistances. Il ne s'agit pas de saborder les cinquante ou cent dernières années de progrès technologique. Nous comprenons que nous n'avons pas à tout accepter dans cet héritage moderne.

Les vieilles règles du « tout ceci ou tout cela », l'ancien ou le moderne, le public ou le spécialiste, ne correspondent plus à notre réalité. Nous devons faire preuve de **discernement**. Dans le cas présent, cela signifie, par exemple, reconnaître les limites de l'homéopathie, savoir à quel moment nous pouvons prendre en main une situation, et à quel moment il faut faire appel au médecin.

Un complément du médecin

Loin de se substituer à la compétence du médecin, ce guide d'homéopathie est destiné à devenir un **complément** de la pratique médicale. Il devient avec le temps un véritable « Vademecum de la santé », un moyen pour chacun de mieux se comprendre et de mieux connaître son organisme.

Après tout, le vieil adage « Connais-toi toi-même » ne se limitait pas à la connaissance de notre âme, mais incluait idéalement la connaissance de notre personnalité sur le plan physique, de nos réactions physiologiques. L'homéopathie nous apprend d'ailleurs que **le corps et l'esprit ne sont pas séparés**, car nous avons chacun notre façon de réagir aux maux, selon notre personnalité.

Développer votre expérience

Avec le temps, vous apprendrez donc à évaluer les situations, et vous saurez distinguer les troubles communs, dont les remèdes sont connus, des cas qui pourraient s'aggraver rapidement. Ainsi vous pourrez prendre en main efficacement les situations qui ne requièrent pas la présence du médecin (à cet effet, la description des symptômes est toujours accompagnée d'un avertissement si la situation exige de faire appel au médecin). Par ailleurs, il vaut mieux consulter dans tous les cas de **symptômes aigus**.

« Docteur, j'ai mal là »

Vous disposerez aussi des **outils** pour combattre ces maux bénins, pour lesquels on n'ose pas déranger un médecin. Consulterez-vous le médecin pour cette crise persistante de hoquet, pour cet œil au beurre noir, pour une digestion difficile depuis des années? Votre médecin a-t-il le temps de vous expliquer toutes les précautions à prendre si vous êtes diabétique, quoi manger et ne pas manger?

Si un membre de votre famille est irritable et insupportable depuis toujours, songez-vous pour autant à lui faire consulter un médecin, ou un thérapeute (ce serait là une façon quasi inévitable de déterrer la hache de guerre). Cela signifie que vous ne serez pas aussi démuni devant les troubles mineurs : sans mériter l'attention du médecin, — généralement aux aguets des troubles plus graves — ils peuvent pourtant nous rendre la vie difficile.

Des avantages non négligeables

Outre ces possibilités de mieux vous connaître et d'apprendre à guérir des affections bénignes, de savoir réagir devant certaines urgences, vous découvrirez que la pratique de l'homéopathie offre la possibilité de faire **l'apprentissage du corps et de ses réactions**. La personne qui étudie l'homéopathie de cette manière, pour ses propres besoins, apprend petit à petit à évaluer les symptômes, à connaître les remèdes qui lui conviennent, et, avec le temps, ceux qui conviennent aux différents membres de sa famille et de son entourage.

Donc, en plus de faire l'apprentissage d'une certaine **autonomie**, cette encyclopédie vous permettra d'abord d'observer, puis de décrire vos symptômes lors des consultations. Vous saurez mieux distinguer ce qui importe de ce qui est secondaire : si vous n'êtes pas familier avec son fonctionnement, l'homéopathie vous réserve bien des surprises à cet égard.

L'HOMÉOPATHIE

Comme nous l'avons déjà mentionné, l'homéopathie n'est pas une découverte récente. En fait, l'idée d'homéopathie est énoncée dès l'antiquité, au troisième siècle avant Jésus-Christ. A cette époque, Hippocrate, celui que l'on reconnaît aujourd'hui comme père de la médecine, affirme déjà qu'il y a **deux façons de soigner** : par les contraires, ou par les semblables. « La plupart des maladies peuvent avoir leur remède dans les causes mêmes qui leur ont donné naissance », déclare-t-il.

Hahnemann, le fondateur, et la loi de similitude

Ce qu'Hippocrate avait préfiguré, un médecin du XVIIIe siècle devait le confirmer et le développer, quelque deux mille ans après. En effet, c'est le fondateur de l'homéopathie, **Samuel Hahnemann**, qui remet à l'ordre du jour l'idée de « guérir le mal par le mal ».

Médecin insatisfait par l'imprécision — et l'inefficacité — des remèdes de l'époque, il décide vers 1790 — époque de grandes expériences — d'absorber de la quinine utilisée pour combattre la fièvre, afin d'en observer les effets **sur un sujet sain**. Sa conclusion : « *La quinine qui guérit la fièvre provoque chez un sujet sain les apparences de la fièvre.* »

Et c'est la naissance d'un des principes fondamentaux de l'homéopathie : la **loi de similitude**. Comme le dit Hahnemann : « *Pour guérir une maladie donnée, il faut faire prendre au malade un remède qui, administré à un sujet bien portant, lui donnerait les symptômes de cette maladie.* » Il se met donc au travail, répertoriant de façon systématique les effets d'un grand nombre de substances.

Hahnemann à l'âge de 64 ans.

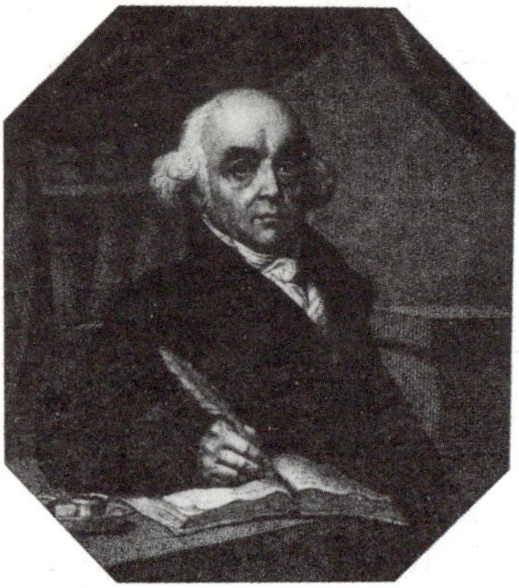

A cette époque, son livre fondamental,
« L'Organon de l'Art de guérir »
était publié depuis neuf ans.

La dilution infinitésimale

Toutefois Hahnemann ne s'arrête pas au principe de similitude (auquel nous reviendrons). Il met également au point le principe des **dilutions infinitésimales**. Lorsqu'il fait ses expériences sur la quinine, le maître, pour des raisons faciles à comprendre, utilise des doses diluées et s'aperçoit rapidement que **la dilution augmente le pouvoir thérapeutique** de la substance utilisée (plus la dilution augmente cependant, plus le médicament choisi doit correspondre avec exactitude au malade et à sa maladie pour agir).

Prenons l'exemple du sel marin, *Natrum muriaticum* (l'homéopathie conserve l'appellation latine, qui permet les échanges entre différentes langues). A raison de plusieurs grammes par jour, vous arrivez au mieux à vous assoiffer et à faire de la rétention d'eau. En doses infinitésimales, il s'agit d'un remède pour la personne déprimée, introspective, mélancolique. La dilution infinitésimale est donc le second principe essentiel de la doctrine homéopathique.

Une vie bien remplie

Né en Allemagne en 1755, Hahnemann finit ses jours en 1843, en France, où l'homéopathie bénéficie d'une popularité considérable. Toute sa vie, il voyage beaucoup, parcourant l'Allemagne et l'Autriche, cherchant sans arrêt à donner à cette discipline nouvelle des assises de plus en plus solides. Malgré l'opposition farouche de la plupart des médecins et pharmaciens de l'époque, il ne cesse d'expérimenter, de remporter des succès devant la maladie, et de faire connaître l'homéopathie. Auteur de plusieurs ouvrages médicaux, il publie dès 1789 un des premiers traités d'hygiène, traitant d'urbanisme et d'hygiène corporelle, qui fait déjà appel à des notions de culture physique et d'alimentation, que l'on commence à peine à reconnaître aujourd'hui. C'est un signe qu'Hahnemann ne s'intéresse pas uniquement à la maladie, mais à la personne dans sa totalité, bref à la santé.

Des expérimentateurs audacieux

Avec ces disciples, Hahnemann se livre à un travail d'expérimentation sans pareil, non sans avoir commencé par répertorier les effets de plus de soixante remèdes sur sa propre personne. Ils absorbent des substances comme du soufre, de la belladone, du mercure, de l'hellébore, pour n'en nommer que quelques-unes. Avec une rigueur et une méthode peu communes pour l'époque, ils observent ensuite les effets que ces substances ont sur eux.

C'est ainsi qu'Hahnemann érige son grand recueil d'observations, livrant à la postérité ce qu'on peut appeler la bible des homéopathes: l'**Organon de l'art de guérir**, l'exposé fondamental de la doctrine homéopathique. Paru en allemand en 1810, l'Organon, traduit par la suite dans seize langues, est repris dans plus d'une centaine d'éditions. Il reste aujourd'hui encore un répertoire fiable: cent soixante-dix ans plus tard, *Belladonna* dilate toujours la pupille, et produit encore les mêmes effets. C'est plus qu'on en peut dire de la médecine courante, qui semble se renouveler et se transformer complètement toutes les vingt et quelques années.

Un succès... populaire

Dès le XIXe siècle, du vivant même d'Hahnemann, la théorie — et la pratique — de l'homéopathie se répandent à travers l'Europe: en Italie, en Belgique, en Suisse, en Angleterre, en France et en Allemagne, de même qu'aux Etats-Unis et en Amérique latine par la suite. De nombreuses sociétés et publications homéopathiques sont fondées.

Les succès d'Hahnemann contre des maladies comme le typhus, qui ravage les populations à la suite de la guerre, ou le choléra, le font connaître. L'homéopathie devient la médecine des rois, des princes, des grands bourgeois, qui se rendent en grand nombre pour consulter Hahnemann dans la petite ville de Coethen, en Autriche, au cours des quinze années qu'il y passe, entre 1821 et 1835.

Ces progrès de l'homéopathie ne se font pas sans résistance, de la part des pharmaciens surtout. Ces derniers ne voient pas d'un bon œil le fait qu'Hahnemann prépare lui-même tous les remèdes qu'il prescrit. En effet, la rigueur du maître s'accommode mal des habitudes de l'époque, de la façon un peu fantaisiste qu'ont encore les pharmaciens de préparer les remèdes, modifiant parfois les ordonnances, ou négligeant de respecter les quantités indiquées. Qui plus est, plutôt que de vendre ses remèdes, Hahnemann les donne parfois à ses patients... Et il fallut attendre 1965 pour que l'homéopathie soit citée au Codex.

Homéo- et allo- pathies

Aujourd'hui encore, la médecine conteste en quelque sorte la validité des propos d'Hippocrate quant à l'efficacité de la guérison par les semblables. En effet, cette médecine, celle qui est le plus couramment pratiquée, celle qui est à l'œuvre dans les hôpitaux, qui est enseignée dans les facultés, cette médecine-là procède par les **contraires**. Donnons l'exemple des **anti**biotiques, des sédatifs, des tranquillisants, des laxatifs, de la cortisone, qui combat l'inflammation. Ce sont les médicaments qui combattent le mal ou la maladie.

Si elle nous paraît toute naturelle, cette méthode thérapeutique n'est cependant pas la seule façon de guérir, comme disait

Hippocrate. Simplement, nous pensons souvent qu'il n'y en a pas d'autre. Voilà pourquoi les homéopathes ne l'appellent pas la médecine, mais bien **l'allopathie** (*allos*, contraire, et *pathos*, maladie), par opposition à homéopathie (*homéo*, semblable).

Ces deux rejetons de l'observation d'Hippocrate sont encore ce que l'on pourrait appeler des « frères ennemis ». Non seulement les deux approches sont-elles contraires dans la théorie, l'une procédant par les contraires et l'autre par les semblables, mais encore n'ont-elles pas à ce jour trouvé de terrain d'entente, de façon satisfaisante de cohabiter.

La médecine allopathique a encore beaucoup de peine à reconnaître la validité thérapeutique de l'homéopathie, et un médecin allopathe recommande rarement à un malade de consulter un confrère homéopathe. De son côté, le corps médical homéopathe subit, non sans une certaine amertume, le rejet de la « médecine officielle ». Cela ne l'empêche pas toutefois de progresser régulièrement, et d'être de plus en plus connu et respecté.

En fait, les deux types de médecine ont leurs mérites et leurs limites respectives, et vouloir choisir à tout prix entre l'une et l'autre, c'est finalement se montrer déraisonnable, et se priver d'un recours thérapeuthique utile dans l'un et l'autre cas. Bien des médecins homéopathes sont d'anciens allopathes insatisfaits. Par ailleurs, dans les cas critiques, par exemple pour les urgences, ou pour certaines affections comme l'appendicite aiguë, comment ne pas reconnaître l'efficacité de l'allopathie?

Il ne s'agit certainement pas de prescrire un remède homéopathique à celui qui souffre d'une appendicite aiguë. La responsabilité de l'homéopathe est alors de remettre le malade sans tarder entre les mains du meilleur chirurgien qu'il connaisse. A moins de faire preuve d'un esprit sectaire — qui ne fait d'ailleurs que nuire à sa profession de foi — le médecin homéopathe reconnaît sans difficultés ses propres limites, de même que les atouts dont jouit l'allopathie.

Par ailleurs, l'homéopathie est en mesure de maîtriser bien des maladies **avant qu'elles n'arrivent au point critique** où il faut à tout prix recourir au scalpel.

Une reconnaissance populaire

Dans une large mesure, c'est le public qui a donné à l'homéopathie l'importance dont elle jouit aujourd'hui. C'est le public qui a su en apprécier les mérites et en découvrir les possibilités. Et c'est le public qui poursuivra cette découverte dans la quête de son propre bien-être.

L'ALLOPATHIE

On pourrait d'ailleurs se demander pourquoi la médecine officielle a tant de peine à reconnaître l'efficacité des « médecines douces » en général, que l'on parle d'acupuncture, d'organothérapie, d'ostéopathie, d'auriculomédecine ou de sophrologie. Elle qui est censée se donner pour mission de découvrir et d'expérimenter, pourquoi laisse-t-elle le public faire les frais de cette expérimentation ? Comment ne pas conclure que sa façon intransigeante de rejeter en bloc toutes ces nouvelles thérapies est motivé par la crainte de voir ses principes de base remis en question ?

Quels sont ces principes aujourd'hui ? Sans faire ici une critique poussée de la médicine allopathique, nous pouvons cependant en observer quelque peu le fonctionnement, ne serait-ce que de loin.

La technologie omniprésente

Dans presque tous les domaines aujourd'hui, la technologie peut être comparée au chant des sirènes, qui attirait les explorateurs de l'ancienne mythologie, et le domaine médical ne fait pas exception. Cette fascination qu'exerce la technologie pourrait facilement nous faire perdre de vue le fait que c'est en principe **la santé du malade qui nous intéresse, et non sa maladie**, ni les moyens employés pour la vaincre. Littéralement, nous attendons d'elle des miracles, oubliant que le véritable protagoniste, c'est bel et bien le malade.

Or, si vous observez la grande majorité des découvertes médicales actuelles, vous constaterez à quel point la technologie y joue un rôle central. Rayons X, rayons lasers, traitement au cobalt, et l'équipement médical devient de plus en plus complexe, sophistiqué et coûteux.

C'est à grand renfort de publicité que cette science médicale annonce un nouvel appareil, une drogue miracle, pour redorer périodiquement son blason. Ainsi, quelques cas spectaculaires, monopolisant l'attention, nous font oublier qu'il s'agit le plus souvent d'exceptions, et que bien des maux banals restent sans réponse. Cela ne veut pas dire que des progrès décisifs ne puissent être accomplis en fouillant cette voie : est-elle pour autant la seule possible ?

Chaque année, l'industrie pharmaceutique met de nouveaux médicaments sur le marché : ils sont en vogue quelque temps (souvent quatre ou cinq ans) jusqu'à ce qu'on découvre pour certains des effets secondaires inattendus. Ils sont alors retirés du marché sans tambour ni trompette.

Parfois, il faut même traiter les effets secondaires comme une nouvelle maladie. Un cas qui se présente assez souvent pour créer un nouveau type de maladie : les maladies dites *iatrogènes* (*iatros*, médecin) c'est-à-dire les maladies qui naissent à la suite de soins. Actuellement, près de 10% des hospitalisations seraient dues à ces complications.

Il faut mentionner aussi la spécialisation croissante que connaît l'allopathie, qui divise le corps humain en disciplines différentes, qui ont souvent peine à communiquer entre elles. Ce découpage du corps humain et l'organisation même de ces grands centres que sont les hôpitaux laissent-ils toujours place à la compassion, à ce temps d'arrêt que le soigneur marque pour le soigné ?

Le patient, souvent bousculé entre les formulaires, les procédures et les différentes spécialités, n'a pas toujours la sensation qu'on s'occupe de lui : c'est sa maladie, et elle seule, qui semble intéresser. Or, il est prouvé que la **confiance** éprouvée par le malade est un facteur essentiel de sa guérison.

Il s'agit donc d'une autre caractéristique malheureuse de l'allopathie : l'atmosphère dans laquelle se déroulent la consultation et le traitement, sans que le patient puisse faire autre chose bien souvent que de... patienter, le plus souvent sans savoir quel est son mal, ni d'où il vient. Bien entendu, tous les médecins ne procèdent pas ainsi, certains prenant la peine (et le temps) de voir le malade comme une personne, non comme un simple porteur de maladie, d'expliquer le mal et l'intervention qu'il estime nécessaire. Mais le diagnostic, à la recherche des signes caractéristiques d'une **maladie**, ne s'intéresse guère à l'individu comme tel.

Mentionnons aussi que la médecine allopathique procède par un recours systématique à la chirurgie. Car la victoire, pour elle, consiste à faire disparaître les symptômes en combattant le mal directement. L'organisme est en quelque sorte laissé pour compte, considéré comme invalide, pendant que les antibiotiques, tranquillisants et autres drogues et médicaments prennent la situation en main, combattant le mal directement.

Une fois de plus, cette critique ne doit pas nous faire perdre de vue les acquis indéniables de la médecine allopathique. Mais il vaut mieux comprendre par où elle pèche, accepter qu'elle ne soit pas parfaite, et réaliser qu'il y a d'autres approches, qui contribuent elles aussi de façon inestimable au progrès de la communauté humaine.

LA DÉMARCHE HOMÉOPATHIQUE

L'homéopathie est une discipline **à base essentiellement expérimentale**. C'est-à-dire que même si des hypothèses et des explications se font jour, il est encore difficile de déterminer quel est le fonctionnement exact des remèdes homéopathiques.

Précisons que tous les remèdes employés sont d'abord expérimentés à fond sur des sujets humains (qui les prennent par la bouche) et non sur des animaux de laboratoire. C'est qu'il est difficile de demander à un rat s'il ressent des vertiges, des maux de tête, s'il a mal dormi, si le lit lui paraissait trop dur... De plus, les expériences sur les animaux ne s'appliquent pas nécessairement aux hommes.

LA SIMILITUDE

Chaque substance expérimentée a donc produit un ensemble de signes cliniques, qui a donné un **tableau des pathologies** (sa « pathogénésie », ou le répertoire complet de sensations et de troubles, physiques et mentaux, provoqués). A chaque remède correspond donc un tableau spécifique. Lorsque vous et moi sommes malades, nous présentons aussi un certain **tableau**, un ensemble de symptômes : l'homéopathe nous prescrira donc le remède dont le tableau des pathologies est le plus près du nôtre. Autrement dit, il nous prescrira le remède qui provoque sur une personne saine **les mêmes réactions** que celles que nous manifestons à ce moment-là.

Les expérimentations qui ont donné lieu au savoir homéopathique ont porté sur des personnes des deux sexes, de tous les âges, dans différentes circonstances, dans des conditions étudiées. Les sujets de la recherche ne savaient pas ce qu'ils avaient absorbé, ni même si la substance absorbée était effectivement active. Ceci pour « contrôler » les conditions de l'expérimentation.

Le résultat, c'est que lorsque nous nous présentons chez le médecin homéopathe, il reconnaît souvent en nous **la personnalité du remède**. Car le tableau offert par chacun de ces remèdes est celui d'une **personnalité complète**, pas seulement d'une maladie.

Prenons un exemple pour mieux illustrer notre propos, à savoir les caractéristiques propres à un remède important en homéopathie, *Nux vomica* (la noix vomique),

Un exemple : NUX VOMICA

- Un individu hyperactif, susceptible et coléreux, qui se fâche pour un rien, exaspéré à la moindre contrariété.
- Méticuleux, il est autoritaire et jaloux, impatient.
- Par ailleurs, il supporte difficilement la douleur et présente une grande intolérance aux agressions extérieures, comme le bruit. Il est aussi très frileux, et craint les courants d'air.
- Du point de vue physique, sa grande faiblesse, c'est le système digestif : il digère souvent mal, est constipé, a fréquemment des hernies ou des hémorroïdes. De plus, il est porté à faire des excès de table, d'alcool et de tabac et à rechercher les aliments excitants. Ses repas sont suivis de nausées qui l'obligent à desserrer ses vêtements. Sa langue est chargée dans la moitié postérieure.
- Le lever est pénible pour *Nux vomica* : courbatures, mauvaise humeur, nausées sont souvent ses compagnons au réveil.

Nux vomica est donc bien adapté à notre époque : on l'a déjà surnommé « l'agité des temps modernes ». Que ce soit son appétit, sa vie sexuelle, la manière dont il dort ou son attitude primordiale devant les choses, tous ces signes renvoient à autant de traits de caractère, de particularités, grâce auxquels se compose un personnage, un peu à la façon dont une description s'anime sous la plume du romancier, pour devenir ce protagoniste auquel nous croirons.

Une autre conception du malade

C'est ainsi que nous épousons la personnalité d'un remède, pendant un temps tout au moins, prenant les caractéristiques de M. ou Mme Sulfur, Arnica, Lachesis. Ainsi le médecin homéopathe, habitué à distinguer les traits de caractère propres aux médicaments, parlera d'ailleurs d'un cas très « Ignatia », d'une personnalité « Phosphorus »...

Bien entendu, la communauté humaine renferme une bien plus grande diversité que les deux mille médicaments homéopathiques répertoriés. Chacun de nous en fait un mélange, une réalité à plusieurs facettes, dont l'une ou l'autre transparaîtra à tel ou tel moment de la maladie. C'est au médecin homéopathe que revient la tâche parfois ardue — surtout dans le cas des maladies chroniques — d'identifier le ou les remèdes appropriés. Plusieurs maladies peuvent donc recevoir les mêmes remèdes, dans la mesure où elles déclenchent chez une personne des réactions semblables.

La démarche en homéopathie consistera donc à **rechercher l'accord entre le malade et son remède**.

Quand un de nos organes est atteint, l'estomac ou le foie, par exemple, ce n'est pas l'organe seul qui est affecté, puisque nous disons : « Je suis malade. » C'est toute notre personne qui est affectée, et toute notre personnalité qui en souffre. De plus, nous réagissons **chacun à notre façon**, et selon notre personnalité, aux atteintes de la maladie. Alors que l'allopathe cherche les quelques symptômes communs à tous quand il soupçonne une gastro-entérite, l'homéopathe, lui, est à la recherche de **signes individuels**.

Au-delà du diagnostic de la maladie, il recherche aussi celui du remède, le signe ou le groupe de signes qui le mettront sur la bonne piste. Et c'est pourquoi vous ne trouverez pas dans le présent guide un ensemble de remèdes correspondants à chaque maladie, mais plutôt, pour chaque maladie, une série de remèdes, accompagnés de descriptions destinées à vous permettre de choisir **celui qui correspond à la personne à soigner**.

Le simillimum

Quand les symptômes que nous présentons sont les mêmes, qu'il y a correspondance avec un remède donné au niveau :

1. de l'organe affecté (mêmes douleurs, par exemple) ;
2. des symptômes ;
3. de la personnalité,

alors nous pouvons nous contenter de ce seul remède : c'est ce que l'homéopathie a baptisé **le simillimum**.

Le simillimum, c'est donc le remède avec lequel vous avez **le plus grand nombre d'affinités** à un moment donné. Il est rare en fait qu'une personne présente **tous les symptômes**, ou soit concernée par toutes les caractéristiques d'un remède. Car il y a aussi une hiérarchie des signes à prendre en considération. Et c'est peut-être ceci qui nous fait comprendre un aspect essentiel en homéopathie : l'importance de l'individualté du malade.

Récapitulons. A chaque remède correspond un ensemble de signes et, dans la démarche homéopathique, nous allons chercher à établir une correspondance entre l'état du malade et un ou plusieurs remèdes. Notez bien que ce qui nous intéresse, c'est plus le malade que la maladie. Cela paraît déconcertant, pour nous qui nous sommes habitués à ce que le médecin allopathe nous soumette à un diagnostic, au bout duquel il y a ordonnance, et une fois que la maladie est déterminée, les remèdes sont tout prêts, les mêmes pour tous.

Stimuler les défenses du corps

Ici se révèle le fond des différences (et du différend) entre « allo- » et « homéo- » pathies. La raison pour laquelle l'allopathe prescrit des antibiotiques dans le cas de l'infection, c'est qu'il compte sur le **médicament pour combattre la maladie**. Et, bien sûr, cela nous paraît on ne peut plus normal. Quelle autre solution y aurait-il, demanderez-vous, puisque le corps affaibli a laissé l'infection s'installer ?

C'est dire à quel point nous nous laissons bercer par l'habitude, au point de la croire seule possible. Il y a pourtant une autre manière, qui consiste à **éveiller les défenses mêmes du**

corps. Et c'est ce que parvient à faire la dose infinitésimale du remède homéopathique bien choisi.

LA DOSE INFINITÉSIMALE

La découverte d'un continent

Comme nous l'avons vu plus haut, lors des premières expériences qu'il pratique sur sa propre personne, avec des produits comme la quinine, Hahnemann utilise des doses très faibles pour éviter l'intoxication. Constatant que les substances demeurent actives, il découvre petit à petit le principe de la dilution qu'on a appelé **dilution Hahnémanienne**, la technique de préparation de la substance médicinale en homéopathie.

C'est que les mêmes substances ont des effets diamétralement opposés, selon qu'il s'agit de doses fortes ou faibles. Alors que le café est un stimulant qui nous empêche souvent de dormir, *Coffea* est un remède homéopathique contre l'insomnie. L'opium, aux vertus dormitives bien connues, devient en préparation homéopathique (*Opium*) un remède contre l'engourdissement cérébral et sensoriel. La digitale, qui à fortes doses ralentit le pouls, a pour effet, en doses homéopathiques (*Digitalis*), d'accélérer le rythme cardiaque.

Le processus de la dilution hahnémanienne

Autrefois les homéopathes préparaient eux-mêmes leurs remèdes : se sont maintenant les laboratoires spécialisés qui mènent cette tâche à bien.

A partir d'une substance donnée (une plante, la belladone, par exemple), on prépare le premier extrait, la *Teinture-Mère* (T.M.). On prélève **une partie** de la teinture-mère, que l'on mélange à **99 parties** d'un solvant (de l'eau bidistillée ou de l'alcool à 70°) dans un flacon d'une propreté absolue. Vient ensuite **l'agitation**, appelée dynamisation, indispensable pour que la préparation soit active. Et c'est la **première dilution centésimale**, aussi appelée **première Centésimale hahnémanienne** (1 CH).

A partir de cette première dilution, dont on prélève une partie, on procède ensuite à la **deuxième dilution**, selon le même principe : on mélange une partie en volume prélevée dans la première dilution, et on la mélange à 99 parties de solvant. C'est la deuxième dilution (2 CH). Le procédé est ensuite répété de la même manière avec une nouvelle partie en volume de la deuxième dilution mélangée à cent parties de solvant et agitée (3 CH), et ainsi de suite jusqu'à la dilution voulue, la trentième dilution (30 CH), la dilution maximale autorisée par la loi en France.

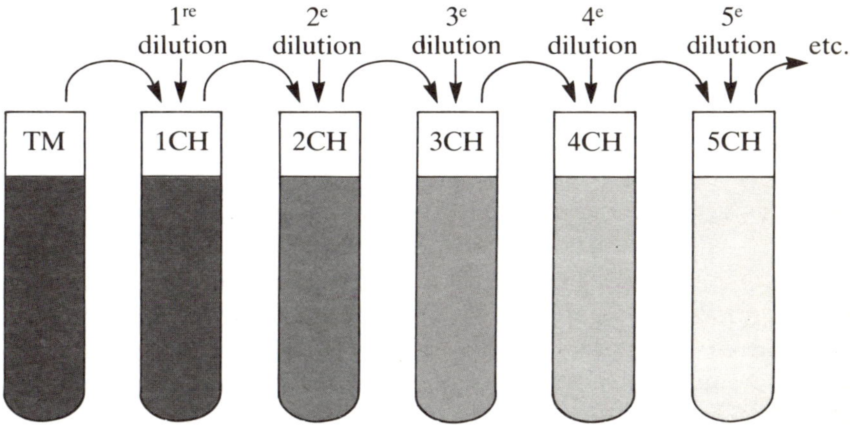

Une recette inconnue

Une critique souvent adressée par les allopathes à l'homéopathie, c'est le fait qu'on en soit encore aux spéculations pour expliquer le processus.

Et pourtant, « la preuve du pudding, c'est qu'on le mange », comme disent les Anglais, peuple pragmatique s'il en est. Si notre compréhension scientifique n'a pas encore accès à l'échelle moléculaire, où se déroule sans doute le processus homéopathique, cela ne l'empêche pourtant pas d'agir (ajoutons qu'il vaut mieux un bon pudding qu'une mauvaise recette)...

A l'époque d'Hahnemann, la dilution infinitésimale provoqua des remous dont nous n'avons pas idée aujourd'hui, habitués que nous sommes à l'infiniment petit, à l'action de l'invisible, ne serait-ce qu'avec l'atome, ou les Rayons X. Et pourtant, aujourd'hui encore il y a quelque chose là-dedans qui continue de faire un pied de nez à la science dite d'observation. Entre la septième (7 CH) et la neuvième dilution (9 CH), nos instruments scientifiques sophistiqués perdent toute trace du remède homéopathique. Il n'est plus censé y être. Or il y est, puisque c'est justement à partir des dilutions élevées que l'action se fait sentir sur le psychisme.

L'effet infinitésimal : hypothèses

Un des principes qui régit l'organisme veut que toute substance extérieure (à part la nourriture, qui, elle, est transformée) soit rejetée, expulsée. C'est le cas des greffes d'organes, par exemple, où la grande difficulté consiste à faire accepter l'organe étranger à l'organisme « hôte ». Cette loi qui garde en quelque sorte nos frontières intérieures est active quelle que soit la substance, toxique ou bénéfique.

C'est pourquoi il faut que le malade absorbe les médicaments allopathiques en quantité suffisante, inondant l'organisme de millions de molécules, pour passer le barrage opposé par l'organisme à toute intervention massive. Mais cette intervention massive n'est pas sans effets secondaires sur l'organisme : celui-ci est obligé de modifier son équilibre pour s'ajuster, d'où certains problèmes.

Cette méthode de guérison, la méthode allopathique, consiste en fait à **compenser les défaillances de l'organisme**. En ce sens, le malade ne recouvre pas vraiment la santé, dans la mesure où il demeure vulnérable à une autre agression du même type. Au mieux, le germe combattu est détruit, ou sa reproduction est arrêtée, laissant le malade refaire ses forces après l'agression. Mais il se peut aussi qu'il se retire dans un recoin de l'organisme pour éviter l'antibiotique, par exemple, puis émerge en force pour une nouvelle attaque. Autrement dit, le **terrain** (l'organisme avec ses forces et ses faiblesses) n'a pas été modifié. Et l'ambition de l'homéopathie consiste à vouloir **rétablir le véritable équilibre**.

Petites causes, grands effets

Comme les échanges internes dans cette immense usine de produits chimiques qu'est l'organisme se déroulent au niveau de la molécule, ou du transfert d'électron, l'action de la quantité infinitésimale, elle, ne déclenche pas une telle réaction de rejet. Le remède homéopathique se comporte donc comme **un régulateur** agissant en douceur, de l'intérieur, stimulant l'organisme pour qu'il organise sa propre défense. C'est la raison pour laquelle l'homéopathie peut, à juste titre, prétendre au titre de médecine douce. Et dans ce sens elle répond bien aux désirs d'Hahnemann, qui souhaitait éliminer l'effet toxique des médicaments.

Une analogie militaire

Supposons un petit pays envahi par un ennemi. Une autre puissance, désireuse de lui venir en aide, a deux choix. Elle peut intervenir directement, en bombardant l'armée de l'envahisseur, par exemple. Inévitablement, elle détruira par la même occasion une partie du pays agressé. Le petit pays risque même de réagir contre son « bienfaiteur » et contre le désordre supplémentaire qu'il provoque.

Une alternative s'offre au pays justicier. Il peut discrètement déléguer un émissaire dans le pays agressé, et lui offrir de l'aide pour réorganiser ou renforcer sa défense. Petit à petit, avec l'aide de son allié, le pays envahi pourra organiser sa défense, bouter dehors l'envahisseur et se proclamer souverain de son territoire. Et si l'agresseur se présente à nouveau, il disposera déjà de tous les arguments pour le dissuader d'intervenir, sans avoir à attendre la bonne volonté de son allié.

Cette allégorie a le mérite d'illustrer le fonctionnement de l'homéopathie, à la fois dans son aspect infinitésimal (l'émissaire) et dans sa tactique (renforcer l'organisme). Il ne faut jamais oublier, cependant, que cet émissaire doit d'abord être approprié au pays qu'il visite : il doit, en quelque sorte, « parler la langue du pays », correspondre, sur le plan homéopathique, au *simillimum*.

Remarquez bien que ce n'est pas à proprement parler le remède homéopathique qui guérit le malade : **il mobilise les res-**

sources réactionnelles de son organisme. Autrement dit, **il aide l'organisme malade à se guérir lui-même**. « Mieux vaut montrer à un homme comment pêcher que de lui apporter un poisson chaque jour », dit aussi le proverbe.

C'est le **terrain même**, l'organisme en tant qu'hôte de la maladie, que le remède homéopathique cherche à guérir. D'abord en l'aidant à éliminer les toxines, qui l'affaiblissent, puis en le renforçant, en contribuant à le rendre moins réceptif à la maladie. Or dans ce sens, la maladie peut être « un mal pour un bien », un moyen d'engager une meilleure étape d'évolution.

Les limites de l'homéopathie

L'homéophathie ne peut rien contre une lésion importante, sinon soulager la douleur; dans le cas d'un accidenté de la route, avec *Arnica*, par exemple. Si l'opération s'impose, l'homéopathie ne pourra servir que de thérapeutique de soulagement, pour atténuer les appréhensions du patient, ou pour l'aider à surmonter le choc opératoire.

La consultation du présent guide ne peut, quant à elle, se passer du bon sens et du sentiment que chaque lecteur aura de ses limites, au-delà desquelles il faut faire appel à des ressources professionnelles.

LES SUBSTANCES UTILISÉES EN HOMÉOPATHIE

L'homéopathie regroupe à l'heure actuelle près de deux mille remèdes possibles. D'où viennent tous ces médicaments? demanderez-vous. En fait, on pourrait répondre sans grand risque de se tromper qu'ils viennent d'un peu partout : du règne végétal, animal, ou minéral. En fait, toute substance est susceptible de devenir un remède homéopathique. Il suffit que la transformation subie soit conforme à la règle.

Quand les substances ne sont pas solubles, elles sont broyées et triturées, avant de subir les mêmes procédés de dilution et de dynamisation (agitation) que les substances solubles.

La majorité des substances sont extraites de plantes, et leur diversité, comme leur caractère inattendu, en dit long sur le pouvoir de la dilution et de la dynamisation homéopathiques. Prenons l'exemple de l'Aconite tue-loup, qui devient *Aconitum napellus*. Administrée à forte dose, sa teinture-mère ne manquerait pas de provoquer la paralysie du cœur, puis la mort. Mais sous sa forme homéopathique, l'Aconite tue-loup est soit un remède contre les bouffées de chaleur, soit contre les hémorragies ou l'anxiété, selon la dilution.

Une plante mythique : LA BELLADONE

En fait d'emprunt à la nature, mentionnons l'utilisation d'*Atropa belladonna*, la célèbre Belladone, (littéralement « belle dame », peut-être pour son effet cosmétique sur la pupille, qu'elle dilate) autrefois redoutée pour son pouvoir toxique, et dont la nouvelle renommée nous révèle à quel point la nature est multiple dans ses facettes. En doses infinitésimales, la belladone est efficace dans le cas de maladies infectieuses comme la rougeole et la scarlatine, la coqueluche et la conjonctivite... A condition, bien entendu, que, selon la loi homéopathique, les symptômes manifestés par le malade correspondent à ceux que provoque la dose infinitésimale de *Belladonna* sur une personne en bonne santé.

L'homéopathie trouve dans le **règne végétal** quantité d'autres substances actives, substances comme la digitale, l'opium, le drosera et l'aconit. Mais son répertoire s'enrichit aussi du piment, de la camomille, du radis noir, de la salsepareille et de la pivoine...

Du côté du **règne minéral**, ce n'est pas non plus la diversité qui fait défaut. Carbonate de soude, carbonate de magnésium, sel marin, fer réduit, plomb, silice, argent, cuivre, mercure, or et graphite, autant d'exemples de substances minérales dont la préparation homéopathique tire de puissants remèdes.

Le **règne animal** maintenant : il est amplement mis à contribution, du venin de serpents comme le cobra et le crotale, au sérum d'anguille, en passant par la seiche, la fourmi rouge et les écrevisses. Des extraits d'organes (d'ovaires et de thyroïdes, par exemple) sont également utilisés, auquel cas il s'agit plutôt d'**organothérapie** que d'homéopathie.

Différentes substances organiques sont également mises à profit, et certains risqueraient de s'effrayer en apprenant, par exemple, que *Tuberculinum* est préparé à partir d'un extrait de culture de bacilles tuberculineux. Rappelons à ce sujet que **le médicament homéopathique n'est jamais toxique**.

COMMENT SE PRÉSENTENT LES REMÈDES HOMÉOPATHIQUES

Le remède homéopathique se présente sous différents aspects. Vous pourrez avoir recours à l'un ou l'autre selon les besoins.

a) D'abord les **granules**. C'est la forme la plus courante, la plus répandue. Ces petites perles sphériques de lactose ou de saccharose contiennent le remède, en dilution choisie. La prescription indique par exemple d'en absorber « 3 granules toutes les 3 heures ».
b) Les **globules** sont ces petits granules, de la taille d'une grosse tête d'épingle, que le médecin homéopathique prescrit généralement par « dose » : cela signifie le plus souvent que le malade doit absorber le tube complet.
c) La **Teinture-Mère** (abréviation : T.M., le mélange à parts égales de suc de plantes frais et d'alcool) et les **dilutions décimales** se présentent sous une forme liquide, que le malade prend par gouttes.
d) Les **onguents**, liniments, pommades et inhalations sont destinés à un usage externe, pour les plaies ou les affections de la peau. Il existe aussi des suppositoires homéopathiques.

LA CONSULTATION

La consultation en homéopathie mérite un développement particulier. Elle est loin de coïncider avec nos habitudes, car elle n'est pas à l'affût des mêmes symptômes.

L'objet de l'homéopathie, ce que recherche l'homéopathe, ce n'est pas tant l'identité de la maladie que celle du malade : comme nous l'avons vu plus haut, **nous réagissons différemment aux mêmes maladies** — et aux mêmes remèdes. Le remède souverain pour le mal de tête de l'un ne sera pour un autre qu'un granule légèrement sucré, et sans effet.

La consultation homéopathique suppose que chacun de nous fasse l'objet d'une démarche individualisée. A notre époque de standardisation croissante, où tout le monde se dépêche, le moins que l'on puisse dire c'est que l'approche est inhabituelle. La consultation, la nature de l'observation, les questions posées paraissent déconcertantes à ceux d'entre nous qui ne sont pas familiarisés avec l'homéopathie.

Pour l'homéopathe, la maladie n'est pas le fait du hasard, et **autant nos attitudes que notre comportement** le renseignent sur notre individualité, nos réactions, et le mettent sur la voie du remède. Chaque personne forme **une totalité**, dont toutes les parties sont reliées entre elles. Notre psychisme, nos émotions agissent sur notre physique — et vice versa, il n'y a pas séparation entre ces niveaux. Les uns nous «informent» donc sur les autres, et ils informent encore plus l'homéopathe.

Les types de constitutions

L'importance accordée au signe mental ne signifie pas que le corps soit laissé pour compte. Avec le temps, les homéopathes ont d'ailleurs identifié des **types** physiques, autour desquels ils ont observé des constantes : différentes constitutions sont sensibles à différentes maladies et présentent différentes réactions à la maladie.

1. Le type carbonique

La personne, plutôt trapue, est dotée d'une ossature épaisse, aux articulations rigides. Ses dents sont carrées, blanches, rarement cariées. Elle a les doigts courts, les mains larges.

Elle est ordonnée, patiente, méthodique, opiniâtre, raisonnée et respectueuse des conventions. Volontiers sociable et de bonne humeur, elle est peu portée à soigner sa santé, du fait de sa robustesse. Ses problèmes de santé se manifestent donc surtout à l'âge mûr, ils sont souvent d'ordre digestif, ou dus à une rigidité croissante des articulations.

2. Le type phosphorique

D'apparence frêle, allongée, souple et élancée, cette personne a les dents jaunes, rectangulaires, souvent cariées.
Sensible, nerveuse, elle est très imaginative et se fatigue rapidement. Elle supporte mal les atmosphères renfermées. Vulnérable aux maladies du système cardiaque et du système nerveux, elle est souvent en proie à des états de décalcification.

3. Le type fluorique

La personne fluorique est de constitution asymétrique ; des ligaments trop souples et des articulations lâches la rendent sujette aux entorses. Ses dents se chevauchent souvent et il lui arrive de porter des appareils orthopédiques. Elle a les doigts longs, les mains maigres. Personne intuitive, elle est de nature plutôt instable, désordonnée, fébrile.

Cette brève description a d'abord pour but d'illustrer le rapport qui peut exister entre notre type physique, notre attitude et nos maladies. Comme toute classification, elle regroupe des types « idéaux », avec lesquels les individus que nous sommes ne coïncident pas nécessairement. Mais pour le médecin, elle représente une source supplémentaire d'information.

Cela ne signifie pas que ce dernier n'établisse pas de diagnostic sur la maladie, ou qu'il n'utilise pas les autres moyens d'investigation, comme les analyses de laboratoire, ou les examens radiographiques. Au contraire, ces moyens accrus lui permettent d'établir son diagnostic avec plus de sûreté. Quant au choix du remède, il se fie à la connaissance homéopathique.

Qu'est-ce que la santé ?

Comme nous l'avons vu, les approches médicales ne se fondent pas forcément sur la même notion de « santé ». Or il peut être utile, pour le bénéfice du lecteur, d'essayer d'éclaircir ce qu'on entend généralement par « santé », et de préciser ce que les uns et les autres entendent par là.

Saint Augustin ne dénombrait pas moins de deux cent quatre-vingt-neuf opinions sur le bonheur. Autant dire que chacun a sa définition. Et c'est un peu la même chose pour la santé. Pour certains, être en bonne santé signifie pouvoir travailler dur toute la journée sans relâche, alors que, pour d'autres, c'est traverser un hiver sans attraper une seule fois la grippe, même s'ils s'essoufflent en montant un escalier de vingt marches.

La santé... à la fin de vos jours ?

Si nous répondons rapidement, nous dirons que la santé, c'est l'absence de maladie, tout simplement. Mais cette proposition, simple en apparence, conduit à des conclusions difficilement acceptables. Car si vous portez à l'extrême cette vision des choses, vous constaterez qu'elle est en fait un idéal impossible à atteindre, qu'il est même néfaste de vouloir l'atteindre... En effet, jusqu'à preuve du contraire, à moins que l'homme ne regagne sa place au paradis terrestre, la vie ne se conçoit guère sans maladie.

C'est pourquoi une conception de la santé qui ne donne pas sa place à la maladie, qui cherche à l'exclure de l'ordre naturel des choses, ne fait qu'entretenir des illusions.

L'allopathie a tendance à définir la santé comme **un état plutôt fonctionnel**, en apparence, tout va bien. Un peu comme un marchand de chaussures qui vous affirme : « Cette chaussure vous va très bien, la preuve, vous marchez avec ». Autrement dit, cette approche médicale va évaluer la santé d'une personne selon le fait qu'elle arrive à travailler, à vaquer à ses occupations quotidiennes sans être trop incommodée, ou trop souffrir.

Cela ne signifie pas que les individus que sont les médecins allopathes ne se soucient guère de la personne qui est devant eux : simplement, ils ne sont pas toujours bien préparés avec ce qu'on leur a appris. S'il n'y a pas une maladie clairement définie, avec des symptômes clairs, ou une opération en perspective, leur formation les laisse souvent perplexes, et leurs remèdes ne sont souvent d'aucun recours tant que le « vague malaise » n'a pas encore débouché sur un état de crise.

On voit bien pourquoi les deux médecines sont loin d'être incompatibles : elles pourraient correspondre à une « médecine à deux temps » puisque, malgré les précautions et les préventions, les accidents comme les défauts de la nature sont toujours possibles. L'obstacle réside peut-être dans le refus de partager le pouvoir... Obstacle que seul la pression du public pourra finir par modifier.

Le corps a ses raisons...

Cette insuffisance de l'allopathie explique en partie le recours fréquent aux **sédatifs***, dès lors qu'un patient se plaint d'une douleur ou d'un trouble qui ne semblent pas reliés à une maladie spécifique. Cela permet d'atténuer le malaise, sans toutefois en éliminer la cause. Mais l'usage abusif des tranquillisants ne tient pas compte du fait que la douleur, comme la fièvre, sont autant de **signes** que l'organisme nous envoie.

Pourquoi n'essaierions-nous pas de comprendre ces signes comme un langage, conclure que **c'est là le corps qui s'exprime**, qui dit quelque chose sur nos conditions de vie, sur notre passé — sur notre futur — ou sur notre caractère même ?

Par ailleurs les tranquillisants ont aussi leurs effets secondaires : la personne qui en dépend pour passer la journée ou la

* **Sédatif** : qui apaise une douleur physique ou morale, un état anxieux.

nuit est généralement bien loin de notre troisième définition de la santé...

Etre en bonne santé c'est aussi parfois être... malade

Cette troisième définition est le fait de partisans à la fois plus réalistes et beaucoup plus exigeants. Elle veut, en effet, que la santé, ce soit **bien autre chose qu'une absence** : c'est la **présence de quelque chose de plus**. Quel est ce quelque chose ? En fait, rien de bien extraordinaire (heureusement). C'est tout simplement le désir d'entreprendre, la bonne humeur, l'entrain, l'énergie, la joie de vivre, le goût de vivre...

Cela ne signifie pas pour autant que la maladie n'ait pas sa place. Elle fait partie de la vie (tout comme la mort), et dans une vie, même heureuse, il y a des moments difficiles. La maladie est une de ces difficultés, mais elle peut aussi avoir son utilité : au départ, elle peut nous offrir en prime une **prise de conscience** du plaisir d'être en bonne santé. Par ailleurs, dans les meilleurs cas, elle nous permet de mieux nous adapter, de modifier notre comportement afin de nous ajuster. Quand elle ne combat pas un agent extérieur, comme un virus, la maladie, dans bien des cas, est un **ajustement de l'organisme** à des conditions nouvelles, parfois difficiles.

Il peut s'agir d'habitudes alimentaires à modifier, de conditions climatiques difficiles à affronter, comme en hiver. Parfois, c'est un environnement auquel l'organisme doit s'habituer et, pour y parvenir, traverser une phase de transition, de « désordre temporaire ». S'il nous est parfois pénible, ce moment n'en est pas moins indispensable, si nous devons nous adapter.

Nouvel habitat, habitudes nouvelles

Si l'on parle d'environnement, prenons la ville, par exemple. Dans son histoire, l'homme, une créature dont l'existence remonte à trois millions d'années, a rarement eu à s'adapter aussi rapidement à des conditions aussi radicalement nouvelles. Car si vous comparez la durée de l'homme à une journée de vingt-quatre heures, l'existence des villes représente environ les deux dernières minutes. Deux minutes de conditions et de circonstances radicalement nouvelles, sans précédent. Pas étonnant que nous ayons parfois des nostalgies de verdure et de vie « naturelle » !

C'est dire que l'organisme doit s'adapter à de nouvelles conditions de vie : énumérons-en quelques-unes.

1. La disparition du milieu naturel, dont nous sommes isolés par des couches de béton et une architecture conçue pour être strictement fonctionnelle.
2. Des cycles de jour prolongés par la lumière artificielle.
3. Un travail de plus en plus sédentaire, plus intellectuel (avec la croissance rapide des secteurs des services, en passe de devenir la principale source d'emploi).
4. Une modification radicale des rapports de la personne avec le reste de la collectivité, davantage un ensemble d'individualités qu'une véritable communauté (même la famille, dernier ressort des échanges affectifs, est moins présente).
5. Des aliments transformés, contenant généralement des additifs chimiques.
6. De nouvelles sources de stress : moins d'espace, une densité humaine toujours croissante, dans les grandes villes surtout, la circulation automobile, etc. Les dangers ne se manifestent plus sous une forme physique, directe, mais de façon abstraite : l'inflation — ou la déflation —, la hausse des taux d'intérêt.
7. Ajoutons à tout ceci le caractère temporaire des relations de couple, les fréquents changements de lieu, la perte des grands systèmes de croyance, qui fait que nos valeurs changent plusieurs fois au cours de notre existence : tout cela ne va pas sans une certaine quête, une insécurité, peut-être reflétée dans notre désir d'accumuler plus de biens matériels que spirituels...

Voilà en quelques mots l'environnement auquel nous avons affaire. Aurons-nous le courage, trouverons-nous le pouvoir d'ajuster cet environnement, de le rendre plus... humain ? (L'homéopathie est d'ailleurs en mesure de nous aider dans ce processus. Nous y reviendrons). L'histoire le dira.

Bien entendu, le stress, par exemple, ne date pas de la création des villes. De nouvelles sources de stress (beaucoup moins physiques que les dangers d'autrefois) apparaissent rapidement, et surtout elles sont issues d'un milieu entièrement construit de main d'homme, sur lequel nous devrions en principe avoir un pouvoir, que nous devrions pouvoir orienter en fonction de nos besoins...

Alors que nous avons vaincu quantité de maladies qui accablaient nos ancêtres, ce mode de vie donne lieu à ce qu'on appelle « les maladies de la civilisation », comme l'artériosclérose, le cancer, les maladies mentales, pour ne mentionner que celles-là. Cela ne signifie pas pour autant que l'homéopathie puisse guérir tous ces maux : c'est simplement dire qu'elle est entraînée à observer le langage du corps quand il réagit à ces « malaises de la civilisation ». Elle sait aussi que la solution ne réside pas toujours dans un médicament nouveau, une drogue nouvelle, ou un appareil nouveau. Il y a des « choix de civilisation » à faire.

Que faire ?

Mais en attendant, en tant qu'individus nous sommes tous devant des **choix de vie** qui ont des répercussions sur notre santé : la santé de la troisième définition, celle qui suppose que la vie nous inspire, que nous ayons le goût et la force d'entreprendre.

En fait de choix de vie, ceux qui nous sont le plus accessibles en tant qu'individus, les trois plus évidents, qui viennent tout de suite à l'esprit, sont notre **alimentation**, notre **niveau d'activité physique**, et la **qualité de nos rapports avec nos semblables**.

C'est dire que la santé, dans cette optique, **n'est plus seulement une affaire de médicaments et de maladie** : c'est la personne dans son ensemble, dans tous les aspects de sa vie. C'est le fait de **voir cette personne comme un tout**, justement, où les activités (le travail, les jeux), les lieux (la ville, le logement), les situations (le stress, les émotions), les habitudes (l'exercice, l'alimentation), comme le bagage de chacun (du point de vue physique, mental et affectif) **sont aussi importantes**, pour comprendre et combattre la maladie, que l'identification d'un virus, par exemple.

Ne pas combattre la maladie ?

Car c'est un de ces aspects qui a, au départ, **ouvert la porte à la maladie**. Or, comme nous l'avons vu, l'homéopathie ne combat pas la maladie directement. Elle cherche à **stimuler l'organisme**, à rendre le corps capable de réagir par lui-même : c'est pourquoi elle débouche naturellement sur la diététique, ou la prescription de grand air, d'exercice, bref sur tout ce qui peut aider la personne à recouvrer la santé.

En même temps, cette définition de la santé comme bien-être ne plaît pas à tout le monde. En effet, qu'adviendrait-il si, au lieu de vivre de nos maladies, les médecins et responsables actuels de la santé en général (on devrait plutôt dire responsables de la maladie) devaient prospérer en proportion de notre santé, et tout faire pour que nous ne tombions pas malades ? Cela nous ramène à notre première proposition, sur l'absence de maladie, direz-vous. Avec une nuance toutefois : à l'impossible nul n'est tenu, et nous ne pouvons reprocher au médecin ce qui dépasse de loin sa responsabilité.

Pourquoi la santé ?

Mais le fait de nous occuper activement de notre santé (plutôt que de nous en préoccuper, comme certains, au point d'en devenir malade) n'a pas tellement pour effet de nous **rassurer moralement**, et c'est ce que n'ont jamais compris ces personnes qui font de leur santé une affaire de « bien ou de mal » : c'est « mal » de manger ce qui nous nuit, c'est « bien » de manger ce qui est bon pour la santé (même si par moments nous trouvons ça en fait très... mauvais).

Si nous n'y éprouvons aucun plaisir (que ce soit le plaisir de bouger, de nous sentir bien après un repas équilibré, de sentir le mal que nous font certains aliments, et de les éviter spontanément) comment arriverons-nous à nourrir l'effort et la discipline nécessaires pour nous détacher du troupeau ?

Cueillir le jour...

La récolte immédiate, ou du moins très rapide de nos efforts, et notre grande source de motivation à poursuivre la lutte, ce sera justement **de nous sentir mieux**. Plus à l'aise dans notre corps, plus rarement malades, moins fatigués, plus en train. Nous éprouvons une **plus grande vitalité** quand nous sommes en bonne santé. Nous voilà donc en bonne position pour jouir de la vie, ou pour en affronter les épreuves, qui ne manqueront pas de se présenter de toute façon: mais ce ne seront pas les mêmes...

Et petit à petit, à mesure que nous prenons notre corps en considération, nous devenons plus sensibles, et apprenons à éviter spontanément les aliments (souvent même les circonstances et les comportements) préjudiciables à notre santé. L'idée n'est pas nécessairement de vivre vieux. D'ailleurs à quoi cela servirait-il, si nous sommes malheureux? L'idée, c'est d'abord de vivre mieux. Et il se trouve que vivre mieux, c'est, dans bien des cas, vivre vieux...

La guérison instantanée au siècle de la vitesse

Par ailleurs, devant la maladie, nous ne sommes pas toujours prêts à laisser notre organisme récupérer à son rythme. Pour différentes raisons, il nous faudrait retourner au travail après une guérison instantanée. Même les machines se brisent à l'occasion, et si nous luttons contre notre rythme biologique, nous prenons en quelque sorte le risque de nous condamner nous-mêmes à lutter toute notre vie.

Cela ne signifie pas que les résultats de l'homéopathie se fassent nécessairement attendre: *Aconit* peut apaiser en quelques instants une douleur d'oreille, tandis qu'il est des remèdes comme *Sulfur* qui accélèrent une convalescence. Mais certaines maladies chroniques «guéries» à la hâte signifient autant de problèmes que le malade retrouvera au prochain détour de son chemin. Car c'est une chose que de chasser des symptômes, c'en est une autre que de solliciter l'organisme à opérer une réorganisation, un renforcement.

En ce sens, nous avons à respecter **une écologie de notre propre personne**. L'homéopathie travaille par **réorganisation**, la faible dose agit comme un signal, elle joue le rôle de déclencheur. Son action ne se limite pas à un organe ou une partie du corps, même si la prescription correspond étroitement au mal subi par une personne en particulier. D'autre part nous devons évidemment tenir compte de nos réalités quotidiennes. Il y a des tâches qui ne peuvent attendre, et nous sommes obligés de recourir à des moyens plus expéditifs.

Comment vous observer

Ce manuel n'a pas la prétention d'être complet, mais il vous rendra service dans bien des cas, en vous permettant de vous familiariser avec l'approche homéopathique et avec ses remèdes.

Pour commencer, afin de vous familiariser avec le fonctionnement homéopathique, attaquez-vous à des maux sans gravité, où vous ne courez aucun risque. N'oubliez pas que c'est avec le temps que vous développerez vos facultés d'observation, et vos connaissances.

RECONNAÎTRE LES SYMPTÔMES

L'observation des symptômes est essentielle, dans la mesure où c'est à partir de cette observation que vous choisirez le remède.

Comment reconnaître un symptôme ? En fait c'est tout ce qui est nouveau, toute modification survenue depuis le début de la maladie, les réactions **inhabituelles**, voire étranges... les circonstances d'apparition, les modifications de caractère et le fait d'avoir soif ou non, les désirs et aversions alimentaires, l'aspect de la peau, le type de douleur... Bref, répertoriez toutes les manifestations inhabituelles, **mêmes celles qui ne semblent pas directement reliées à la maladie**.

- Le symptôme doit être net, précis.
- Il doit se manifester de façon constante.
- L'absence d'un symptôme habituel est aussi un signe.

Ce que vous ressentez intimement, vos impressions à ce sujet, toutes les anomalies que vous constatez, sont autant de signes susceptibles de représenter une piste. Voici trois ensembles de symptômes possibles.

Arsenicum album concernera la personne inquiète de la mort, des tunnels et des cercueils (surtout dans la solitude), frappée d'une diarrhée aiguë, de très mauvaise odeur, brûlante, qui est calmée par les boissons chaudes. Ses symptômes s'aggravent entre 1 heure et 3 heures du matin.

Aconitum. La personne est agitée, sa respiration lui cause de vives douleurs, elle passe brutalement de la sérénité à l'angoisse, caractérisée elle aussi par la crainte de la mort, même quand l'affection est sans gravité. Ses symptômes s'aggravent vers minuit.

Ambra grisea. La personne, qu'un rien bouleverse, très timide, perd facilement le fil de ses idées. Elle semble indifférente, le goût de vivre lui fait défaut. La musique aggrave ses symptômes, comme tout ce qui la dérange.

Gardez présent à l'esprit que les symptômes ne se valent pas tous. Il est d'ailleurs possible d'en donner une certaine classification, à partir de laquelle on peut établir une **hiérarchie des signes**.

Les principaux signes

Ils concerneront les modifications de caractère, de comportement, le sommeil, ses rythmes, les préférences et les dégoûts en termes d'alimentation, les réactions générales, la sensibilité au chaud, au froid, les heures où les symptômes s'aggravent.

Les signes mentaux donnent le ton (les volontés, les désirs, les passions). Viennent ensuite les **attitudes** (le chagrin, les colères), et les symptômes relatifs à l'intelligence (l'imagination, puis les phobies, la compréhension) les **indices de comportement** (le sommeil, les rêves, la sexualité), enfin les signes **d'ordre général** (la sensibilité, les désirs et aversions alimentaires).

On voit qu'il ne faut pas sous-estimer l'importance des transformations psychologiques subies au cours de la maladie. Par exemple, *Pulsatilla* est larmoyant, *Sepia* est triste, *Kalium* est hypersensible, mais ses symptômes s'améliorent en mangeant, etc.

Identifier le bon remède grâce à cette encyclopédie

Dans le présent recueil, chaque maladie est présentée avec un ensemble de remèdes, et à chacun de ces remèdes correspond un ensemble de symptômes. Quand vous soupçonnez une maladie en particulier, vérifiez-en les symptômes, puis lisez les indications pour tous les remèdes. De cette façon, vous pouvez identifier celui des remèdes qui correspond le mieux.

Notez bien qu'une même maladie à différents stades requiert souvent des remèdes différents.

Beaucoup de remèdes sont accompagnés de remarques précédées des termes « Aggravé » ou « Soulagé », comme dans « **Aggravé** par la chaleur, **Atténué** par le froid ». Ces remarques ne sont pas destinées à un usage thérapeutique, elles servent plutôt à favoriser votre observation des symptômes.

Il n'est d'ailleurs pas indispensable que tous les signes indiqués soient présents ; l'essentiel, c'est d'abord de tenir compte des plus significatifs pour fixer le remède.

Le simillimum

Dans certains cas, un signe donné est tellement caractéristique que sa simple présence indique le remède correspondant, même si tous les autres signes ne concordent pas nécessairement. Comme nous l'avons vu plus haut, lorsque cette concordance entre le remède et les symptômes est élevée, on a affaire au simillimum (« le plus semblable »).

Dans le cas de la diarrhée infantile, par exemple, l'enfant qui est sans cesse à la recherche de sucre nous mettra immédiatement sur la piste d'*Argentum nitricum*.

Pour faciliter l'identification du remède qui correspond le mieux aux symptômes spécifiques du mal dont vous souffrez, chaque médicament est accompagné d'une description aussi complète que possible. Si vous n'avez jamais consulté un médecin homéopathe, la précision de certains détails peut être troublante au début. Comment un remède peut-il faire la différence entre un ovaire gauche et un ovaire droit, quel intérêt y a-t-il de savoir si une personne est plutôt agitée ou calme ? demanderez-vous.

C'est là en fait que réside la force de l'homéopathie : dans la précision de son action, par laquelle nous pouvons agir sur une région spécifique du corps, ou sur un symptôme en particulier, sans pour autant perturber l'ensemble.

Pour cette raison, beaucoup de détails parfois insolites intéressent le médecin homéopathe, car ils sont susceptibles de lui fournir des indications utiles. Rappelez-vous qu'il traite la personne et non la maladie : ce qui l'intéresse, c'est la façon dont vous réagissez à la maladie, plutôt que la moyenne des symptômes qu'elle provoque sur vous.

Lisez toute la rubrique

Voilà pourquoi vous serez bien avisé, lorsque vous aurez identifié une maladie à sa description générale, de lire **toute la rubrique**, afin d'identifier clairement le **groupe de symptômes** qui correspond à votre cas. S'il y a des recoupements entre les symptômes de plusieurs remèdes, vous pouvez les combiner. Si vous n'en identifiez aucun — les cas présentés sont forcément limités — et qu'il s'agit d'un cas aigu, ne tardez pas à consulter. Par contre, dans certains cas, c'est le détail remarquable qui vous mettra sur la bonne piste.

Les cas rebelles

Dans certaines circonstances, lorsque la maladie récidive, vous constaterez que le remède, efficace la première fois, semble agir de moins en moins bien d'une fois à l'autre. C'est qu'alors un **remède de fond** est nécessaire, c'est-à-dire celui qui modifiera effectivement le terrain. Le médecin est alors mieux placé pour prescrire. Il en va de même quand un signe très particulier n'apparaît pas dans les descriptions : il n'est pas possible, en effet, de donner tous les remèdes pour toutes les maladies.

Recommandation

Lorsque vous avez affaire à un cas de maladie aiguë, qui progresse rapidement, ou si les remèdes choisis ne donnent pas de résultats, n'hésitez pas. Comme pour les maladies chroniques, les cas difficiles ou délicats, consultez de préférence le médecin.

Le médecin se fie à un **ensemble de symptômes**, et sa perception n'a rien de mécanique : il faut qu'il sente son patient, et dans une large mesure l'expérience l'amène à faire des choix qui sont souvent « inspirés ».

Le médecin homéopathe : la recherche du maillon

En plus de bénéficier de l'expérience et d'un savoir organisé, le médecin est **une personne extérieure à notre vie**, et à ce titre elle a de plus grandes chances que nous d'être objective, de voir en quoi notre caractère correspond à tel ou tel remède, à telle ou telle maladie. Car, nous l'avons déjà souligné, il existe en homéopathie un lien très fort entre **nos maladies, nos remèdes et nous** : ce sont en fait les trois maillons de la chaîne homéopathique. Pour le médecin, la maladie est un langage, et il arrive à se faire des alliés des symptômes.

C'est pourquoi le présent recueil a ses limites. Il ne peut remplacer le praticien, et son rôle n'est pas de le faire. Dans les cas aigus, complexes, de même que pour les affections chroniques, lourdes d'histoire, mieux vaut aller directement vers le médecin, plutôt que de perdre votre temps en tâtonnements incertains. Mêmes si les remèdes homéopathiques n'agissent que pour le mieux, et seulement quand ils conviennent effectivement au malade et à la maladie, le fait d'en absorber plusieurs, surtout à haute dilution, peut à la longue nuire à la réactivité de votre organisme, le rendre moins sensible aux sollicitations futures...

GUIDE PRATIQUE

Le choix de la dilution

Dans le présent manuel, les doses sont le plus souvent indiquées, et elles ne varient guère d'une personne à l'autre, quel que soit son âge. Simplement, pour les très jeunes enfants et les nourrissons, vous aurez recours à une autre méthode pour leur donner les granules (voir POSOLOGIE DU NOURRISSON).

Quand aux posologies indiquées, il s'agit de points de repères, qui sont sujets à modification. Si un remède vous paraît indiqué, par exemple, et que vous n'ayez pas l'exacte dilution indiquée, vous pouvez tout de même y avoir recours sans inquiétude, car le remède homéopathique n'agit que s'il est indiqué. Et c'est d'abord le **choix du remède** qui importe, beaucoup plus que le choix de la dilution.

La posologie se répartit généralement comme suit :

- *Les faibles dilutions*, de 4 ou 5 CH, sont utilisées pour les cas aigus, ou les douleurs très localisées.
- *Les dilutions moyennes*, de 7 CH, s'adressent aux troubles fonctionnnels.
- *Les hautes dilutions*, de 9 à 30 CH, sont destinées aux troubles d'ordre psychique, ou pour guérir les maladies chroniques.

A quelle fréquence prendre le médicament ?

Vous êtes vous-mêmes en mesure de juger de la fréquence des prises de médicaments en homéopathie. Il s'agit de suivre quelques directives simples.

- *Le principe d'application* du remède homéopathique est le suivant : dès que les symptômes s'améliorent, vous espacez graduellement les prises pour les interrompre tout à fait. C'est pourquoi il est souvent recommandé d'espacer les doses s'il y a amélioration.

- *Pour les états stables*, administrez le médicament d'autant plus souvent que les symptômes sont marqués, aigus. Cela peut être toutes les cinq minutes pour les cas très aigus.

On peut aussi établir une moyenne :

- *Pour les basses dilutions*, de 4 et 5 CH, le médicament se prend à raison de deux ou trois granules entre une et trois fois par jour.
- *Pour les dilutions moyennes*, le médicament se prend à raison de 2 ou 3 granules une fois par jour ou un jour sur deux.
- *Pour les hautes dilutions*, le médicament se prend à raison de 5 ou 10 granules à la fois, une fois par semaine ou par deux semaines.

Quand prendre le médicament ?
Prenez les remèdes loin de l'heure des repas, à des heures régulières autant que possible.

Qu'éviter avec la médication ?
Il n'y a pas de substance qui soit dangereuse à prendre avec les médicaments homéopathiques. Mais il en est qui peuvent entraver leur action. C'est pourquoi il est habituellement recommandé de s'abstenir de *camphre*, que ce soit sous forme de gouttes nasales, ou de crème à base d'Alibour, pendant la durée du traitement. Evitez aussi d'entreposer les médicaments homéopathiques dans une armoire contenant ces produits.

Par ailleurs les *dentifrices à la menthe et au fluor* sont également à éviter pour cette période (afin d'éviter la saturation du fonctionnement thyroïdien, responsable des modifications du métabolisme).

Comment manipuler les granules ?
Vous éviterez le plus souvent le contact direct des mains avec les granules. Simplement, vous les verserez dans le capuchon du tube et de là les glisserez sous la langue où vous les laisserez fondre. Il sera difficile d'empêcher les enfants de croquer les granules. Cela ne prête pas à conséquence, car le remède homéopathique pénètre aussi dans l'organisme par les voies digestives.

Quels remèdes homéopathiques avoir chez soi ?

Il est une liste d'une trentaine de remèdes à garder chez soi, qui sont le plus souvent utilisés : vous la trouverez à la rubrique Trousse d'Urgence. Bien entendu, vous pourrez la compléter selon vos particularités et celle de votre famille, car il s'agit là d'un répertoire général, qui ne répond pas nécessairement aux besoins de chaque individu.

Aussi, avec le temps, vous développerez autant vos connaissances que votre coup d'œil pour les symptômes et votre pharmacie.

Remarques sur la présentation du guide

Vous observerez que certains remèdes sont suivis de l'annotation « traitement de fond », ou « remède d'état ». Cela signifie, dans le premier cas, que le remède est destiné à modifier le **terrain** (voir plus haut, p. 44).

Le remède d'état, c'est un remède destiné à combattre la maladie quand elle arrive à son plein développement.

Vous trouverez également l'annotation suivante : « Remède le plus général ». C'est là le remède qui correspond à la description générale des symptômes décrits dans le premier paragraphe de la rubrique.

Chaque rubrique contient généralement une brève description des symptômes, et en plus une liste de remèdes possibles. Elle comporte, dans certains cas, des **conseils pratiques**, qui, sans être directement apparentés à l'homéopathie, peuvent être utiles pour soulager le mal ou le faire disparaître.

Liste des abbréviations utilisées

CH	centésimale hahnémanienne
X	dilution décimale
g	grammes
gr	granules
h	heure
mn	minute

CHAPITRE 1

AFFECTIONS GÉNÉRALES

ALIMENTATION Voir aussi CANCER, LONGÉVITÉ

L'air que nous respirons, la nourriture que nous mangeons, voilà deux échanges fondamentaux entre notre organisme et notre milieu de vie. Pour la plupart, nous héritons d'habitudes alimentaires qui ne sont pas étudiées en fonction de notre mode de vie moderne généralement sédentaire (voir l'introduction).

Si elle devient de l'énergie qui nous fait bouger, c'est parce que la nourriture que nous absorbons subit des **transformations chimiques** au cours de la digestion. Et c'est pourquoi les **combinaisons alimentaires** jouent un rôle essentiel dans notre vie, que nous y prenions garde ou non.

Un après-midi bien lourd...

Quel repas succulent, ce petit steak accompagné de pommes de terre auquel nous faisons honneur le midi, arrosé de quelques verres de rouge, auquel s'ajoute un peu de pain, suivi de cette inoffensive pâtisserie à la crème ! Un petit expresso, et nous voilà en train, pensons-nous. Mais alors, pourquoi nous sentons-nous si fatigués tout à coup ? C'est parce que même cet excitant qu'est le café (surtout le bon...) ne parvient pas à surmonter la combinaison féculents/sucre qui alourdit tant la digestion, sans compter la viande rouge... Mieux vaut donc une salade, pour accompagner le steak, et oublier le dessert.

C'est le premier pas, et la différence sera déjà énorme. *Nux vomica 5 CH,* (3 gr) permettra de réparer un excès, une surcharge que vous n'aurez pas réussi à éviter (en attendant de faire mieux).

Le changement est dans l'air
Nous devons absolument nous habituer à explorer de nouveaux aliments, des types de repas différents, et cesser d'avoir peur du changement. Pour mettre toutes les chances de notre côté, commençons par **retrouver notre curiosité**, notre goût instinctif pour l'alimentation qui nous convient, et par transmettre ces qualités à nos enfants. Après tout, qu'est-ce qui nous dit que la nourriture du vingt et unième siècle ne sera pas essentiellement composée d'algues ? La meilleure façon de progresser en ce domaine consiste à explorer graduellement et à intégrer aliments et habitudes nouvelles sans aucune forme de préjugé.

Trouvez le bon rythme
Nous sous-estimons parfois le poids de la tradition et des habitudes acquises. Mieux vaut un changement graduel qu'un « feu de paille » suivi d'un retour à la norme, qui se trouve comme « renforcée » d'une expérience malheureuse.

Par ailleurs, nous savons maintenant que certaines maladies, le cancer par exemple, ne sont pas qu'affaire d'hérédité : nos émotions et notre alimentation y seraient aussi pour quelque chose. Il n'est pas question ici de développer le « régime idéal », car cette question mérite une étude individuelle. Simplement, si vous vous contentez de modifier progressivement vos habitudes en réduisant petit à petit la consommation d'aliments contenant des produits chimiques, en troquant le plus possible les légumes en conserve contre des légumes frais, vous ajoutez déjà beaucoup à votre « potentiel vital ».

ALLERGIES Voir aussi ASTHME, ECZÉMA, URTICAIRE.
Pour certains, c'est l'inoffensif narcisse, pour d'autres, ce sont les fraises. Pour d'autres encore ce sont les fruits de mer, voire le blé, la farine blanche, ou les produits de beauté. On en a même rencontré qui étaient allergiques aux arbres ! La gamme des allergies semble inépuisable...

L'allergie est une hypersensibilité telle que la réaction évoque celle d'un empoisonnement, que ce soit par des troubles gastriques ou des phénomènes qui affectent la peau (des éruptions, par exemple).

Des environnements allergènes

Dans certains cas, l'allergie se manifeste chez les enfants habitant des logements dont le chauffage dessèche l'atmosphère et propage la poussière. Les toux nocturnes ainsi déclenchées passent pour des rhinopharyngites, et les antibiotiques et les gouttes nasales restent impuissants ; on va parfois jusqu'à l'ablation des amygdales, mais rien n'y fait.

Si vous êtes sujet à des réactions allergiques, cherchez d'abord à bien identifier l'aliment ou la substance qui déclenche ces réactions. Vous pourrez mieux les éviter par la suite : il est des personnes, par exemple, pour qui il est impossible de partager un domicile avec un animal, non parce qu'elles n'aiment pas les bêtes, mais parce que leur poil provoque des réactions allergiques (parfois même quand l'absence de l'animal remonte à des mois). C'est souvent la protéïne laissée sur le poil lorsque l'animal se lèche, qui est responsable.

Les vaccins

Les vaccins, coûteux, ne sont pas d'une efficacité à toute épreuve, quoiqu'ils puissent, dans bien des cas aigus, atténuer le problème. L'homéopathie procède aussi par *isothérapie* (iso = le même), méthode qui consiste à faire un prélèvement de la substance « coupable » : une fois celle-ci identifiée, on la traite comme n'importe quelle substance de base d'un médicament homéopathique, en laboratoire par dynamisation et trituration, puis dilution (voir la rubrique VACCINS).

L'avantage de cette méthode par rapport aux vaccins, c'est qu'elle agit en quelques mois, et que l'absorption se fait par la bouche, et non par injections.

En homéopathie, on entend aussi par isothérapie les remèdes homéopathiques provenant de substances qui viennent du malade lui-même : sang, urines, selles, etc.

- *Antimonium crudum 4 CH,* 2 gr quatre fois par jour. Pour l'allergie gastro-intestinale, déclenchée par des boissons, des médicaments ou des aliments, avec pour effet de produire des

aphtes, des gonflements d'estomac, des difficultés de digestion ou des crampes intestinales.
- *Isothérapique 9 CH,* 3 gr. A prendre au moment du contact.

Allergies oculaires et nasales
Choisissez parmi les remèdes suivants, en attendant un traitement spécifique par isothérapie, pour les crises dont les causes sont connues ; pollen au printemps, poil d'animal, etc. **Ces traitements sont plus efficaces si vous les suivez à titre préventif.**

3 gr une fois par jour :
- *Allium cepa 5 CH.* Le tour du nez semble brûlé, et il coule abondamment.
- *Euphrasia 5 CH.* Contrairement à *Allium cepa*, ce sont les yeux qui larmoient considérablement, les paupières sont rouges.
- *Kalium iodatum 7 CH.* Le nez coule comme une fontaine.
- *Rhus tox 5 CH.* L'inflammation est profonde, les yeux sont douloureux.
- *Sabadilla 9 CH.* La personne éternue, son nez coule en abondance et ses yeux larmoient.

Autres allergies
- *Apis mellifica 7 CH.* Le nez coule, des douleurs piquantes apparaissent en même temps qu'un gonflement (œdème) rosé de la peau.
- *Cantharis 9 CH.* L'éruption se développe sous forme de bulles.
- *Ipeca 5 CH.* L'allergie se manifeste par une toux et des réactions asthmatiques.
- *Nux vomica 7 CH.* La personne a des crises de toux, le matin surtout.
- *Rhus toxicodendron 7 CH.* Une tache rouge entoure des bulles (vésicules) qui apparaissent sur la peau, provoquant des démangeaisons atténuées par des compresses chaudes.

AMAIGRISSEMENT Voir aussi ALIMENTATION, ANOREXIE.
Qui n'aimerait pas, aujourd'hui, trouver la pilule-miracle qui permettrait de se livrer impunément à tous les excès alimentaires

sans pour autant mettre la santé en danger ? Assurément, il ferait fortune immédiatement.

En attendant ce jour — et avec un peu de sagesse, nous reconnaîtrons qu'il vaut mieux qu'il n'arrive jamais car nous perdrions alors contact avec une réalité essentielle — nous devons apprendre nous-mêmes à contenir nos excès... de table, ou continuer à en payer le prix.

Nous précisons bien : **sans pour autant mettre la santé en danger**. Ainsi, évitez les pastilles amaigrissantes à base de produits chimiques ou d'iode (si l'iode est une substance indispensable à notre organisme, en grandes quantités elle est un poison).

Un régime naturel

Choisissez un régime pauvre en protéines, et réduisez les hydrates de carbone (pommes de terre, pâtes, pain, riz). Evitez les produits à base de sucre et de farine raffinés, comme les pâtisseries. Les légumes verts, les salades, le yaourt, la viande maigre et les fruits, voilà des aliments qui n'affecteront pas la ligne à condition, bien entendu, de rester sobre quant aux quantités. Une cure occasionnelle de jus de carottes est excellente. Un bon moyen consiste aussi à remplacer les aliments riches par les crudités, les jus et les salades. Supprimez toute graisse animale et consommez le beurre avec parcimonie. Les condiments comme le raifort, le curry, l'extrait de levure sont autant de très bons stimulants pour les glandes. Le *Kelp*, une algue marine, permet de maigrir graduellement en stimulant les glandes ; elle augmente aussi la sensation de bien-être.

Par ailleurs, **l'apparence** n'est pas tout : nous devons savoir à quel moment nous outrepassons notre poids normal, et à quel moment nous essayons en vain de nous plier à des critères purement esthétiques, pour lesquels le corps est plus important que la personne qui l'habite...

Signalons enfin que, contrairement à ce que l'on pourrait croire, **l'exercice** agit comme régulateur de l'appétit (voir aussi cette rubrique). Ainsi, la personne qui fait une promenade à pied, d'un bon pas, diminue son appétit, par rapport à ce qu'il est quand elle reste assise dans son fauteuil.

- *Antimonium crudum 9 CH,* 3 gr 10 mn avant les repas, sert à modérer l'appétit.

AMAIGRISSEMENT MALADIF

Cela arrive parfois au cours d'une maladie : la personne se met à maigrir jusqu'à inquiéter son entourage.

3 gr une fois, répétez si nécessaire :

- *Abrotanum 4 CH.* Dans le cas du nourrisson, qui maigrit surtout des membres inférieurs. Il a du mal à se tenir debout, son visage est ridé, il a les yeux cernés, le regard éteint. Continuer ensuite avec *Natrum muriaticum 5 CH.* Ce genre de cas nécessite le recours au médecin.
- *Natrum muriaticum 7 CH.* Une fois, répétez 15 jours plus tard si nécessaire. Combinez avec un autre médicament.
  L'enfant est malade. Même s'il mange bien, il maigrit sans cesse. Il est déprimé, le moindre effort physique ou intellectuel lui est impossible et sa mauvaise humeur est permanente. Il a très soif.
- *Arsenicum album 5 CH.* Tantôt excité, tantôt déprimé, ce malade est anxieux, il a peur de mourir, et son état s'aggrave au milieu de la nuit. Il ressent des démangeaisons que la chaleur accentue.
- *Calcaréa phosphorica 5 CH.* L'enfant, qui a grandi rapidement, a souvent mal à la tête, surtout au moment de faire un effort intellectuel. Il fait preuve d'excitation sexuelle. Son appétit se manifeste surtout entre les repas, son sommeil est agité.
- *Iodum 5 CH.* Il a beau manger sans se rassasier, ce malade maigrit. Constamment agité, son activité même l'épuise.
- *Silicea 5 CH.* Tellement amaigri qu'il se défend mal du froid, il attrape coryzas et bronchites comme d'autres respirent. L'enfant est insuffisamment développé, et l'adulte manque d'énergie.

ANTIBIOTIQUES (réactions aux)

Les antibiotiques constituent une arme fort puissante, et l'homéopathie ne remet pas en question leur existence comme telle. Mais ils ont parfois des effets néfastes, car ils attaquent autant les bactéries utiles que les bactéries inutiles, et notre corps ne peut se passer de sa flore bactériologique. Les antibiotiques peuvent provoquer des troubles digestifs, des avitaminoses, des allergies, des accidents sanguins, différentes affections de la peau (dermatose, œdème de Quincke). Leur efficacité est indéniable, et on doit reconnaître que leurs avantages surpassent dans certains cas les inconvénients des effets secondaires. Mais voilà : depuis quelques années les antibiotiques sont employés avec moins de discernement. Le risque est alors de voir leur efficacité décroître petit à petit, sans compter les dangers accrus pour les patients, dont l'organisme devient dépendant de ces « béquilles » thérapeutiques. Les antibiotiques combattent directement l'infection, là où l'homéopathie, elle, stimule les défenses naturelles de l'organisme.

En cas de troubles majeurs, il vaut mieux interrompre la prise d'antibiotiques, et consulter le plus rapidement possible.

En attendant de voir le médecin : on recommande de prendre 1 à 4 gélules d'*Ultra-levure* toutes les 24 heures, avant les repas. Pour palier les déficiences vitaminiques causées par les antibiotiques : *Alvityl*, en sirop pour les enfants, en dragées pour les adultes.

- *Penicillum 9 CH,* 5 gr. Une fois, ou la même dose d'un médicament homéopathique extrait de l'antibiotique utilisé (isothérapie).

APPÉTIT Voir aussi ANOREXIE

Il existe des remèdes homéopathiques pour traiter différents troubles de l'appétit. Bien entendu, la méthode de régulation « naturelle » est toujours la meilleure : rien ne remplace le grand air et l'exercice pour ouvrir l'appétit.

Rappelons que la marche dite « active » est un moyen simple

et efficace de garder la bonne forme, tout en régularisant votre appétit : vous aurez moins faim que si vous ne faites aucune activité physique, et si vous manquez d'appétit, cela l'ouvrira.

D'autre part, l'estomac est en interaction constante avec nos émotions : une colère peut fortement « contrarier » la digestion. C'est pourquoi notre **état d'esprit** joue beaucoup sur l'appétit. Une atmosphère détendue, la bonne humeur, une table bien mise stimulent l'appétit et facilitent grandement la digestion.

- *Cina 9 CH,* 3 gr une fois par semaine. Quand l'anorexie alterne avec un appétit vorace. Aussi pour la personne qui continue d'avoir faim après le repas, ou qui se lève la nuit pour manger.
- *Lycopodium 7 CH,* 5 gr tous les dix jours. En cas de manque d'appétit. Déconseillé aux personnes qui souffrent d'otite.
- *Natrum carbonicum 7 CH,* 2 gr une fois par jour. Pour la personne fréquemment atteinte de fringales.
- *Sulfur iodatum 9 CH,* 3 gr par semaine. Pour la personne qui est rassasiée dès qu'elle commence à manger.

ARRIÉRATION MENTALE

- *Aethusa cynapium 7 CH*, 2 gr au réveil, alterné avec *Bufo 7 CH*, 2 gr.
- *Agaricus muscarius 9 CH*, 5 gr toutes les semaines. L'enfant fait preuve de faiblesse et de torpeur intellectuelles, pires le matin. Il a du mal à comprendre, sa mémoire est faible et son humeur variable.
- *Baryta carbonica 9 CH*, 5 gr tous les dix jours. La personne est lente, timide, frileuse.
- *Rana bufo 9 CH*, 3 gr toutes les semaines. Sans aucun contrôle de ses impressions ni de ses réactions, cette personne est abrutie et apathique. Elle n'a souvent pas de contrôle sur ses impulsions sexuelles, sa mémoire est très faible.

ARTHRITE

Même si elle est, en fait, une maladie où l'hérédité joue un rôle important, on peut dire que l'arthrite est une maladie de la civilisation, en grande partie encouragée par notre mode de vie sédentaire et notre nourriture, raffinée à l'excès.

C'est pourquoi le véritable «remède» contre l'arthrite est essentiellement préventif: il consiste à mettre toutes les chances de notre côté pour éviter ce type d'affection qui gâche nos vieux jours, écourtant parfois notre temps de productivité.

Ce remède préventif concerne — encore une fois — nos habitudes de vie avant tout: c'est par une vie saine, au grand air si possible (ou chaque fois que l'occasion se présente), une alimentation un peu moins abondante et moins toxique que nous arriverons au moins à atténuer les manifestations de l'arthrite.

Alimentation

Une alimentation saine est à la base d'un traitement de l'arthrite. Délaissez les produits raffinés (sucre, farine, aliments en conserve), pour aller vers les pommes de terre, le riz, les céréales, les fruits et les légumes frais.

Le secret dans les pommes de terre

Le matin, prenez un demi-verre de jus frais de pomme de terre (râpée ou pressée). Avant le repas de midi, mâchez longuement deux ou trois baies de genièvre, et après le repas, avalez deux ou trois grains de moutarde. Etanchez votre soif au cours de la journée avec l'eau de cuisson des pommes de terre. Le jus de chou et le jus de carottes sont également à recommander.

Que faut-il éviter?

Diminuez votre consommation de sels de sodium, dont le sel de cuisine. En retenant de l'eau dans l'organisme, ils empêchent une élimination suffisante de l'acide urique.

Buvez des infusions *Solidago*, d'*anis vert* ou de *dent-de-lion*. Enfin, les recherches établissent une relation entre l'arthrite et la consommation de nourritures riches en acides gras saturés, que l'on trouve dans les graisses animales comme dans les huiles hydrogénées. C'est pourquoi vous aurez avantage à éviter les graisses hydrogénées et à utiliser des huiles et des graisses naturelles non hydrogénées — heureusement de plus en plus faciles à trouver — et notamment l'huile de sésame pressée à froid.

Le traitement local

Appliquez quotidiennement sur les endroits atteints des *feuilles de chou*, de l'*argile*, en alternant jour après jour. Vous pouvez aussi procéder à des applications de *bouillies de maïs* et de *millet*, cuites sans assaisonnement et appliquées à chaud, et à des applications de racines de *consoude* écrasées.

- *Urtica urens T.M.*, 10 gouttes diluées dans un verre d'eau que vous boirez par gorgées au cours de la journée. En même temps, *Solidago 5 CH*, 2 gr deux fois par jour, aidera en stimulant le travail des reins. Un remède général.

Les remèdes qui suivent ne couvrent, bien entendu, pas tous les cas d'arthrite, et c'est le praticien expérimenté qui sera à même de prescrire le médicament le plus approprié pour des cas plus complexes, ou qui ne sont pas cités ici.

- *Ammonium muriaticum 7 CH*, 3 gr deux fois par jour. La personne plutôt grasse, indolente, à la peau molle, est sujette à des accès de dépression mentale et parfois irritable. Ses troubles s'aggravent à l'air froid.
- *Causticum 7 CH*, 5 gr par 10 jours. Quand les douleurs sont aggravées par temps sec et froid.
- *Ledum palustre 7 CH*, 3 gr deux fois par jour. Les douleurs sont aggravées par la chaleur, le mouvement, la nuit.
- *Pulsatilla 7 CH*, 3 gr deux fois par jour. Les douleurs se déplacent, et la personne ressent comme des courbatures.

BAINS DE KUHNE

Maux de tête, congestions cérébrales, anorexie et frigidité, ou au contraire surexcitation sexuelle : autant de maux gênants pour lesquels le *Bain de Kuhne* est un recours utile (la dépression cède aussi parfois à des applications régulières).

Après avoir disposé une planche en travers d'un baquet d'eau froide, asseyez-vous dessus, enveloppé de draps chauds, l'abdomen découvert.

…our des parties génitales avec une brosse à …ant de toilette que vous trempez dans le …'une seule partie du corps soit soumise à …rature. Procédez ainsi pendant un quart …us assurant que votre corps reste bien …es draps chauds.

…nement chronique, vous perdez votre …z pas la cause, que seul un spécialiste …peut s'agir d'hypertension artérielle, …ubles bénins de l'oreille interne.

…les bourdonnements sont un phéno- …pas que leur cause soit imaginaire, …s aurez avantage à ne pas vous con- …ne pas vous mettre à l'écoute attenti- … . Le plus possible, essayez de les oublier en att… …nsulter un spécialiste.

Le bourdonnement est un signe, un avertissement que vous ne devez pas négliger. En attendant la consultation, un des remèdes suivants est susceptible d'atténuer ce malaise.

- *Chininum sulfuricum 9 CH,* 3 gr trois fois par jour. Pour les bourdonnements, les battements, sifflements, bruits de cloche.
- *Glonoïnum 9 CH,* 3 gr trois fois par jour. Les bourdonnements sont accompagnés d'une congestion cérébrale aiguë, qui est lourde. Ces bourdonnements sont parfois provoqués par l'insolation ou la tension artérielle. Egalement pour les bourdonnements d'oreille qui surviennent parfois au cours de la ménopause.
- *Natrum salycilicum 9 CH,* 3 gr trois fois par jour. Avec *Chininum sulfuricum* ou *Glonoïnum*, selon le cas.

CANCER Voir aussi LONGÉVITÉ
Cette maladie dramatique, qui coûte tant de vies, pourrait bien figurer au chapitre des affections psychiques, tant notre attitude

semble partie prenante de son processus. Le fait d'être sans cesse inquiet, soucieux, tourmenté ne peut que nous prédisposer à accueillir certaines formes de cancers. tout comme le fait de fumer est une prédisposition au cancer de la gorge et du poumon.

Cela ne veut pas dire que nous ne serons jamais affecté si nous sommes toujours gai et de bonne humeur, ou que la maladie nous fondra dessus si nous sommes triste et malheureux. Mais le fait d'être constamment contrarié, tendu, rend notre organisme plus vulnérable : il devient un terrain plus favorable à ce développement cellulaire anarchique qu'est le cancer. L'expression populaire le dit bien : « Ne vous faites pas de mauvais sang ! » Surtout après la quarantaine...

Des chercheurs américains ont souligné l'efficacité de l'ail pour prévenir la formation de tumeurs cancéreuses. En revanche, le sel raffiné serait présentement au tribunal des accusés dans la lutte contre le cancer. Aussi, c'est dans le pays où l'on consomme le plus de protéines animales, les États-Unis, que l'on retrouve le plus de cancers (comme de cas d'arthrite, de diabète, et de maladies de cœur). Enfin, certains soutiennent que la *Vitamine C* en larges doses peut freiner l'action du cancer.

Si le cancer demeure mystérieux, nous disposons cependant de certains indices, sinon pour le guérir à coup sûr, du moins quant aux circonstances qui favorisent son apparition. Il est rare qu'un seul facteur soit en cause : généralement un **ensemble de facteurs** sont à l'œuvre, comme l'alimentation, le manque d'activité physique et d'oxygène, l'état psychique et, dans certains cas, l'hérédité.

L'alimentation entre certainement en ligne de compte dans l'apparition de beaucoup de cancers. Citons le manque de vitamines, les problèmes causés par la consommation régulière de produits usinés transformés, pleins d'additifs chimiques et de colorants ; le régime comportant une grande quantité de graisses animales ; la constipation chronique...

D'autres substances sont également en cause. Ainsi les matières grasses qui « fument » sur le feu deviennent cancérigènes. Mentionnons les produits utilisés pour protéger les plantes des parasites, certains médicaments employés en chimiothérapie (comme les dérivés du goudron), certains engrais, qui perturbent l'équilibre biologique des plantes. N'oublions pas la radio-activité, ni les gaz nocifs...

Le découragement de l'homme civilisé...
Devant cette avalanche d'informations sur les produits suspects, certaines personnes sont portées à un certain défaitisme, ou même au négativisme : « De toute façon, tout donne le cancer aujourd'hui », lance-t-on, en continuant de tirer sur sa cigarette. Dans une certaine mesure, c'est vrai. Chaque année, deux millions et demi de personnes dans le monde meurent de la fumée des autres... Et cela ne fait que confirmer à quel point nous sommes encore ignorants et insensibles dans notre manipulation de l'environnement, ignorants ou indifférents quant aux conséquences amenées par nos inventions, tant elles nous fascinent par leur nouveauté et leur côté pratique, comme c'est le cas pour les agents conservateurs : un pain peut se conserver six semaines maintenant...

La santé pour la santé ?
Mais le fait de nous occuper activement de notre santé (plutôt que de nous en préoccuper, comme certains, au point d'en devenir malades) n'a pas tellement pour but de nous rassurer **moralement**, et c'est ce que ces personnes pessimistes n'ont jamais compris : la révolte immédiate, ou du moins très rapide, c'est **de se sentir mieux**. Plus à l'aise dans notre corps, rarement malade ou moins fatigué, plus en train, nous sommes en bonne position pour jouir de la vie, en excellente disposition pour la quitter sereinement, quelle que soit la cause...

Un processus naturel
Et petit à petit, à mesure que nous prenons notre corps en considération, nous devenons plus sensible, et apprenons à éviter spontanément les aliments (souvent même les circonstances et les comportements) préjudiciables à notre santé. Le fait d'appren-

dre à se détendre, par exemple, à éviter les crampes et les « tensions » (ils ralentissent tout le fonctionnement de l'organisme et favorisent ainsi l'apparition du cancer) voilà qui constitue une excellente méthode préventive. Mais surtout, nous nous sentons mieux.

L'idée de vivre en bonne santé, ce n'est donc pas nécessairement de vivre plus longtemps : à quoi cela servirait-il, si nous sommes malheureux ? L'idée, c'est d'abord de vivre mieux.

Et si malgré les précautions, le mal survient, il ne faut pas se laisser aller au désespoir : il est utile de prendre certaines mesures. Et ne l'oubliez pas : on a constaté que **l'attitude** de la personne atteinte était souvent décisive dans la rémission ou non de la maladie : la « prière » même — celle du cœur, pourrait être un remède et un puissant recours. Les chercheurs isolés dans leurs laboratoires mettront bien du temps à le trouver...

Des aliments anticancérigènes

Certains aliments ont la réputation d'avoir des propriétés anticancérigènes. Citons notamment l'ail, déjà mentionné, la betterave rouge, les carottes crues râpées, l'épinard cru haché, l'estragon, les fruits frais, le persil. Parmi les autres aliments recommandés vous trouverez la levure de bière et le germe de blé. Sans oublier, bien entendu, tous les aliments aussi « naturels » que possible, sans colorants ni additifs artificiels. Dans les huiles, optez pour l'huile de maïs ou de tournesol, pressées à froid.

Aliments moins... fréquentables

Tous les aliments riches en cholestérol figurent parmi les aliments à éviter. Mentionnons-en quelques-uns, à titre d'exemples : les abats, le gibier, le boudin, la cervelle, le ris de veau, les viandes fumées (qui renferment des goudrons cancérigènes), les viandes d'animaux jeunes, le jaune d'œuf, les crustacés, les coquillages, les sardines, les anchois, les anguilles, la graisse de bœuf, le lard, le beurre, la crème fraîche, les fromages, les champignons, le cacao, le chocolat. Enfin les aliments contenant des colorants, des parfums chimiques, sont susceptibles de renfermer des produits cancérigènes.

Contre le cancer, le pétasite

Sans être un remède qui « guérit » le cancer, le *Pétasite officinalis* est réputé être un anticancérigène et un antispasmodique qui efface les crampes et atténue les douleurs. Vous pouvez consommer des doses massives de cette plante non toxique. Par ailleurs, le gui est censé avoir une heureuse influence sur l'ensemble du métabolisme, tandis que la *Chélidoine* est efficace pour le foie, l'*Echinacea perfura* travaillera contre les inflammations, et la *Consoude* agira favorablement sur les cancers de l'estomac et de l'intestin.

Citons, à titre indicatif, certains remèdes homéopathiques susceptibles d'aider une personne à lutter contre le cancer, même si, pour l'homéopathie comme pour l'allopathie, les solutions miracles — et même les solutions tout court — ne foisonnent pas.

3 gr une fois par jour :

- *Arsenicum album 5 CH.* Anxieuse, agitée, la personne maigrit rapidement, son visage est pâle (les paupières sont gonflées), elle reste prostrée. Les douleurs, brûlantes, s'aggravent la nuit. La personne se croit fréquemment incurable.
- *Calcaréa fluorica 5 CH.* Dans le cas de tumeurs très dures.
- *Carbo animalis 5 CH.* Quand les tumeurs se produisent chez une personne à la peau bleuâtre et parsemée de petites varices, ou dans le cas de cancer du col de l'utérus. La personne est frileuse.
- *Condurango 5 CH.* Ce remède est réputé avoir guéri des cancers de l'estomac inopérables, accompagnés de douleurs brûlantes gastriques constantes avec des vomissements. Des fissures apparaissent aux commissures de la bouche.
- *Conium 5 CH.* Cancer des testicules et de l'utérus. Aussi dans le cas de la tumeur née d'un traumatisme. Signe caractéristique, les paumes et les ongles sont légèrement jaunes.

CARIES DENTAIRES Voir aussi DENTS

Nous savons tous que le sucre est néfaste pour les jeunes dents. Mais encore faut-il préciser que c'est surtout le sucre raffiné qui est source de caries, alors que le miel, les fruits sucrés séchés, les figues et les dattes ne provoquent généralement pas de caries. (Des recherches ont aussi montré que le sucre contenu dans les sucreries et les boissons gazeuses excite l'agressivité.)

- *Belladonna 7 CH.* La gencive est rouge, enflée, très sensible au toucher. Un abcès est possible.
- *Bryonia 7 CH.* Le moindre mouvement de la mâchoire aggrave la douleur.
- *Chamomilla 7 CH.* Si la chaleur aggrave la douleur.
- *Coffea 7 CH.* La personne est surexcitée, nerveuse.
- *Kreosotum 9 CH,* 3 gr trois fois par jour, quand les dents cariées sont noires.
- *Mercurius solubilis 9 CH,* 3 gr trois fois par jour. Si les dents cariées sont grises.

CATARACTE

- *Arnica 7 CH,* 3 gr trois fois par jour. Pour les cataractes qui résultent d'un coup ou d'un traumatisme.
- *Causticum 5 CH,* 2 gr une fois par jour. Pour le vieillard nerveux, colérique, paralytique.
- *Magnesia 5 CH,* 2 gr une fois par jour. Pour les femmes atteintes d'une affection gynécologique.
- *Phosphorus triiodatus 5 CH,* 2 gr tous les trois jours. Pour la personne sanguine, portée à faire des hémorroïdes.
- *Silicea 5 CH,* 2 gr une fois par jour. Pour le vieillard, ou l'intellectuel qui surmène ses yeux.

CELLULITE

Inutile de décrire cette affection bien connue par laquelle la peau féminine du bassin et des cuisses prend un aspect « peau d'orange ». Les femmes portées à souffrir d'asthme, d'urticaire, de goutte, de troubles du foie sont plus susceptibles de voir s'installer la cellulite.

Le mode de vie influe aussi : le manque d'air frais, les aliments riches, les veilles tardives, de même que les professions qui obligent à rester debout de longues heures. Par ailleurs, la pilule contraceptive peut être à l'origine de cas de cellulite.

Aliments à éviter

Charcuterie, pain et pâtisseries ; biscottes, margarine et fritures ; alcools, sucre et fruits très sucrés. Le sel.

Des fruits anticellulite

Ananas et fraises, pêches blanches et melons, pamplemousses.

Buvez, surtout entre les repas, des eaux peu minéralisées, des infusions de *Tisane de la Palthe*, de *Santane O1*, ou d'*Obéflorine Lehning*. Prenez également des bains d'algues (*Bain Thalgo*, ou *Sargasses*) en alternant avec les bains aromatiques (*Bains Lehning A* ou *Algues aux essences*). Complétez par des massages. Bougez.

- *Rhus tox 9 CH* et *Arnica 8 CH,* 2 gr au réveil, en alternant un jour l'un, un jour l'autre.
- *Badiaga 6 CH* et *Pulsatilla 7 CH,* 2 gr au réveil, un jour l'un, un jour l'autre. Quand la peau est durcie, les jambes ayant souvent une coloration rouge bleuâtre.

CERVEAU

Comme il est le grand régulateur des activités internes et inconscientes du corps, le cerveau mérite une mention au passage. S'il fallait que nous gérions consciemment tout ce qu'il accomplit en une seconde, que nous prenions toutes les décisions concernant la respiration, la digestion, les échanges cellulaires, la lutte contre les bactéries... il nous faudrait des mois de calculs savants, et notre corps serait mort depuis fort longtemps.

Le sang alimente le cerveau, d'où l'importance d'une **alimentation saine**, équilibrée, et l'apport de **grand air**, pour une bonne « gestion » de nos fonctions. Un autre élément est tout aussi essentiel au cerveau : le **sommeil**, source de renouvellement au cours duquel le cerveau passe en décompression, pour ainsi dire, avec les différents états d'activité, tous essentiels à notre équilibre.

CONJONCTIVITE

La muqueuse de l'œil rougit et les petits vaisseaux sanguins, sur le blanc de l'œil, se dilatent. Il faut consulter. En attendant de voir le médecin oculiste :

Traitement externe

Baignez l'œil et les paupières avec des tampons de coton hydrophile stérilisé, et imbibé d'*Eau de camomille* (trois têtes de camomille infusées dans une tasse d'eau bouillante).

- *Aconit 5 CH*, 2 gr quatre fois par jour. Quand la conjonctivite est déclenchée par un froid sec.
- *Allium cepa 7 CH*, 3 gr trois fois par jour. Quand la conjonctivite s'accompagne d'un écoulement non irritant.
- *Apis mellifica 4 CH*, 2 gr quatre fois par jour. Quand les paupières sont enflées et rouges, que la personne ne supporte pas la lumière.
- *Euphrasia 5 CH* et *Belladonna 5 CH*, 2 gr toutes les heures, en alternant. Le remède le plus général.
- *Mercurius corrosivus 9 CH*, 3 gr trois fois par jour. S'il y a du pus irritant.
- *Pulsatilla 9 CH*, 3 gr trois fois par jour. Quand il y a du pus non irritant.
- *Thuya 9 CH*, 3 gr trois fois par jour. Pour les conjonctivites qui ont tendance à se répéter ou à se prolonger. Souvent, de petites croûtes se trouvent au bord des paupières lors du réveil.

CONVALESCENCE

La convalescence est un entre-deux : la maladie a régressé, mais ce n'est pas encore la santé. L'organisme travaille à refaire ses forces ; ne le brusquez pas, surtout après une maladie grave.

Evitez de gaver le convalescent et donnez-lui un régime varié. Les aliments comme le chou, les pommes, les épinards crus, et même en jus, ouvrent bien l'appétit au début du repas. Servez-lui des fruits comme les abricots, amandes, dattes, fraises, noisettes, pommes, prunes et raisins. Ajoutez les légumes verts, les salades à feuilles vertes, les œufs, les viandes rouges maigres, les abats, les céréales, le miel.

- *Blé 1 CH, Orge 1 CH*, et *Avoine 1 CH*, 10 gouttes dans un peu d'eau avant les repas.
- *Alfalfa 1X (1er Déc.)*, 20 gouttes dans un peu d'eau avant les repas. Quand le malade tarde à retrouver la santé. Fatigué, découragé, il a l'impression qu'il ne se remettra jamais comme avant.
- *Calcarea phosphorica 5 CH*, 3 gr trois fois par jour. Quand le convalescent a perdu l'appétit.
- *China 5 CH*, 3 gr trois fois par jour. Lorsque les sueurs persistent.
- *Gelsemium 5 CH*, 3 gr trois fois par jour. Les membres inférieurs ont perdu toute leur force.
- *Zincum 5 CH*, 3 gr trois fois par jour. Le convalescent fait de l'insomnie ; il a des crampes dans les membres inférieurs qui sont parcourus de secousses.

Pour se rétablir tout à fait

- *Arnica 9 CH* et *Kali phosphoricum 9 CH*, 3 gr de chacun une fois par jour. Ces deux remèdes combinés permettront de retrouver les forces nécessaires pour affronter la reprise du quotidien. Il sont aussi utiles pour remettre en train la mémoire.

DÉCALCIFICATION

Si vos ongles sont cassants, parsemés de petites taches blanches, que vos dents vous font mal en mangeant et que votre émail dentaire devient cassant, il est grand temps de rechercher des sources de calcium.

Pour contrer la décalcification, vous pourrez avoir recours à *Calcium fluoratum*, un remède biochimique par lequel vous combattrez la carence. Allez au grand air, prenez du soleil, adoptez un régime riche en calcium (lait en poudre, fromage, amande sèche, cresson, jaune d'œuf, semoule, choux, endives, épinards, germe de blé, lentilles, poireaux, sole, yaourt par exemple).

- *Natrum muriaticum 9 CH*, 5 gr une fois par mois, *Silicea 7 CH* et *Baryta carbonica 7 CH*, 2 gr au réveil, en alternant d'un jour à l'autre. Aussi *Calcarea carbonica 7 CH* et *Symphytum 7 CH*, 2 gr vers midi, un jour l'un, un jour l'autre.

DENTS Voir aussi CARIES DENTAIRES

Une bonne dentition nous rend de grands services toute notre vie, alors qu'une dentition déficiente nous fait souffrir mille tourments (sans compter ce qu'elle nous coûte !). Aussi avons-nous tout intérêt à adopter de bonnes habitudes d'hygiène dentaire dès notre jeune âge.

Malgré les étalages de magasins, pernicieusement mis à la portée des tout petits, ayez le courage de résister à leurs caprices... et surtout n'achetez pas la paix au moyen de sucreries. Si vous ne développez pas outre mesure leur goût pour le sucre, si vous en faites l'exception plutôt que la règle, vous vous rendrez compte que ce besoin (artificiel) ne se développe pas de façon inévitable.

Les bonnes habitudes dès le jeune âge

Les enfants s'habitueront de bonne heure (dès le neuvième mois) à mastiquer leurs aliments, s'affranchissant des petis pots tout préparés, auxquels les parents avertis échappent d'ailleurs complètement, grâce à la technologie qui se présente sous la forme du mélangeur. De cette façon l'enfant s'habitue à partager le régime de ses parents, qui peuvent se contenter de « passer » leur menu pour le nourrir.

Le pain blanc raffiné, comme le sucre blanc raffiné, ne « nourrissent » guère les dents : quant au pain à la farine blanche, il n'offre pas nécessairement cette résistance si bonne pour la dentition. Le pain de blé complet, de maïs complet, et la mastication de substances plus fermes en général — les crudités notamment — renforcent les dents.

La viande au centre

C'est d'ailleurs le problème des régimes à base de viande : très souvent, elle est le seul aliment « de résistance », alors que les légumes, très cuits, ne font pas travailler les dents ni les mâchoires. D'où l'intérêt de manger des légumes crus. Outre le fait qu'ils renferment tous les éléments nutritifs dont une partie se perd au cours de la cuisson, ils sont plus durs, plus... croquants.

Si nous nous habituons dès le jeune âge à nous brosser les dents régulièrement (le mieux c'est après chaque repas), cela devient un de ces gestes quotidiens qui s'accomplissent sans effort. D'ailleurs, cela devient même un besoin, car c'est un plaisir que de sentir les dents bien lisses, bien propres sous la langue. Et nous regardons avec incompréhension ces personnes qui, la bouche garnie de chicots noirs en rangs irréguliers, affirment n'avoir nul besoin d'hygiène dentaire.

A défaut du brossage des dents, il est reconnu que le fait de mâcher du « chewing-gum » — sans sucre, bien entendu — nettoie aussi les dents après le repas.

Les troubles de la dentition

Trois gr lorsque la douleur se fait sentir ; répétez une fois par heure, espacez les prises à mesure que la douleur diminue.

- *Chamomilla 5 CH* ou *Coffea 5 CH*, 3 gr. Deux remèdes pour les maux de dents.
- *Chamomilla 5 CH*, 3 gr. Quand le mal de dents est accompagné d'une diarrhée verte.
- *Chierantus 5 CH*, 3 gr. Pour les douleurs causées par les dents de sagesse.
- *Magnesia carbonicum 5 CH*, 3 gr. Quand le mal de dents est accompagné d'une diarrhée aiguë.

En cas d'intervention chirurgicale

- *Arnica 5 CH*, 3 gr, immédiatement après l'intervention, en cas de saignement des gencives.
- *Gelsemium 9 CH*, 3 gr, la veille de l'intervention, ou même quelques quinze minutes avant. Cela contribue à calmer l'appréhension.

Les bains de bouche, avec vingt gouttes de *Plantago T.M.*, de *Calendula T.M.*, et de *Phytolacca T.M.* serviront de sédatif et permettront de cicatriser plus rapidement.

FAIM Voir aussi APPÉTIT

Un malade voit souvent son appétit perturbé d'une façon ou d'une autre, et c'est parfois justement l'état de son appétit qui permet de choisir un remède.

Choisissez le remède qui convient (dilution : 5 CH) et donnez-en 3 gr deux fois par jour.

- *Abrotanum*, *Iodum*, et *Natrum muriaticum*. Le malade a beau manger, il maigrit sans cesse.
- *Anacardium*. Le malade a de l'appétit, et le fait de manger améliore ses symptômes.
- *Cina* et *Lycopodium*. La faim se manifeste après le repas.
- *Colchicum*, *Sepia* et *Stannum*. La vue des aliments et leur odeur suppriment complètement la faim.
- *Ignatia* et *Sulfur*. La faim se fait sentir à la fin de la matinée et elle est accompagnée d'un sentiment de défaillance.
- *Natrum carbonicum*. Les personnes ont faim le jour, entre 5 heures et 23 heures.
- *Psorinum, Lycopodium* et *Petroleum*. La faim attaque la nuit.

FIÈVRE

La fièvre en soi n'est pas une maladie, mais la **réaction de défense** de l'organisme à une agression. Voilà pourquoi vous entravez l'action de vos propres forces quand vous prenez une aspirine ou de la quinine aux premiers signes d'un accès de fièvre.

C'est évidemment vrai aussi pour l'usage des **antibiotiques**, qui n'agissent d'ailleurs pas sur la fièvre, mais sur la bactérie qui en est l'origine. Ils usurpent souvent en cela le rôle du corps, censé avoir la capacité de se défendre. C'est d'ailleurs cette capacité même que l'homéopathie stimule, alors que l'antibiotique, lui, habitue le corps à une protection extérieure, qui diminue ses réflexes et sa vigilance.

Evidemment, le fait qu'une fièvre soit une réaction souhaitable de l'organisme ne veut pas dire qu'une fièvre très élevée ne soit pas dangereuse. Rappelons que la température moyenne du corps est de 37° Celsius.

Les différents degrés de fièvre
Jusqu'à 38° : fièvre très légère.
De 38 à 38,5° : fièvre légère.
De 38,5 à 39° : fièvre moyenne.
De 39 à 40° : fièvre forte.
Au-delà de 40°, c'est l'hyperthermie.

Prenez la température dans la position allongée, par la voie rectale (si vous la prenez dans la bouche, rajoutez un degré environ) au réveil, et le soir, vers 18 heures. Notez les températures chaque fois : cela peut être fort utile pour le médecin.

Une fièvre qui retombe à son rythme redescend lentement, en prenant le temps de brûler ce qu'elle doit brûler, mais elle ne risque guère de remonter. Les toxines sont alors évacuées. En fait, pour que la fièvre joue bien son rôle, il s'agit que les trois principales voies d'évacuation — **l'intestin**, **les reins** et **la peau** — soient en mesure de bien jouer le leur.

Pour assurer une bonne évacuation, administrez des laxatifs naturels (par voie anale s'ils sont sans effet par la bouche), des lavements de l'intestin dès que la fièvre apparaît. Des *diurétiques* stimuleront les reins, notamment le *Solidago* ou la *verge d'or*. L'infusion de persil, d'oignon ou de genévrier travailleront aussi dans ce sens.

Remarquez que les animaux, quand ils sont malades, cessent d'absorber toute nourriture. Il faut éviter de se donner bonne conscience en gavant les malades. Si le malade n'a pas faim, ne lui imposez donc pas de nourriture, pendant quelques jours, sauf des jus de fruits ou une infusion avec un peu de miel. Il fera un genre de cure, et ne s'en rétablira que plus rapidement. S'il mange, son régime sera léger, facile à digérer.

Dans le cas de fièvre élevée, vous pourrez administrer des bains tièdes, refroidis peu à peu, envelopper la personne dans des draps mouillés, lui faire des lavements froids ou frais. Assurez-vous que la personne change de position dans son lit toutes les quatre à six heures au moins.

Deux gr d'un des remèdes suivants, toutes les deux heures (notez que la **quinine** est, pour les remèdes homéopathiques, une véritable antidote) :

- *Aconitum 5 CH.* Après un coup de froid, cette fièvre démarre brusquement. La personne est agitée, nerveuse ; elle a la peau sèche, brûlante, et son pouls est dur, irrégulier à l'occasion.
- *Belladonna 5 CH.* La personne est plutôt abattue, elle essaie d'éviter la lumière. Son visage est rouge, sa peau est moite, et elle transpire de toutes les parties du corps qui sont recouvertes.
- *Byronia 5 CH.* Cette fièvre survient à la suite d'une brusque variation de température. Des douleurs se manifestent dans la poitrine (entre les côtes) ou encore dans une articulation. Le malade préfère rester immobile.
- *Eupatorium perfoliatum 5 CH.* La soif est une caractéristique importante de ce cas. Le malade est tout courbé, il est saisi de violents frissons et de nausées, qui empirent quand il boit. Un mal de tête s'installe, qui affecte surtout les yeux.
- *China 5 CH.* La fièvre, intermittente, ne se manifeste que le jour. La nuit qui précède l'accès, la personne dort toujours d'un sommeil agité. Elle frissonne, n'a pas soif, sauf quand elle transpire la nuit, de façon épuisante. La partie supérieure droite de l'abdomen est douloureuse.
- *Chininum sulfuricum 5 CH.* La fièvre, intermittente, se fait sentir surtout au milieu de la matinée et de l'après-midi. Elle occasionne de violents frissons et des douleurs au milieu de la colonne vertébrale. La soif est intense, le visage est rouge.
- *Ferrum phosphoricum 5 CH.* Dans le cas d'une fièvre modérée.
- *Gelsemium 5 CH.* Le malade a l'impression d'avoir la tête prise dans un étau. Il a le visage chaud et congestionné, ses paupières alourdies se ferment presque, il transpire et frissonne. Le pouls est lent. L'absence de soif est un signe caractéristique.
- *Ipeca 5 CH.* La fièvre, intermittente, se fait sentir en début de matinée (entre 9 et 11 h) ou en fin d'après-midi. *Ipeca* provoque une abondante transpiration, froide et visqueuse, des nausées et des troubles digestifs. Très souvent, une joue est rose tandis que l'autre est pâle. Le malade supporte mal la chaleur.
- *Rhus tox 5 CH.* Une personne se fait surprendre par une pluie froide, par exemple. Après une sensation de froid (plus marquée du côté droit), des frissons s'installent, avec une toux simultanée. Le malade ne peut rester longtemps à la même place. En

plus de transpirer, le malade a souvent un herpès autour de la bouche, et un triangle rouge sur le bout de la langue.

- *Sulfur 4 CH.* Remède de convalescence, *Sulfur* convient lorsqu'une récidive menace. Le malade se sent très faible ; il lui faut absolument manger vers 11 h du matin, pour ne pas défaillir. Bouffées de chaleur, oppression, sensations de brûlure dans les paumes et aux pieds, et température entre 37,5° et 37,8° complètent le tableau de *Sulfur*.

FORTIFIANTS Voir aussi CONVALESCENCE, COURBATURES et FATIGUE PSYCHIQUE

Les fortifiants à proprement parler n'existent pas en homéopathie, mais certains remèdes homéopathiques jouent parfois le rôle de stimulants passagers.

Prenez trois granules, trois fois par jour, d'un des médicaments suivants :

- *Arnica 9 CH.* En cas de fatigue après un effort physique exténuant ou un traumatisme.
- *Calcarea phosphorica 9 CH.* Quand un enfant traverse une période de croissance un peu rapide.
- *Calendula 7 CH.* En cas de plaie. Ce remède stimule la cicatrisation.
- *China officinalis 9 CH.* Dans le cas où la personne a perdu beaucoup de liquide (par la diarrhée, la transpiration ou des règles abondantes, des vomissements).
- *Cocculus indicus 9 CH.* Quand les veilles et les insomnies prolongées minent les forces.
- *Gelsemium 9 CH.* Les mauvaises nouvelles nous enlèvent parfois nos énergies...
- *Iodum 9 CH.* La personne est fatiguée, amaigrie, même si elle mange bien.
- *Kalium phosphoricum 9 CH.* Quand la fatigue est synonyme de lassitude, qu'elle est d'ordre psychique.
- *Rhus tox 9 CH.* Pour se remettre des courbatures après le sport.

FRILEUX (ÊTRE)

La frilosité fait souvent partie d'un groupe de symptômes susceptibles de recevoir un traitement homéopathique.

3 gr une fois par semaine:

- *Asarum europaeum 7 CH.* La personne est frileuse et, de plus, ne tolère pas le bruit, même le plus léger. Nerveuse et émotive, elle est hypersensible au point que ses vêtements la gênent. Elle tousse beaucoup, d'une toux nerveuse. Chez la femme, les règles sont en avance. Le temps beau et sec (de même que la grossesse) aggrave les symptômes.
- *Calcarea silicata 7 CH.* La personne, moralement fatiguée, est pâle et faible. Irritable, hypersensible, elle a envie d'être seule; elle supporte mal le froid comme la chaleur. Elle conserve son appétit, mais le froid ou la chaleur intenses aggravent ses symptômes.
- *Petroleum 7 CH.* Pour la personne frileuse, assez maigre, dont la peau, sèche et d'aspect terne, est épaisse et se fissure facilement. Elle n'élimine pas normalement; la transpiration surtout est insuffisante. Parfois la personne est déprimée et irritable.

GINGIVITE

Le malade est pâle, faible, et il manque d'appétit. Mais le signe le plus marquant, c'est que les gencives sont enflées, parfois à un point tel que la personne affectée ne parvient pas à fermer la bouche ou à mâcher ses aliments. Les gencives, enflées et très sensibles, imposent alors le jeûne.

Les causes possibles de la gingivite sont assez nombreuses: il peut s'agir d'un épisode de la dentition, de caries dentaires, de la poussée d'une dent de sagesse, d'un manque de vitamines, d'un abus de tabac, d'une infection d'un rein, du foie ou de l'intestin, par exemple.

Après chaque repas, le malade se brossera les dents avec le *Dentifrice M.C. à 30% d'hydroxydase.* Il se rincera la bouche avec *Calendula T.M.* (10 gouttes dans un verre d'eau bouillie refroidie), et plusieurs fois par jour aussi avec un citron. Il évitera les noix, et mangera peu de viande. Dans le cas du nourrisson, veillez à ne pas le suralimenter et à stériliser tétines et biberons.

2 gr du médicament indiqué toutes les deux heures :
- *Agave 5 CH.* La personne, anémique, présente des pustules d'un bleu sombre sur les jambes.
- *Ammonium carbonicum 5 CH.* La personne est encore plus faible que pour *Agave*, elle a tendance à faire des hémorragies et souffre de douleurs articulaires.
- *Arsenicum album 5 CH.* Les gencives saignent, et cette gingivite se produit au cours d'une maladie grave où la personne devient anxieuse et épuisée.
- *Kali phosphoricum 5 CH.* Le malade est déprimé. La langue présente un enduit brunâtre, la bouche est desséchée et on observe une lisière rouge sur le bord des gencives.
- *Kreosotum 5 CH.* La gingivite saignante. En plus d'être enflées, les gencives sont d'un rouge bleuâtre sombre, très douloureuses (brûlantes). Elles saignent facilement. La bouche exhale une odeur désagréable, et il arrive aussi que les dents soient marquées de tâches noires et qu'elles s'effritent facilement.
- *Mercurius 5 CH.* La langue, molle et humide, garde l'empreinte des dents. La bouche dégage une odeur désagréable et présente parfois des ulcères. Les douleurs des gencives sont pires la nuit et quand la personne boit très chaud ou très froid.

HALEINE

La mauvaise haleine est un phénomène aussi gênant en société que dans l'intimité, et il déjoue obstinément les progrès de la science dite moderne.

- *Antimonium crudum 4 CH*, 3 gr toutes les 3 heures. Lorsque la personne a un renvoi d'air (éructation), elle a dans la bouche le goût des aliments qu'elle a mangé. Il s'agit souvent d'aliments mal digérés, avalés trop rapidement.
- *Chelidonium 4 CH* et *Taraxacum 4 CH*, 3 gr toutes les 3 heures. L'un et l'autre aident à combattre les troubles dus à un mauvais fonctionnement du foie. Typiquement, la personne est obsédée par sa propre haleine, à laquelle elle trouve un goût de selles.

- *Graphites 5 CH*, 3 gr toutes les 4 heures. La mauvaise haleine est accompagnée de constipation. La digestion est difficile, les flatulences et les éructations ont le goût d'œufs pourris. Les symptômes s'aggravent au moment des règles, parfois avec des aphtes ou des éruptions.
- *Nux vomica 4 CH*, 3 gr toutes les trois heures. Lorsque les abus de table laissent un mauvais goût dans la bouche et que nous sommes de fort mauvaise humeur au réveil.
- *Pulsatilla 5 CH*, 3 gr toutes les 4 heures. Contre la mauvaise haleine qui affecte les personnes à l'estomac délicat, qui digèrent mal les corps gras et les pâtisseries. Elles sentent aussi le besoin de se rincer souvent la bouche.

HERNIE

Ce terme décrit le phénomène qui se produit lorqu'une partie de l'intestin tombe dans les bourses chez les hommes, et dans les grandes lèvres chez les femmes. L'hernie peut être congénitale ou apparaître à la suite d'un effort, soit occasionnel mais violent, soit lié à une activité particulière. L'effort répété peut aussi produire cet état.

L'hernie étranglée, douloureuse et impossible à refouler vers l'abdomen, pose vraiment un problème. La boule dure et gênante que forme l'hernie est assez facile à repérer et elle est généralement située au creux de l'aine.

De façon étonnante, elle affecte surtout les deux âges extrêmes de la vie, soit les nourrissons, soit les vieillards. La vive douleur locale s'accompagne de coliques, de nausées, de vomissements, et un peu de sang s'écoule de l'anus. Dans ce cas il faut **consulter de toute urgence**.

En attendant le médecin

- *Belladonna 4 CH*, 2 gr toutes les 20 mn, si la région est extrêmement sensible, que les douleurs sont aiguës, piquantes et coupantes.
- *Opium 5 CH*, 2 gr toutes les 20 mn, quand le ventre est gonflé et dur.

HERNIE HIATALE

A la suite d'un traumatisme (chute, accident), parfois en cas d'obésité ou de grossesse, une partie de l'estomac pénètre dans la cavité thoracique. Après les repas, la personne ressent des douleurs, a des nausées, et est facilement essoufflée.

Précautions

Livrez-vous à des activités physiques, mais avec modération. Evitez les vêtements qui gênent ou serrent et ne vous couchez pas après les repas : restez assis ou marchez. Tenez-vous-en à une nourriture facile à digérer. Evitez les sauces, le café, les jus de fruits acides.

- *Argentum nitricum 5 CH*, 3 gr trois fois par jour, si l'hernie est accompagnée de brûlures d'estomac, aggravées par les sucreries.
- *Kalium carbonicum 5 CH*, 3 gr trois fois par jour. Les brûlures d'estomac sont accompagnées de nausées, d'éructations acides, et la personne a l'impression d'avoir le ventre plein d'eau.

HYPOGLYCÉMIE

Cette maladie chronique est due à une insuffisance de sucre (glucose) dans le sang, insuffisance qui provoque des malaises de différente nature : faiblesses, vertiges, transpiration, spasmes musculaires, etc. Au-dessous d'un certain seuil, des genres de dépressions, voire des syncopes, se produisent parfois, accompagnées de troubles oculaires et de confusion mentale.

Les personnes atteintes de cette maladie ont souvent dans leurs poches du sucre qu'elles absorbent au moindre symptôme. Pourtant, il ne semble pas que cette solution passagère ait quelque effet bénéfique. Curieusement, la façon efficace et naturelle de combattre l'hypoglycémie consiste à cesser de manger du sucre, surtout du sucre raffiné, pour se contenter de celui que contiennent les fruits.

L'hypoglycémie est parfois provoquée momentanément par un effort physique considérable ou par un jeûne.

- *Insulinum 5 CH*, 2 gr par jour, avec *Nux vomica 5 CH* et *Cocculus indicus 5 CH*, 2 gr de chacun 1 fois par jour.

INCONTINENCE D'URINE

L'organothérapie peut venir au secours de la personne qui, dans un âge avancé, voit ses réflexes perdre de leur acuité, et ses sphincters de leur tonus. L'organothérapie est un processus médical qui consiste à prendre des organes sains et dilués et à les dynamiser pour en faire un remède homéopathique.

- *Sphincter, Col de vessie, Ligaments, en 4 CH trituration*: une pincée de poudre deux fois par jour.

KYSTES

Il existe une alternative à la chirurgie pour se débarrasser de ces cavités remplies de liquide, ou de ces indurations, ces dépôts qui s'installent le plus souvent autour des articulations.

Le kyste peut avoir plusieurs origines: une entorse, une contusion, un rhumatisme (consultez aussi ces rubriques). Enveloppez l'articulation dans un tricot que vous n'enlèverez que pour vous laver.

- *Benzoïc acidum 5 CH*, 3 gr trois fois par jour, en cas de kystes synoviaux surtout, chez les personnes atteintes de rhumatismes ou d'uricémie et sensibles à l'air froid.
- *Kali iodatum 5 CH*, 3 gr trois fois par jour, pour les personnes plus sensibles au froid humide.
- *Sticta pulmonaria 4 CH*, 3 gr trois fois par jour, en cas de kyste accompagné de synovie.

LONGÉVITÉ

« La meilleure façon de prolonger notre vie, c'est de ne rien faire pour l'écourter », disait Herbert Spencer. Bien sûr, direz-vous, mais comment savoir ce qui nous nuit au juste ?

Les observations portant sur des populations où la longévité est exemplaire ont fait ressortir **trois facteurs** constamment présents au sein des civilisations comptant des individus qui atteignent des âges avancés tout en jouissant d'une excellente santé (il n'y a pas grand intérêt, en effet, à passer les dix dernières années de sa vie couché dans un lit d'hôpital, nourri par intraveineuses).

Les trois secrets de la longévité

1. Les personnes qui atteignent un grand âge restent **physiquement actives** tous les jours, et **de façon naturelle**. Pour elles, l'exercice n'est pas une fin en soi, un effort à faire « pour être en forme ». Il fait partie de leur vie : jardinage, travail aux champs, marche en montagne...
2. Avez-vous déjà vu un centenaire obèse ? En règle générale, ces personnes **mangent peu** et de façon frugale (le régime des centenaires bulgares est cité en exemple un peu plus loin).
3. Enfin, mêmes âgées, ces personnes demeurent **intégrées à la communauté** : elles continuent d'y jouer un rôle, d'y tenir une place. Elles ont un sens très développé de leur appartenance et elles se sentent utiles (au moins symboliquement).

Est-il nécessaire de préciser que ces coutumes ne sont pas de celles que l'on trouve dans l'Occident moderne ? On les rencontre plutôt dans de petits villages, au sein de communautés rurales ou alpestres reculées... comme en Bulgarie, ou dans l'Himalaya. Un autre facteur, c'est sûrement la pureté de l'air et des aliments, ni appauvris par la pollution, ni transformés ou usinés en production de masse.

Même si nous ne pouvons pas, du jour au lendemain, dépolluer l'air ambiant (voir à ce sujet la rubrique POLLUTION), ni modifier nos habitudes sociales, certaines informations sont cependant impératives. Les préceptes d'ordre alimentaire figurent au nombre des plus importants.

Régime de longévité

- Les graines, les noix et les céréales sont excellents dans un régime alimentaire. Le riz et le millet, les graines de sésame, de tournesol, les fèves de soya contiennent des protéines complètes dont la valeur biologique est très élevée.
- La germination accroît la valeur nutritive des graines et des céréales : les germes de blé, de fèves Mung, d'alfalfa et de soya font d'excellentes germinations. Le millet, le riz et l'avoine sont autant de céréales nourrissantes et délicieuses.

- *Les légumes* constituent une excellente source de protéines, d'enzymes et de minéraux. La plupart d'entre eux peuvent se manger crus. L'ail, les oignons, les condiments et les épices naturelles ne sont pas à négliger.
- *Les fruits*, tout comme les légumes, constituent une très bonne source de vitamines, d'enzymes et de minéraux, en plus de jouer le rôle d'agents nettoyants pour l'organisme. Mangez-les frais autant que possible.

Comment manger deux fois moins

Idéalement, les trois quarts des aliments devraient être **mangés crus**. Il est prouvé qu'il est possibe de **diminuer l'alimentation de moitié** si on mange des aliments crus, tant leur valeur nutritive est supérieure à celle des aliments cuits. Consommez aussi beaucoup de légumes en jus (un légume à la fois, et sans le mélanger avec des fruits). Une bonne centrifugeuse n'est pas un luxe, loin de là.

Assurez-vous de choisir des **aliments naturels**, qui ne sont ni transformés ni raffinés, ayant poussé, si possible, sans engrais chimiques.

Les produits laitiers

Le lait constitue un aliment complet, surtout dans ses formes acides, comme le kéfir, le yogourt ou le lait de beurre, ou encore le petit-lait et le molkosan (un concentré de petit-lait). Tous ces produits permettent de conserver votre flore intestinale — ces bactéries indispensables à la digestion — ce qui a pour effet de prévenir la constipation. Le lait de chèvre est encore supérieur au lait de vache. Utilisez le plus possible du miel pour sucrer vos aliments.

Les huiles: pressées à froid

Utilisez exclusivement des *huiles végétales pressées à froid*, non raffinées, non hydrogénées. Choisissez entre les huiles de sésame, d'olive et de tournesol. Etant donné la demande croissante des consommateurs, il devient de plus en plus facile de les trouver.

La viande : en quantité modérée

Evitez de consommer **trop de protéines**, surtout des protéines animales. Vous pouvez manger des œufs, du poisson ou de la viande, mais ce n'est pas une nécessité absolue. Une alimentation comportant beaucoup de protéines animales nuit à la santé, et peut engendrer des maladies comme l'arthrite, les maladies cardiaques, le cancer, la schizophrénie, les troubles des reins, ou tout au moins y disposer. Ce genre de régime provoque aussi un vieillissement prématuré et diminue l'espérance de vie en général.

Par ailleurs, les personnes âgées moins actives, et dont les fonctions organiques s'accomplissent plus lentement, doivent manger encore moins de protéines.

De l'eau : à profusion

Buvez de l'eau pure, non contaminée. De l'eau de source ou provenant d'un puits. Des études ont établi que les personnes qui boivent une eau contenant des minéraux souffrent moins souvent de maladies de cœur, ont moins de caries, sont moins sujettes au diabète et à l'artériosclérose. (Evitez aussi de boire beaucoup d'eau distillée).

Et de temps en temps... rien du tout !

Périodiquement, nettoyez et laissez reposer votre organisme par le jeûne. Cela permet d'éliminer les toxines accumulées, de rétablir les fonctions vitales. On recommande de jeûner au moins une fois par année durant sept à dix jours, de préférence au printemps, et de ne consommer alors que du liquide, comme des bouillons de légumes (peu salés), des eaux minérales et des jus de fruits.

Vous pouvez aussi prendre un fruit, à l'occasion, si la perspective de ne pas manger vous inquiète. Une autre suggestion : jeûner trois jours par semaine, le mercredi, le vendredi et le samedi, après la pleine lune.

Les cures de jus

Les cures de jus seraient encore plus efficaces que les traditionnels jeûnes à l'eau. Elles accroissent le pouvoir d'élimination des organes comme les poumons, le foie, les reins, les intestins et même la peau (un organe d'élimination très important). Vous sentirez leur effet sur tous les plans, tant du point de vue physique ou sexuel que mental.

Cinq conseils de bonne santé

1. Mangez lentement, dans une atmosphère détendue.
2. De préférence, mangez plusieurs repas légers au cours de la journée, plutôt qu'un ou deux gros repas.
3. Au même repas, ne mélangez pas légumes crus et fruits crus.
4. Quand vous mangez des aliments riches en protéines, commencez le repas avec ces aliments.
5. Ne mangez que lorsque vous avez vraiment faim et mangez moins que ne le dicte votre faim. Moins vous mangerez, moins vous aurez faim.

A éviter

Vous connaissez déjà cette liste noire de la santé, mais il est bon de la rappeler.

Le café, le thé, le chocolat, les boissons gazeuses et le sel en excès ; le tabac ; l'alcool en excès ; le sucre blanc, la farine blanche et tout aliment qui en contient ; les aliments raffinés, transformés, ou cuits, préparés pour vous en usine ; tous les aliments rances.

Rappelez-vous que certains aliments comme le saucisson, les petits pois en conserve, le lait en poudre, le pain de mie, les biscuits salés, etc., contiennent des sucres cachés.

L'activité physique quotidienne

Ne vous contentez pas de bien nourrir votre corps, faites-le bouger. La meilleure façon, absolument sans danger, consiste à marcher au moins une heure par jour.

Le régime des centenaires bulgares

Le régime en question est largement lacto-végétarien. Il comporte beaucoup de céréales récoltées dans la région, frais moulues (de l'orge surtout), des fruits et des légumes provenant souvent des jardins de ces mêmes personnes qui ont passé l'âge de la retraite depuis des dizaines d'années.

Ces centenaires consomment aussi beaucoup de miel. Des aliments fermentés, comme la choucroute, figurent souvent au menu (la choucroute est riche en vitamine C et en acide lactique, donc réputée excellente pour combattre le cancer). Les graines de tournesol font généralement partie de leur diète quotidienne.

LUMBAGO

C'est bien connu : vous faites un de ces « faux mouvements », et vous voilà affligé d'un lumbago. Comme pour la région cervicale, la courbure de la colonne au niveau des reins se trouve souvent en porte-à-faux lorsqu'il s'agit de faire un mouvement ou un effort.

Ce n'est d'ailleurs pas tant l'effort en soi que le mouvement brusque ou l'effort mal dosé qui provoque cette contraction musculaire douloureuse. Tout comme le torticolis, cette douleur aiguë nous poursuit et nous gêne jusque dans les moindres mouvements de la vie quotidienne. Selon les cas, il peut s'agir de troubles récents ou chroniques, résultat d'une contraction prolongée et involontaire (contracture) des muscles latéraux de la colonne vertébrale.

Un simple refroidissement, un traumatisme ou un rhumatisme peuvent aussi être à l'origine du lumbago. Si la douleur est liée à un effort musculaire, consultez un médecin ostéopathe. De toute façon, mieux vaut se soigner et ne pas laisser le mal s'installer de façon permanente.

Détendre les muscles

La pratique de la relaxation — training autogène — de l'antigymnastique, ou encore, pour les plus aventureux, le vaisseau d'isolation sensorielle peuvent aider à détendre les muscles « froissés ». Comme pour le torticolis, frictionnez-vous avec un baume.

2 gr deux fois par jour d'un des médicaments suivants:
- *Actaea racemosa 5 CH.* Les crampes ou les douleurs dans le dos proviennent vraisemblablement d'une affection utérine. Elles sont aggravées par le froid, l'humidité, mais atténuées par le mouvement, le grand air, la chaleur.
- *Arnica 5 CH.* En cas de traumatisme: choc, faux mouvement, effort trop intense ou répété (à l'intérieur du travail, par exemple). Le lit paraît dur, tout le corps semble faire écho à la douleur locale. La personne est irritable. La douleur est aggravée par le toucher, le mouvement.
- *Dulcamara 5 CH.* Par suite d'une exposition au froid humide, surtout en été et en automne. La douleur est améliorée par une exposition à la chaleur.
- *Calcarea fluorica 5 CH.* Il s'agit d'un lumbago chronique d'origine rhumatismale. Il réapparaît après l'effort et s'estompe quand la personne poursuit son effort pendant un certain temps. Les veines sont dilatées et des varicosités superficielles apparaissent sur le thorax.
- *Calcarea phosphorica 5 CH.* Des douleurs aux articulations accompagnent le lumbago. Un sentiment d'anxiété et une certaine dispersion en sont les symptômes psychiques.
- *Kalium carbonicum 5 CH.* C'est un remède de fond pour le lumbago chronique. La personne ressent souvent une douleur nocturne aiguë, des faiblesses, des sueurs froides. Ce lumbago apparaît fréquemment après les rapports sexuels ou un coup de froid, même léger.
- *Nux vomica 5 CH.* Conséquence d'excès, ce lumbago est marqué par une contracture des muscles. La personne est obligée de s'asseoir sur son lit pour se retourner. Elle est susceptible et irritable, soucieuse, trouve la douleur intolérable. La douleur s'accentue si le sujet reste couché et s'estompe par le mouvement.
- *Rhus tox 5 CH* est un traitement de base dans tous les cas. Le lumbago, qui survient surtout après une exposition à l'humidité froide, se manifeste par des douleurs et des raideurs musculaires. Il est accompagné d'ankyloses rhumatismales, de courbatures, notamment au réveil et dans les mouvements. La per-

sonne est hypersensible, physiquement et moralement; elle désespère de ne jamais arriver à guérir. Le mouvement et le repos atténuent la douleur.

- *Ruta graveolens 5 CH.* Dans le cas d'un lumbago provoqué par l'effort fourni pour lever à bout de bras un objet lourd, ou caractérisé par une sensation de brisure, parfois généralisée. Lorsqu'elle est couchée, la personne est agitée. Des faiblesses et des douleurs se font sentir dans les membres inférieurs, de même qu'une pression dans la vessie. L'état du patient est pire avant le lever, et s'améliore s'il est couché sur le dos.
- *Natrum muriaticum 5 CH.* Chaque matin, la personne se réveille avec son lumbago. Celui-ci est relié à des problèmes organiques. Il apparaît souvent chez les gens portés à faire de l'eczéma et enclins à la dépression.

MAIGREUR Voir aussi ALIMENTATION, AMAIGRISSEMENT PATHOLOGIQUE, APPÉTIT

Dans le cas de la maigreur comme dans celui de l'obésité, la nourriture absorbée, tout comme la quantité d'exercices ne sont pas toujours les seuls facteurs en cause. Les sécrétions de certaines glandes internes dont l'hypophyse, la tyroïde, les testicules et les ovaires affectent notre poids.

L'hyperactivité de ces glandes donne lieu à la maigreur. Au contraire, lorsqu'elles connaissent un niveau d'activité inférieur à la moyenne, la personne est généralement obèse.

Dans certains cas, l'homéopathie peut agir sur la maigreur excessive. La personne qui souffre d'une grande maigreur pourra littéralement « profiter » d'un régime incorporant régulièrement de *l'huile de germes de céréales.*

- *Abrotanum 7 CH*, 3 gr deux fois par jour. La personne est maigre, ses membres inférieurs surtout, et ce malgré un appétit vorace. Sa peau, flasque, semble vieillie prématurément. Une tristesse maussade, un ventre enflé et la frilosité complètent parfois ces symptômes.
- *Iodum 7 CH*, 3 gr deux fois par jour. La personne manifeste beaucoup d'appétit, mais elle est maigre, nerveuse et agitée. Elle

digère mal le lait et les graisses et souffre d'une diarrhée grasse et blanchâtre.

- *Natrum muriaticum 7 CH*, 3 gr trois fois par jour, en cas d'amaigrissement par déshydratation, malgré un appétit normal. La personne a souvent soif, elle manque de forces, se fatigue vite, mais elle a besoin de bouger tout le temps. Son visage est pâle, elle est frileuse et manifeste une hypersensibilité au bruit.

MÉNINGITE

Le symptôme dit « méningé » est relativement facile à reconnaître. D'abord il y a les maux de tête violents, incessants ; puis les douleurs dans la nuque, qui devient raide comme si elle était en bois ; la fièvre atteint entre 39° et 40° ; des frissons, des herpès des lèvres, des tâches bleutées sous la peau et parfois des vomissements en jet complètent cet ensemble de symptômes.

Dans sa forme **tuberculeuse**, cette maladie demeure très grave, malgré les succès de la médecine classique en ce domaine, qui a permis d'abaisser du tiers, voire de moitié le nombre de cas mortels. De toute façon, si vous observez ces symptômes au cours d'un accès de fièvre, consultez le médecin sans tarder. De plus, il est obligatoire de déclarer cette maladie, car les précautions d'usage veulent que le malade reste isolé pendant 20 jours après la guérison clinique.

En attendant le médecin :

- *Aconit napellus 5 CH*, 2 gr toutes les deux heures. Les symptômes viennent de se manifester et le malade est très agité.
- *Apis mellifica 5 CH*, 2 gr toutes les deux heures. Un remède de début. Le malade est dans un état de stupeur, il a le visage bouffi, il est agité, présente même des convulsions et pousse des cris perçants. Il ne boit pas et n'urine pas. Les symptômes sont aggravés par la chaleur.
- *Belladonna 5 CH*, 3 gr toutes les trois heures. Un remède de début, quand la fièvre est élevée. Le visage est rouge et chaud, le malade délire et il rejette la tête vers l'arrière, ne supporte ni le bruit, ni la lumière, ni le mouvement. Interrompez cette médication dès les premiers épanchements.

- *Cicuta virosa 4 CH*, 2 gr toutes les trois heures, en cas de méningite cérébro-spinale. Les maux de tête s'accompagnent d'un symptôme appelé **signe de Kerning**. Le malade ne peut allonger les jambes qui fléchissent automatiquement quand on l'assied sur le bord du lit ou qu'on essaie de le mettre debout.
- *Crotalus horridus 4 CH*, 2 gr toutes les heures, en alternance avec *Cicuta virosa*, si des taches violacées apparaissaient en plus des symptômes décrits pour ce remède.
- *Helleborus 5 CH*, 3 gr trois fois par jour. Le regard est fixe, les pupilles sont dilatées, la personne est dans un état de torpeur. Elle ne réagit à rien, la mâchoire lui tombe et elle bouge la tête de façon mécanique.
- *Veratrum viride 4 CH*, 3 gr toutes les trois heures. La fièvre monte et redescend, le visage est congestionné, le pouls est faible, intermittent, le malade est agité de convulsions.

MIGRAINE

La migraine se distingue du mal de tête par son intensité, parfois intolérable. Elle survient par crises et elle est marquée d'un malaise général, de nausées et de vomissements.

On pourrait certainement faire un chapitre, sinon un livre complet sur les migraines. Contentons-nous de citer un échantillonnage de remèdes.

Evitez la migraine

Mangez légèrement, en mastiquant bien. Laissez de côté le chocolat, les graisses cuites et les fritures, l'alcool, les charcuteries, le gibier faisandé, les harengs marinés, le roquefort, le vin blanc. Buvez des eaux de source ou des eaux de table faiblement minéralisées.

- *Belladonna 5 CH*, 3 gr toutes les deux heures. Le visage est rouge et chaud, les pupilles sont dilatées. La douleur s'aggrave avec les secousses, les bruits et la lumière, aussi quand la tête penche vers l'avant.
- *Bryonia 5 CH*, 3 gr toutes les deux heures. La migraine augmente au fur et à mesure que le soir approche, et le moindre

mouvement, même celui des yeux, accentue la douleur. Le malade a très soif, sa langue est blanche, des vertiges l'assaillent quand il se lève.

- *Cyclamen 7 CH*, 3 gr toutes les trois heures. La douleur loge notamment dans le front, avec une sensation de lourdeur au-dessus des yeux et des troubles de la vue. Quand les troubles visuels diminuent, la douleur augmente. Les règles intensifient aussi la douleur.
- *Gelsemium 5 CH*, 3 gr toutes les deux heures. En plus d'être précédée de troubles de la vue, cette migraine est accompagnée de tremblements et de dépression. Le visage est rouge, congestionné, la personne comme abrutie, son pouls bat au ralenti. L'absence de soif n'empêche pas qu'une abondante émission d'urine termine et soulage chaque accès. *Gelsemium* est aussi indiqué pour les migraines accompagnées de troubles de la vue souvent provoqués par une mauvaise nouvelle.
- *Iris versicolor 5 CH*, 3 gr toutes les deux heures. Des troubles de la vue et des éblouissements marquent le début de chaque nouvel accès. Localisée au front, la migraine est souvent marquée de vomissements acides, ou de brûlures d'estomac qui s'étendent parfois jusqu'à la bouche et la langue. Si elle se produit de façon hebdomadaire — notamment le jour de repos — prenez aussi *Iris versicolor 15 CH* et *Lac defloratum 9 CH*, 3 gr de chacun, une fois par semaine.
- *Melilotus 5 CH*, 3 gr toutes les trois heures. Le visage est rouge, congestionné. La caractéristique de cette migraine, c'est que le fait de saigner (les règles ou un saignement de nez) la soulage.
- *Natrum muriaticum 7 CH*, 2 gr trois fois par jour. Précédée de troubles de la vue, cette migraine est accompagnée de soif et de larmoiements. Un herpès apparaît souvent au bord de la lèvre.
  Natrum muriaticum est efficace aussi pour les migraines aggravées par le travail intellectuel, qui donnent l'impression d'avoir un grain de sable sous les paupières et provoquent souvent une soif considérable, accompagnée d'un état dépressif qui s'installe en matinée.
- *Nux vomica 7 CH*, 3 gr trois fois par jour. Cette migraine suit des excès de table qui dégénèrent en troubles digestifs. L'arrière

de la langue est recouvert d'un enduit blanc-jaunâtre, les joues sont rouges ; le malade, irritable et plutôt colérique, ne supporte pas la lumière ou le bruit, est fréquemment constipé.

- *Sanguinaria 5 CH*, 2 gr toutes les trois heures. Cette migraine récurrente se manifeste tous les quinze jours. Le visage rouge, la personne souffre de bouffées de chaleur et la douleur irradie à partir de la nuque jusqu'au-dessus de l'œil droit. Une aversion pour la nourriture tempère la faim manifestée.
- *Silicea 5 CH*, 2 gr toutes les deux heures. Dès le matin, la personne, plus frileuse que d'habitude, ressent une douleur dans la nuque. Le fait de tenir la tête chaude en l'enveloppant apporte une amélioration. Cette personne manque de confiance et d'énergie.
- *Sepia 5 CH*, 2 gr toutes les deux heures. Concentrée sous l'œil gauche, la douleur s'atténue dans l'obscurité ; les paupières sont lourdes, le teint est terreux, le sujet manque complètement d'énergie.

NÉVRALGIE Voir aussi DOULEURS

La névralgie se distingue de la douleur simple par le fait qu'elle est ressentie dans le territoire des nerfs. Elle traduit un mal dont seul le praticien connaît l'importance et le remède approprié. Cependant, pour un soulagement passager, quand le médecin n'est pas présent, vous pouvez choisir parmi les remèdes dont la liste suit.

- *Aconitum 4 CH*, 2 gr toutes les demi-heures. Les douleurs irradiantes, fourmillantes, apparaissent chez la personne angoissée, après un froid sec.
- *Arsenicum album 4 CH*, 2 gr toutes les 8 heures maximum. Les douleurs sont brûlantes et piquantes, accentuées le soir. La personne, agitée, ne tient pas en place.
- *Belladonna 5 CH*, 2 gr toutes les demi-heures, contre les douleurs tranchantes, battantes, plus fortes au milieu de la nuit s'il y a bruit, air frais ou mouvement ; aussi pour les douleurs qui se logent sous les yeux.
- *Chamomilla 4 CH*, 2 gr par heure. Le visage rouge, chaud, la personne est assoiffée, peu sociable. Les douleurs, intenses, accompagnées de sensations d'engourdissement, sont pires la nuit.

- *Cedron 7 CH*, 2 gr deux fois par jour. Les douleurs ont la particularité de se présenter de façon périodique, et chaque fois à la même heure.
- *Gratiola 7 CH*, 2 gr trois fois par jour. Quand les douleurs sont provoquées ou aggravées par le café.
- *Mezereum 4 CH*, 2 gr toutes les heures. Les douleurs, pires à la chaleur, ou au milieu de la nuit, sont accompagnées de frissons.
- *Paris 7 CH*, 2 gr trois fois par jour. Un seul côté à la fois est atteint, par des douleurs aiguës, accompagnées de sensations de chaleur et d'engourdissement, dans la nuque. Aggravées par le toucher, améliorées par la pression ferme, les douleurs, lancinantes, sont généralement du côté gauche.
- *Platina 5 CH*, 2 gr toutes les deux heures, s'adresse aux personnes nerveuses, voire hystériques. Des engourdissements accompagnent les douleurs qui ressemblent à la prise d'un étau. Névralgies du dos, des reins, ou des dents (il y a aggravation de la douleur dès que la langue effleure la dent).
- *Ranunculus 7 CH*, 3 gr deux fois par jour, en cas de névralgies intercostales qui se déclarent après un refroidissement ou une station assise prolongée. La personne sent des sortes de meurtrissures, et les douleurs sont lancinantes. Il y a recrudescence par temps froid et humide, et fréquemment quand la personne change de position.
- *Spigelia 9 CH*, 2 gr une fois par jour. Névralgie des yeux (aggravée au moindre mouvement), dentaire (améliorée couché et en mangeant), de la base de la nuque (irradiant jusqu'à l'œil gauche), et de la poitrine (sensation d'oppression et essoufflement, pire couché à gauche, tête basse).

Névralgies faciales
- *Aconitum 5 CH*. Les douleurs surviennent après un froid sec ; elles fourmillent et picotent sous la peau.
- *Actaea racemosa 9 CH*, 2 gr deux fois par jour, en cas de névralgies cardiaques (la douleur pinçante au cœur irradie au bras gauche, qui est comme paralysé ou engourdi), ou oculaires (aggravées par les secousses, la marche et la lumière), des parois thoraciques (spasmes des pectoraux gauches). La personne a la

sensation d'avoir un nuage autour de la tête, les spasmes sont intenses.

- *Arsenicum album 5 CH*, 2 gr trois fois par jour. La douleur est brûlante, mais atténuée par la chaleur. La personne passe de l'agitation à la prostration.
- *Belladonna 5 CH*. Les muscles du visage s'agitent de façon spasmodique, du côté droit surtout, et les pupilles sont dilatées.
- *Bryonia 5 CH*, 2 gr deux fois par jour. Le mouvement aggrave la douleur, tandis que les pressions fortes, le repos et les applications chaudes l'atténuent.
- *Coffea 5 CH*, 2 gr deux fois par jour. Les douleurs, atténuées par le froid, s'étendent vers les oreilles et le front.
- *Iris versicolor 5 CH*, 2 gr deux fois par jour. Les douleurs sont situées au-dessus des orbites, des deux côtés.
- *Kalmia 5 CH*, 2 gr deux fois par jour. Semblables à des chocs électriques, les douleurs, fulgurantes, irradient jusque dans la langue et les dents, le plus souvent du côté droit.
- *Magnesium carbonicum 7 CH*, 2 gr deux fois par jour. Les névralgies s'aggravent la nuit et lorsqu'on touche la région douloureuse.
- *Paris 7 CH*, 2 gr trois fois par jour. Un seul côté est atteint à la fois, par des douleurs aiguës, accompagnées de sensations de chaleur et d'engourdissement. Accentuées au toucher, atténuées par une pression ferme, les douleurs se trouvent généralement du côté gauche.
- *Rhus tox 5 CH*, 2 gr deux fois par jour. Après un refroidissement par temps humide, des craquements et des douleurs se font sentir dans la mâchoire.
- *Spigelia 7 CH*, 3 gr trois fois par jour, en cas de névralgie du trijumeau. Les douleurs, installées du côté gauche, sont accentuées par le café, le mouvement ou le toucher.

NEZ

Grâce à l'homéopathie, vous pouvez agir directement sur certaines parties du corps, de façon isolée.

- *Antimonium crudum 7 CH*, 3 gr une fois par jour. Pour les personnes qui ont toujours les doigts dans le nez.

- *Arnica 5 CH*, 3 gr trois fois par jour. Le bout du nez est froid, alors que la peau du visage est chaude.
- *Borax 5 CH*, 3 gr trois fois par jour. Le nez est rouge et luisant.
- *Causticum 5 CH*, 2 gr trois fois par jour. En cas de petite tumeur douloureuse. Aussi, avec *Psorinum 5 CH*, et *Sepia 5 CH*, pour les visages parcheminés.
- *Cina 5 CH*, 3 gr trois fois par jour. Pour les personnes (les enfants surtout) qui se frottent et s'écorchent le nez (à cause de la verminose).
- *Petroleum 5 CH*, 3 gr trois fois par jour. Pour les fissures causées par le froid sec.
- *Malandrinum 5 CH*, 3 gr trois fois par jour. En cas de fissures provoquées par un froid humide.
- *Nitricum acidum 5 CH*, 3 gr trois fois par jour. En cas de fissure nette, saignante. Utilisez *Sepia* si le bord de la fissure n'est pas nette.

OBÉSITÉ Voir aussi ALIMENTATION, AMAIGRISSEMENT, APPÉTIT

Un excès de poids d'un kilo écourterait la vie de deux mois... Comme pour le problème de la maigreur, différentes glandes sont à l'œuvre dans l'obésité: mentionnons la thyroïde, les ovaires, les testicules et l'hypophyse. Quand leur activité tombe sous la normale (hypofonction), cela conduit à l'obésité.

A cela s'ajoutent les causes d'ordre psychologique, les chocs émotifs, les névroses qu'il faut surmonter, généralement grâce à une aide professionnelle (psychiatre, psychologue ou psychothérapeute) avant d'espérer atteindre des résultats probants. Une chose est certaine: les régimes ou les « diètes miracles », même s'ils ont un effet spectaculaire, ne changent guère la situation s'ils ne sont que temporaires.

En effet, il est inutile et même nuisible de perdre du poids une semaine pour le regagner la semaine suivante... Cela représente même une série de chocs néfastes pour l'organisme. La modification durable s'obtient par un travail régulier, parce que cela demande un effort considérable de changer des habitudes de vie et c'est la seule façon d'obtenir un résultat durable. Il ne faut pas se le cacher: l'entreprise n'a rien de facile.

Rien ne sert de courir...

C'est un mode de vie qui est en cause, et les résultats sont plus sûrs quand ce sont vos **habitudes de vie** que vous parvenez à transformer, au quotidien. C'est pourquoi le **changement graduel** est le plus sûr moyen de progresser. La **motivation au changement personnel** est indispensable, sans quoi les meilleurs moyens ne seront que temporaires et source de déceptions additionnelles. Méfiez-vous notamment des pilules pour maigrir qui sont à base d'iode (voir AMAIGRISSEMENT).

Tout ou rien

Des études américaines ont montré que le plus sûr moyen de perdre du poids consiste à s'adonner en même temps à un régime, à un programme d'activité physique et au recours à un psychothérapeute professionnel. Il y a aussi d'autres moyens fort accessibles que nos voisins d'outre-mer n'ont peut-être pas expérimentés encore...

Les *bains de siège* figurent au nombre des méthodes pratiques externes que vous pouvez mettre en œuvre pour combattre l'obésité. Pour les moyens internes, la *vitamine C* (comme dans le germe de blé, qui permet de lutter efficacement contre l'obésité) stimule l'activité de la fonction ovarienne. L'huile de germes de céréales aide aussi à maigrir. Vous renforcerez son action avec le *Kelpasan*, produit de plantes marines.

8 conseils à connaître :

1. Ne buvez pas en mangeant ; commencez le repas avec un aliment peu calorique : salade verte, concombre, pamplemousse...
2. Evitez de faire les courses quand vous avez faim.
3. Optez pour un régime largement végétarien.
4. Diminuez votre consommation de sel (remplacez-le par des herbes aromatiques).
5. Délaissez les sauces-vinaigrettes crémeuses.
6. Remplacez les alcools par des eaux minérales.
7. Oubliez jusqu'à l'existence du chocolat et des pâtisseries.
8. Prenez quatre repas plutôt que trois, en évitant de concentrer votre appétit sur le repas de midi.

Bien entendu, contrôlez les quantités, mangez peu de pâtes, peu de pain. Cependant, n'oubliez pas que, comme les pommes de terre, les pâtes et le riz, le pain est de ces aliments qui sont acceptables tant qu'ils ne sont ni frits, ni noyés dans une sauce à la crème, ni couverts de beurre.

Enfin, de récentes observations ont montré que l'activité physique, contrairement à la croyance, diminue dans une certaine mesure l'appétit. La marche active est une des bonnes façons d'obtenir ce résultat.

- *Ammonium carbonicum 7 CH*, 2 gr deux fois par jour, pour la personne grasse qui manque d'énergie en général.
- *Aurum 30 CH*, 5 gr une fois par semaine. La personne est congestionnée, hypertendue et dégoûtée de la vie.
- *Capsicum annum 7 CH*, 2 gr deux fois par jour. La personne est frileuse, molle, indolente, physiquement comme mentalement, fréquemment de mauvaise humeur. Elle a souvent le visage rouge, froid au toucher.
- *Calcarea carbonica 5 CH*, 3 gr trois fois par jour. La personne, molle et indolente, craint surtout le froid humide.
- *Graphites 7 CH*, 2 gr deux fois par jour. Les glandes (la glande thyroïde surtout) fonctionne mal. La personne est frileuse, la femme est souvent frigide et ses règles surviennent avec retard. Elle est souvent constipée.

ODORAT

Il arrive que notre odorat soit dérangé, nous causant parfois des impressions désagréables.

- *Chelidonium 15 CH*, 3 gr une fois par semaine. La personne sent une odeur réellement présente, puis elle en devient obsédée et croit la sentir à tout moment.
- *Paris 7 CH*, 2 gr trois fois par jour. La personne sent de mauvaises odeurs, sans rapport avec la réalité. Elle est mentalement surexcitée et parle beaucoup.
- *Paris 5 CH*, 2 gr toutes les deux heures. Les symptômes sont les mêmes que pour la dilution plus élevée de *Paris*, mais les troubles de l'olfaction sont causés par un coryza.

OREILLES Voir aussi HYPERSENSIBILITÉ

Ces remèdes concernent les affections du conduit auditif et de l'oreille externe, et les douleurs qui affectent plus particulièrement l'oreille (otalgie). Outre l'otite, ces douleurs sont parfois causées par un furoncle, un eczéma du conduit auditif ou la présence d'un corps étranger (petit insecte, poussière, etc).

- *Belladonna 5 CH*, 2 gr toutes les heures. La personne est abattue, les douleurs sont très vives.
- *Calcarea picrata 5 CH*, 3 gr toutes les trois heures. Pour les furoncles du conduit auditif interne.
- *Capsicum 5 CH*, 3 gr une fois toutes les heures. Une sensation de brûlure s'étend de la gorge aux oreilles, qui sont gonflées et douloureuses au toucher.
- *Chamomilla 4 CH*, 2 gr deux fois par heure. Pour les douleurs violentes, intolérables, qui affectent les oreilles à l'occasion d'une angine ou d'une infection du rhinopharynx notamment. Vous pouvez aussi introduire dans l'oreille quelques gouttes de *Plantago T.M.*.
- *Oscillococcinum 200*. Une dose (le tube de poudre) dissoute dans un petit verre d'eau. Pour la douleur d'oreille, accompagnée ou non de fièvre, et même les otites.
- *Pétroleum 5 CH*, 3 gr trois fois par jour. Pour les gerçures causées par le froid sec.
- *Picricum acidum 7 CH*, 3 gr toutes les trois heures. En cas de furoncle du conduit auditif externe.
- *Malandrinum 5 CH*, 3 gr trois fois par jour. En cas de gerçures provoquées par un froid humide.
- *Nitricum acidum 5 CH*, 3 gr trois fois par jour. En cas de gerçure nette, saignante. Utilisez *Sepia* si le bord de la «fissure» n'est pas net.

POLLUTION

Malheureusement il n'existe pas encore de remède qui permette de guérir tous ceux qui s'obstinent à faire passer un bénéfice passager avant l'avenir même des espèces — y compris la leur.

Cependant, même en ce qui concerne la pollution, l'homéopathie a peut-être un rôle à jouer.

En effet, la dose infinitésimale permet d'obtenir un certain effet d'immunisation contre les forces polluantes.

- *Plumbum tetraethyl 15 CH*, et *Petroleum 15 CH*, 5 gr tous les quinze jours. Ils permettent de redonner de l'énergie à des organismes affaiblis respectivement par le plomb et le mazout.
- *X-Ray 15 CH*, 5 gr tous les quinze jours. Pour atténuer l'effet des thérapeutiques qui ont recours aux rayons X.

RESPIRATION

« La respiration c'est la vie... » Rien de plus simple et naturel que la respiration, direz-vous. Et pourtant, trop souvent, nous ne respirons que superficiellement, sans nous douter qu'il nous manque quelque chose.

Dans le cas de certains troubles émotifs, de certaines inhibitions par exemple, nous apprenons à ne mobiliser qu'une fraction de notre capacité pulmonaire. C'est un peu comme si nous ne voulions prendre que la quantité d'air absolument indispensable à notre survie, comme si nous avions peur d'affirmer notre droit à l'existence.

Un Américain, Leonard Orr, a pourtant mis au point une technique destinée à libérer notre respiration, avec les émotions qui vont de pair. C'est ce que les traducteurs français ont baptisé la *Palingénésie* (« Rebirth », en anglais).

Quelques minutes d'exercices de respiration pratiqués chaque jours, sont utiles pour corriger la constipation, enrayer l'angine de poitrine. Ils peuvent même vous aider à perdre votre ventre. Les exercices sont aussi utiles au moment de la grossesse, en faisant travailler les muscles abdominaux. Cinq minutes par jour, en passant progressivement à quinze minutes. Concentrez-vous sur votre respiration, en rentrant le ventre à l'expiration et en le relâchant à l'inspiration.

RHUMATISMES

Les rhumatismes regroupent un ensemble important de maladies encore mal connues, qui affectent les articulations.

Combattre les rhumatismes

Une façon de combattre l'arthrite consiste à prendre un demi-verre de *jus frais de pomme de terre*, mélangé à de l'eau chaude. On peut aussi mâcher longuement deux ou trois *baies de genièvre* une heure avant le repas de midi (elles favorisent l'élimination, des sels uriques notamment). Avaler quelques *grains de moutarde* après le repas est excellent.

Localement, procédez à des applications : un jour des applications de feuilles de *chou*, le lendemain des applications d'*argile*, et le surlendemain une compresse de *guark*. Prenez des *bains d'algues*. Vous pouvez aussi procéder à des frictions chaque matin avec un gant de crin sec ou imbibé d'*Eau de Philae*.

Pour ce qui est de votre **alimentation**, tâchez autant que possible de vous en tenir à un régime naturiste, comme celui qui est décrit dans la rubrique LONGÉVITÉ, par exemple.

Assurez-vous de consommer régulièrement du *céleri*, mais aussi des *bouillies de millet* et des *bouillie de maïs*, réputées pour leur action bénéfique sur les rhumatismes comme sur l'arthrite. Vous pouvez également procéder à des applications chaudes de céréales (préparées sans assaisonnement) ; elles auront pour effet de stimuler une irrigation sanguine. Pour vous désaltérer, ne buvez que *l'eau de cuisson des pommes de terre*.

Un exemple de menu

Au déjeuner vous prendrez de préférence un potage jardinière, en y ajoutant (après cuisson) du jus de chou cru ; ensuite du riz naturel accompagné de salade (remplacez le vinaigre par le jus de citron). Le déjeuner et le dîner comporteront du jus de pomme de terre crue, du seigle complet, ou des grains d'avoine. Buvez aussi des jus de fruits.

Faites de l'exercice de façon régulière et prenez autant de grand air que votre emploi du temps et le lieu de votre domicile vous le permettent. Dans la mesure du possible évitez les lieux humides, et méfiez-vous des changements de températures.

- *Caulophyllum 5 CH*, 2 gr toutes les deux heures. Les douleurs ont tendance à se déplacer, d'un point à l'autre du corps. Les petites articulations sont le plus souvent atteintes (doigts, poignets, orteils, chevilles, vertèbres). Les douleurs sont intermittentes, avec des paroxysmes pénibles. Elles sont aggravées par le froid, atténuées par la chaleur et les règles.

- *Dulcamara 9 CH*, 2 gr une fois par jour. Les douleurs sont provoquées ou aggravées par le froid humide, qui affecte surtout les muscles ou les articulations. Les régions affectées sont froides, et la personne ressent fréquemment le besoin de les faire bouger. Il s'agit de douleurs sourdes, et, pour le rhumatisme musculaire, les membres affectés sont faibles et comme lourds.
- *Formica rufa 5 CH*, 3 gr une fois par jour. C'est le remède pour les petites articulations — doigts et pieds.
- *Kalmia 9 CH*, 3 gr une fois par semaine.
- *Ledum 7 CH*, 2 gr toutes les deux heures. Les douleurs rhumatismales sont aggravées par la chaleur du lit, atténuées par le froid et les applications froides; également indiqué quand les urines présentent un sédiment rougeâtre. Souvent la peau de la région affectée est gonflée, violacée, comme marbrée. Les rhumatismes commencent par les pieds et remontent vers le haut du corps, avec des douleurs piquantes et déchirantes qui attaquent surtout les petites articulations.
- *Kali iodatum 7 CH*, 2 gr toutes les trois heures. Les douleurs sont aggravées par un vent nocturne chaud et humide, et amoindries par le mouvement continuel.
- *Kali sulfuricum 7 CH*, 2 gr toutes les trois heures. Les douleurs rhumatismales chroniques, aggravées dans une chambre, sont atténuées par l'air frais. Contrairement à *Ledum*, les applications froides n'atténuent pas la douleur.
- *Natrum sulfuricum 7 CH*, 2 gr toutes les trois heures. Les douleurs sont d'ordre chronique, accrues par les changements de température et l'humidité, sous toutes ses formes. La personne voit souvent ses douleurs augmenter quand elle change de position et devient irritable.
- *Kalmia 9 CH*, 2 gr tous les trois jours. Des douleurs lancinantes touchent l'ensemble des articulations, mais ne sont jamais fixes.
- *Rhus tox 7 CH*, 3 gr toutes les deux heures. Les douleurs, chro-

niques, atteignent les tendons et les articulations. Les premiers mouvements, le matin, sont particulièrement pénibles. La personne éprouve le besoin de changer de position. Ses douleurs, plus intenses après minuit et par temps couvert, diminuent avec les massages.

Rhumatisme articulaire aigu

- *Abtrotanum 7 CH*, 2 gr toutes les trois heures. La personne est faible, amaigrie. Les articulations atteintes sont raidies et gonflées. Les symptômes sont plus fréquents si l'air est froid, humide, et s'il y a du brouillard.
- *Byronia 4 CH.* Les articulations atteintes sont enflammées (généralement pâles et luisantes) ; les douleurs s'accentuent au moindre mouvement, à la chaleur et au toucher. La transpiration et une température ambiante fraîche les rend moins intenses. La personne a de la fièvre, et transpire.
- *Causticum 9 CH*, 2 gr une fois par jour. Les articulations atteintes sont raides, ankylosées, déformées, faibles, et elles présentent des tendances à une légère paralysie. Les symptômes s'aggravent par temps froid. Dans bien des cas les muscles sont raides aussi.
- *Colchicum 7 CH*, 3 gr toutes les trois heures. L'articulation est enflée, très sensible au toucher ; le moindre mouvement fait souffrir... La douleur est atténuée par des applications chaudes, par la chaleur en général. La personne est souvent prostrée, avec des courbatures.
- *Ginseng 7 CH*, 2 gr deux fois par jour. La personne est faible, raidie, les articulations sont constamment contractées.
- *Lithium carbonicum 7 CH*, 2 gr une fois par jour. La douleur articulaire chronique est souvent accompagnée d'un état de dépression physique, d'urines abondantes, parfois troubles. Dans certains cas, la peau est sèche, rêche. Les petites articulations surtout ont tendance à se déformer. Le bout du nez est souvent rouge et enflé.

Les rhumatismes sont accompagnés de troubles divers : des malaises cardiaques (aggravés quand la personne se penche vers l'avant et au moment d'uriner), des troubles urinaires (le besoin d'uriner est fréquent la nuit et les urines présentent des sédiments rouge-brun), des maux de tête (pires au réveil), des troubles oculaires (les yeux se dessèchent), des troubles gastriques et intestinaux.

- *Magnolia 9 CH*, 2 gr une fois par jour. Quand le rhumatisme s'accompagne de troubles cardiaques. La douleur, aiguë, se déplace et les articulations atteintes sont raides, le matin et par temps humide surtout. Le mouvement continuel atténue la douleur. Lorsque les troubles cardiaques se manifestent, les douleurs irradient vers le dos et l'épaule gauche ; la personne est essoufflée, n'arrive pas à respirer à fond, son pouls est faible et rapide. Des palpitations se produisent souvent après les repas.

Rhumatismes déformants

- *Acta soicata 7 CH*, 3 gr deux fois par jour. Le rhumatisme s'attaque surtout aux petites articulations, lesquelles ont tendance à se déformer ou à enfler (notamment dès la moindre fatigue), en particulier le poignet, les doigts et le dessus du pied.
- *Guaiacum 7 CH*, 3 gr trois fois par jour. Les articulations atteintes sont raides, contractées, déformées. La chaleur aggrave les symptômes ; la personne est souvent triste, voire dépressive, et souffre de maux de tête. Les urines, abondantes, dégagent une odeur forte. La douleur est également aggravée par le toucher.

SCIATIQUE

Cette douleur rhumatismale va des reins jusqu'aux pieds, en passant par l'arrière de la cuisse ou le côté de la jambe. Elle commence par une sensation d'engourdissement du membre inférieur, puis la douleur apparaît. Elle peut être due à une hernie discale, à la tuberculose, au diabète, ou à une blennorragie. Elle est parfois aussi d'origine rhumatismale, ou due à un traumatisme.

- *Ammonium muriaticum 9 CH*, 3 gr toutes les trois heures. Les muscles de la jambe sont contractés en permanence jusqu'au pied, la douleur est localisée du côté gauche, et elle s'accentue dans la position assise ou quand la personne est couchée, la nuit, de même que dans une pièce humide et froide.

- *Arnica 5 CH*, 3 gr toutes les trois heures. Quand un coup ou une chute est à l'origine de la sciatique. Quand elle s'accompagne d'une sensation de courbature, que la personne, même si elle se sent très fatiguée, n'arrive pas à dormir.
- *Bryonia 9 CH*, 3 gr trois fois par jour. Lors de la poussée de sciatique aiguë, la personne est étendue sans bouger, souvent sur le côté douloureux.
- *Magnesia phosphorica 9 CH*, 3 gr trois fois par jour. La personne arpente la chambre pour atténuer ses douleurs et la douleur devient alors moins intense.
- *Mandragora 9 CH*, 3 gr trois fois par jour. La personne a besoin de bouger, la douleur est plus sensible le matin et quand elle est au repos, debout ou assise. La marche et la chaleur amoindrissent la douleur.
- *Valeriana 9 CH*, 3 gr trois fois par jour. La personne est nerveuse, extrêmement sensible, et ses douleurs s'intensifient lorsqu'elle reste immobile, alors que le fait de bouger, de changer de position, la soulage.

SCORBUT

La personne scorbutique est pâle, elle manque d'appétit, elle est anémique et ses gencives, enflées, se mettent à saigner. Des tumeurs et des aphtes se développent dans la bouche, les dents se déchaussent. De plus, vous pouvez observer des pustules d'un bleu sombre, sur les jambes surtout.

Prévenir le scorbut

Le régime préventif le plus efficace contre le scorbut, c'est un régime riche en *Vitamine C*: le jus d'orange, le citron, la choucroute crue, les amandes, les algues, le blé, les abricots, l'ail, les carottes, le chou et le fromage blanc ne sont que quelques exemples d'aliments riches en vitamine C. Deux ou trois cuillerées de jus d'orange ou de raisin profiteront aux jeunes enfants, surtout à ceux qui sont soumis à un allaitement artificiel.

- *Ammonium carbonicum 5 CH*, 3 gr trois fois par jour. La personne est faible, elle ressent des douleurs aux articulations et a tendance à faire des hémorragies.
- *Agave 5 CH*, 2 gr trois fois par jour. Le remède le plus général.
- *Citric acid 4 CH*, 2 gr toutes les deux heures. Les symptômes se doublent d'une gingivite saignante, de douleurs articulaires et d'un amaigrissement marqué.
- *Kreosotum 5 CH*, 3 gr trois fois par jour. Les gencives sont douloureuses, de couleur bleuâtre, l'haleine est désagréable. La personne est parfois atteinte de diarrhée.
- *Mercurius 4 CH*, 2 gr trois fois par jour. Molle et humide, la langue garde l'empreinte des dents. Des ulcères ou des aphtes apparaissent sur les gencives. La personne est altérée.

SOIF

Une soif exagérée — ou son contraire, l'absence de soif — peut dans certains cas relever de l'homéopathie. Vérifiez aussi si un désir incessant d'eau ne relève par tout simplement de l'absorption régulière d'un aliment trop salé (certaines charcuteries, par exemple). La fièvre ou le diabète peuvent aussi être à l'origine d'une soif exagérée.

- *Apis mellifica 4 CH*, 2 gr toutes les deux heures. En cas d'absence de soif.
- *Arsenicum album 5 CH*, 2 gr toutes les deux heures. Pour la soif intense (parfois suivie de vomissements).
- *Arsenicum album 5 CH*, 3 gr toutes les deux heures. La personne a souvent envie de boire de l'eau froide en petites quantités.
- *Capsicum 4 CH*, 3 gr toutes les deux heures. Dans le cas d'une soif intense, qui, une fois assouvie, est suivie de longs frissons.
- *Natrum mauriaticum 4 CH*, 3 gr toutes les quatre heures. Quand la personne ressent le besoin de boire beaucoup d'eau froide, mais à longs intervalles.

SOMMEIL Voir aussi INSOMNIE

Comme l'oubli, le sommeil a des vertu curatives et thérapeutiques: il est évident qu'il nous faut chaque jour effacer le tableau de notre esprit, encombré de mille et un détails souvent agaçants de la vie quotidienne. Le lendemain, notre esprit sera plein d'une foule de détails aussi importants que ceux de la veille.

Et il s'agit parfois de véritables épreuves. Ce travail de pardon, le sommeil l'accomplit merveilleusement bien.

Si le sommeil vous fuit, apprenez à l'apprivoiser : une tisane à la camomille, par exemple sera d'un excellent secours. Evitez aussi de vous livrez à des pensées troublantes ou à des discussions agitées juste à l'heure du coucher. Sachez que cinq heures d'un sommeil forcé par des somnifères valent moins, sur le plan physiologique, que deux heures de sommeil naturel.

Le meilleur sommeil

Biologiquement parlant, nos habitudes vont à l'encontre de nos intérêts. Nos repas du soir, plus lourds, nous les prenons presque en fin de soirée, et nous nous couchons souvent tard (après minuit). Notre estomac travaille pendant que nous dormons et notre sommeil n'a pas la même qualité. Il faudrait idéalement manger vers les 18 heures et nous coucher autant que possible avant minuit. C'est que les heures avant minuit comptent double.

Le plus souvent possible, dormez avec la fenêtre entrouverte ; vous verrez à quel point vous vous réveillerez plus reposé. Evitez les somnifères.

- *Apis 9 CH*, 3 gr trois fois par jour : pour les personnes dont le sommeil est agité de cris.
- *Belladonna 9 CH*, 3 gr trois fois par jour : dans le cas de la personne qui grince des dents, ou qui parle en dormant.
- *Chamomilla 9 CH*, 3 gr trois fois par jour : pour la personne qui transpire ou qui pleure en dormant.
- *Cocculus 9 CH*, 3 gr au coucher : quand la personne manque de sommeil depuis plusieurs nuits.

TABAC

Le nombre de ses victimes est suffisamment impressionnant pour que nous connaissions ses méfaits. Et pourtant le tabac continue de prendre une grande place dans nos vies. Un rapport a montré que chaque année pas moins de deux millions et demi de personnes dans le monde meurent de la fumée... des autres.

Ce dont le fumeur ne se rend pas compte, c'est à quel point il « souffre » au jour le jour. Il suffit parfois de réussir à s'arrêter, ne serait-ce qu'une journée, pour sentir la différence. Pour le fumeur, les aliments n'ont pas le même goût, la respiration n'a pas autant de profondeur, les idées sont moins claires, et on ne se sent moins bien en général. Faire cette constatation peut aider la personne qui manque de motivation à cesser de fumer. Car, au départ, il faut le vouloir pour réussir à se débarrasser de cet esclavage.

Différents moyens sont à notre disposition sur ce chemin de Damas de la santé : les dragées *Nicoprive*, ou *Nico-gum*, par exemple, qui donnent mauvais goût à la cigarette. L'acuponcture peut aussi être un recours fort utile.

Chaque cigarette détruit 2 mg de vitamine C : si vous fumez un paquet de vingt cigarettes par jour, vous avez donc intérêt à prendre un comprimé de *Vitascorbol* chaque soir au coucher. Vous aurez aussi avantage à ne pas fumer à jeun, et à préférer les « bout-filtre ».

- *Caladium 5 CH*, 3 gr toutes les deux heures. En cas d'intoxication par le tabac. La personne évite le plus possible de bouger, elle préfère rester couchée, perd la mémoire, semble constamment dans le vague. *Caladium* est utile aussi si l'on veut cesser de fumer.
- *Ignatia 5 CH*, 3 gr trois fois par jour. Pour les abus de tabac. Aussi pour la personne qui, ayant cessé de fumer, ne supporte pas la fumée des autres, ou devient hypersensible et hypernerveuse.
- *Nux vomica 7 CH*, 2 gr deux fois par jour, est utile au moment du sevrage : la personne est irritable, allergique au bruit, à la lumière vive, aux contrariétés.
- *Spigelia 5 CH*, 3 gr toutes les trois heures. Les palpitations sont suffisamment fortes pour empêcher la personne de dormir ; de plus, elle ressent souvent des nausées.

Consultez aussi la rubrique CANCER.

TORTICOLIS

Rhumatisme, faux mouvements, expositions au froid : le torticolis a plusieurs origines possibles.

L'ostéopathie est en mesure de soulager le torticolis, surtout lorsqu'il est causé par une chute ou un traumatisme. Gardez le cou au chaud, avec de la laine par exemple. Vous pouvez aussi procéder à des frictions avec la *Pommade Rudistrol.*

- *Lachnantes 4 CH*, 3 gr toutes les trois heures. Ce remède est indiqué dans tous les cas, surtout quand la tête reste inclinée d'un côté.
- *Aconit 5 CH* est recommandé quand le torticolis survient après que la personne ait été exposée à un vent froid et sec. Dans ce cas, le mal surgit brusquement ; la douleur s'accentue le soir et la nuit, et le torticolis s'accompagne parfois de maux de tête le matin.
- *Actaea racemosa 5 CH*, 3 gr toutes les trois heures, pour les femmes dont le torticolis s'aggrave, s'amplifie avant les règles.
- *Agaricus 4 CH*, 3 gr toutes les trois heures. La personne est sujette à faire de l'arthrite ; elle a mal à la tête le matin, et elle sent la base de sa nuque comme glacée.
- *Arnica 15 CH*, 3 gr toutes les trois heures, quand le torticolis est dû à un choc.
- *Bryonia 5 CH*, 2 gr toutes les trois heures. La douleur et la raideur sont atténuées quand la personne reste immobile le plus possible.
- *Camicifuga 5 CH*, 3 gr toutes les trois heures, pour le mal causé par des contractions d'ordre musculaire. Les douleurs ressemblent à des crampes, la personne est agitée.
- *Dulcamara 5 CH*, 3 gr toutes les trois heures. Le torticolis rhumatismal, déclenché par l'exposition à un froid humide, est atténué par la chaleur.
- *Lachnantes 4 CH*, 3 gr toutes les deux heures. Les muscles sont contractés en permanence et la tête est inclinée d'un côté.
- *Rhus tox 5 CH*, 3 gr toutes les trois heures. Le torticolis, causé par l'arthrite, est déclenché par l'humidité froide.

VIEILLISSEMENT PRÉMATURÉ Voir aussi LONGÉVITÉ

- *Lycopodium 7 CH*, 2 gr trois fois par jour.

CHAPITRE 2

L'ENFANCE

Ce chapitre vous sera utile pour répondre aux premières manifestations des maladies courantes de l'enfance, et les enrayer avec succès le plus souvent possible. Assurez-vous cependant d'avoir déjà une certaine maîtrise du traitement homéopathique avant de décider de soigner un enfant : il n'est jamais un « cobaye ».

Quand vous soignez un enfant, gardez présentes à l'esprit les quelques recommandations suivantes :

Recommandations

1. Il est préférable de ne donner qu'**un médicament à la fois**, pour mieux observer son effet.
2. Pour la même raison, évitez autant que possible de mélanger médicaments homéopathiques et allopathiques, bien que cela ne soit guère dangereux.
3. Un médicament homéopathique doit **agir rapidement**.
   S'il n'y a pas d'amélioration après 24 heures, essayez un autre médicament dans les cas bénins ou consultez un médecin. S'il y a aggravation, il faut consulter rapidement.
4. Pour la **posologie**, suivez les indications décrites sous la rubrique POSOLOGIE DE L'ENFANT ET DU NOURRISSON.

Exploitez votre expérience

Dans le doute, n'hésitez pas à consulter le médecin. N'oubliez pas aussi qu'avec le temps votre oeil s'exercera, que vous reconnaîtrez aisément les situations ne présentant aucun danger. L'expérience aidant, vous arriverez à bien distinguer les symptômes, vous développerez une bonne connaissance des remèdes homéopathiques.

Consultez aussi les rubriques GROSSESSE, ALLAITEMENT.

AFFAIBLISSEMENT

Il peut arriver que votre enfant donne des signes d'affaiblissement, qu'il ait mauvaise mine, qu'il soit sans appétit. Si l'un des remèdes qui suivent ne donnent pas de prompts résultats, ne tardez pas à consulter le médecin.

3 gr une fois par jour :

- *Abrotanum 4 CH.* Dans le cas du nourrisson, qui maigrit surtout des membres inférieurs. Il a du mal à se tenir debout, son visage est ridé, il a les yeux cernés et son regard est éteint. Poursuivez avec *Natrum muriaticum 5 CH.* Ce genre de cas nécessite notamment la présence d'un médecin.
- *Calcarea phosphorica 5 CH.* Pour l'enfant qui a grandi rapidement, qui a souvent mal à la tête, surtout au moment de faire un effort intellectuel. Il fait preuve d'excitation sexuelle. Son appétit se manifeste surtout entre les repas et son sommeil est agité.
- *Iodum 5 CH.* Il a beau manger sans se rassasier, ce malade maigrit. Constamment agité, son activité l'épuise.
- *Natrum muriaticum 7 CH,* 3 gr une fois. Répétez 15 jours plus tard si nécessaire. Combinez avec un autre médicament. L'enfant malade, même s'il mange bien, maigrit sans cesse. Il est déprimé, le moindre effort physique ou intellectuel lui est impossible et sa mauvaise humeur est permanente. Il a souvent soif.
- *Silicea 5 CH.* Tellement amaigri qu'il se défend mal du froid, il attrape coryzas et bronchites comme d'autres respirent.

AMYGDALES

Les amygdales possèdent un réseau lymphatique, c'est-à-dire un ensemble de vaisseaux où circule un liquide incolore ou ambré, d'une composition semblable à celle du plasma sanguin. Le système lymphatique, aussi appelé « flot blanc », sert à nous défendre des microbes ; il fait office de filtre.

Voilà pourquoi les amygdales, loin d'être inutiles ou même encombrantes, sont des organes qu'il faut conserver s'ils sont en bonne santé. Et en cas de maladie, essayez de guérir par des méthodes de soutien ces organes de première importance.

Amygdalite
Par amygdalite, on entend une inflammation limitée aux amygdales et aux tissus environnants, inflammation qui survient au cours d'une *angine*. La médecine allopathique a recours, dans ces cas, aux antibiotiques de façon systématique, pour éviter les complications. Elles ne se produisent pas toujours, mais peuvent être graves: ennuis cardiaques, péricardite, néphrite, par exemple.

Urgences
Si la fièvre est très élevée, appelez un médecin; de même si l'inflammation est très importante, ou si l'enfant ne peut rien avaler.

Consultez la rubrique ANGINE, pour le remède approprié.

N'oubliez pas les *badigeonnages au Molkosan*, un puissant désinfectant. Des gargarismes au citron sont également utiles. Appliquez aussi des compresses dès le début, en faisant alterner les *feuilles* de *chou* et l'*argile*. Les tisanes de *Solidago* favorisent l'élimination des toxines d'angine. *Santasapina*, un sirop de bourgeons de sapins, permet de combattre la toux.

Abcès des amygdales
- *Hepar sulfur 7 CH*, 5 gr une fois toutes les quarante-huit heures avec *Pyrogenium 7 CH*, 5 gr toutes les vingt-quatre heures. Si l'abcès est en résorption donnez d'abord *Hepar sulfur*. Sinon, donnez *Pyrogenium*.

CONVULSIONS DE L'ENFANCE
Nom savant: **éclampsie infantile**. Cette maladie, relativement fréquente, est bien pénible à observer, et on ne lui connaît guère encore de remède.

Vous pouvez cependant avoir recours au *mouron des oiseaux*. Cette mauvaise herbe, qui est en même temps un tonique pour le cœur, pousse dans les champs durant toute la belle saison jusqu'aux premières gelées. Vous pouvez la prendre en infusion ou en teinture.

3 gr trois fois par jour :
- *Chamomilla 9 CH*. Quand un mal de dents est à l'origine des convulsions (voir aussi DENTITION).
- *Cina 9 CH*. Si l'enfant a des vers (voir aussi la rubrique PARASITE).
- *Ethyllicum 9 CH*. Si vous soupçonnez qu'une hérédité alcoolique peut être la source des convulsions.

CROISSANCE (Troubles de la)

Selon leur type, différents remèdes peuvent aider les enfants à surmonter les difficultés qui se présentent au cours de la croissance.

Vous pouvez aussi considérablement aider la croissance de l'enfant par l'utilisation de remèdes indiqués pour une intoxication acquise, transmise ou constatée : consultez les rubriques GROSSESSE et ACCOUCHEMENT.

3 gr toutes les trois heures :
- *Calcarea carbonica 5 CH*. L'enfant, dont la tête est grosse par rapport au corps, apprend à marcher tard, et sa dentition aussi est tardive, pénible. Il est très sensible au froid, plutôt lent, tranquille, voire apathique. Souvent enrhumé, il fait facilement de l'eczéma et ne supporte pas le lait.
- *Calcarea phosphorica 5 CH*. Cet enfant est plus vif, plus nerveux que celui de *Calcarea carbonica*. Il s'excite et se fatigue facilement, est généralement trop grand pour son âge, ce qui provoque des douleurs de croissance, des raideurs dans le cou et la nuque.

  Cet enfant ressent souvent la faim à des heures inhabituelles, et il a une prédilection pour les viandes fumées et salées. L'effort physique et intellectuel, surtout, le fatiguent rapidement. Par temps froid, il toussera et sa poitrine sera douloureuse au toucher.
- *Calcarea fluorica 5 CH*. Pour l'enfant dont l'ossification ne se déroule pas de façon normale : les articulations sont relâchées, les os ont tendance à être déformés. Les veines apparentes, au milieu du front, à la racine du nez, sont une caractéristique de *Calcarea fluorica*.

Ce type d'enfant ne se tient jamais droit. En outre, il semble avoir de la difficulté à mettre de l'ordre et de la cohérence dans ses pensées.

- *Natrum muriaticum 7 CH*. Son action est destinée à permettre à l'organisme de retenir les sels de chaux qui lui sont nécessaires pour assurer la recalcification.
- *Natrum muriaticum* s'adresse aux trois types d'enfants *Calcarea*, décrits plus haut, qui présentent aussi des herpès sur les lèvres et font souvent de l'eczéma dans les replis du corps.

DENTITION Voir aussi DIARRHÉES DE L'ENFANCE

Les poussées dentaires s'accompagnent souvent de fièvre et elles se compliquent parfois de diarrhée, de rhume ou de bronchite, voire d'otite (voir ces rubriques).

De façon typique, une joue est chaude et brûlante, alors que l'autre est pâle et froide. L'enfant est agité, crie, et ne se calme que dans vos bras. Pour les parents — comme pour l'enfant — cette période est pénible à traverser.

Dans le cas de l'enfant qui se calme quand il a quelque chose à mordre, comme un morceau de sucre, un hochet ou un biscuit, vous pouvez lui frictionner les gencives avec *Plantago T.M.*

3 gr toutes les trois heures :

- *Belladonna 9 CH*. L'enfant est abattu, en proie à des spasmes ou même des convulsions. Surtout recommandé pour la poussée des canines.
- *Borax 5 CH*. Pour l'enfant nerveux qui présente une diarrhée visqueuse, en bouillie, jaunâtre ou verdâtre. Quand on le berce, il devient pâle et nerveux.
- *Chamomilla 5 CH*. Le remède le plus général. Renouvelé toutes les cinq heures, il est habituellement efficace. A utiliser aussi pour les crises de la dentition qui s'accompagnent de coryza, de coliques intestinales flatulentes, de diarrhée. L'enfant, hypersensible, grognon, est souvent plié en deux ; il crie, s'agite et salive abondamment, entrant parfois en convulsion.
- *Ferrum phosphoricum 5 CH*, 2 gr toutes les heures en attendant

de voir le médecin. S'il y a de la fièvre, avec des complications, comme une angine, une bronchite, une otite ou une colique.

- *Kreosotum 5 CH*. L'enfant, maigre et ridé, présente une gingivite douloureuse et une diarrhée. Son haleine et ses selles ont une odeur particulièrement désagréable, et il a la peau des fesses irritée.
- *Magnesia carbonica 5 CH*. Hypersensible, nerveux (moins cependant que *Chamomilla*), cet enfant présente des coliques intestinales, soulagées par les gaz.
- *Podophyllum 5 CH*. La diarrhée, si elle est d'odeur désagréable, n'est guère douloureuse, et l'enfant n'a ni l'agitation grognonne, ni l'hypersensibilité de *Chamomilla*.

Voir aussi DENTS.

DIARRHÉES DE L'ENFANCE

Certaines diarrhées sont typiques de l'enfance, et à ce titre elles font appel à des remèdes spécifiques.

3 gr toutes les trois heures :

- *Aconitum 5 CH*. La diarrhée, « verte comme des épinards hachés », est provoquée par le froid, et elle se présente brusquement. L'enfant est agité, crie et ne veut pas qu'on l'approche. La fièvre est élevée.
- *Argentum nitricum 5 CH*. La diarrhée, plus sérieuse qu'*Aconitum*, a aussi cet aspect d'épinards hachés. Elle dure plusieurs jours, le ventre est gonflé, l'enfant émet beaucoup de gaz. Fait caractéristique, cet enfant recherche le sucre.
- *Magnesia carbonica 7 CH*. Les selles sont verdâtres, écumeuses. Les coliques sont continuelles, très douloureuses, l'enfant est plié en deux et il vomit tout le lait qu'il boit.

Diarrhée de dentition

- *Chamomilla 5 CH*. Les selles ont une odeur d'œufs pourris, elles sont chaudes, brûlantes, et se présentent au cours de la dentition. Une joue est chaude, l'autre est froide. Cet enfant, souvent insatisfait et agité, se calme en voiture ou quand vous le bercez dans vos bras.

- *Podophyllum 5 CH.* Expulsées en jet, les selles sont de couleur jaunâtre, précédées de bruyants renvois d'air. Le foie est douloureux, le petit malade se frotte le côté droit du ventre, et son rectum sort au moment des selles.

FIÈVRES DE L'ENFANCE

La fièvre est une de ces affections que l'homéopathie permet de bien contrer. Qu'il s'agisse de la rougeole ou de la coqueluche, de l'angine ou de la scarlatine, l'enfance voit défiler toute une variété de maux qui font pourtant partie d'une croissance normale.

La fièvre, une alliée ?

Ceci dit, il ne faut pas oublier que les maladies de l'enfance jouent souvent un rôle positif non négligeable. La fièvre qui les accompagne a pour effet de brûler les corps nuisibles et les substances toxiques qui pourraient éventuellement provoquer des troubles plus graves. Elle est un **agent de défense** interne du corps.

A ce sujet, on observe que les adultes n'ayant pas connu ces fièvres infantiles sont plus souvent que d'autres en butte à des maux qui vont parfois jusqu'au cancer. D'autre part, les éruptions cutanées servent aussi à l'élimination des toxines ; c'est pourquoi le fait d'entraver leur apparition risque de provoquer des affections bien pires, comme des réactions cardiaques, nerveuses ou pulmonaires.

Aussi il n'est pas forcément bon de se débarrasser hâtivement de la maladie avec quelques pilules chimiques : les toxines ne sont pas évacuées pour autant...

Aider la nature à travailler

Des tisanes de *prêle* ou de *Nephrosolid* permettront de stimuler le travail des reins. Notez aussi que les maladies infectieuses s'installent d'autant plus facilement qu'elles trouvent l'organisme en butte à des carences alimentaires ou des avitaminoses.

D'autre part, vous pouvez pratiquer des *bains tièdes*, où l'eau, de 39° à 40° au début, passera progressivement à 37° puis

35°. L'enfant y restera près d'un quart d'heure et en sortant vous le frictionnerez avant de l'habiller et de le remettre au lit.

Prenez note aussi des indications données dans la rubrique GRIPPES DE L'ENFANCE.

Quand vous inquiéter ?

N'entretenez pas d'inquiétude gratuitement : ce n'est bon ni pour votre santé, ni pour le moral de l'enfant. Mais soyez notamment attentif aux symptômes suivants : quand l'enfant est **trop calme**, quand vous observez une **raideur de la nuque** (signe de réaction méningée), ou quand vous observez une **somnolence profonde**, signe le plus souvent de souffrance cérébrale.

3 gr toutes les deux heures environ :

- *Aconitum 4 CH*. Quand la peau est sèche et brûlante, cela permet l'évacuation des agents pathologiques par la peau. *Aconitum* est efficace aussi pour les fièvres qui démarrent brusquement, accompagnées d'une espèce d'anxiété, d'agitation et de palpitations.
- *Apis mellifica 5 CH*. Le malade est plutôt somnolent, son sommeil est ponctué de cris. Il supporte mal la chaleur, il n'a jamais soif et il a le visage bouffi.
- *Belladonna 5 CH*. L'enfant est agité, il délire parfois. Il est brûlant, ses yeux brillent d'une façon inhabituelle, il a mal à la tête. Il frissonne et réclame de l'eau, mais n'en boit que quelques gouttes à la fois.
- *Bryona 5 CH*. L'enfant ne veut pas quitter son lit. Le moindre mouvement l'indispose ou le fait souffrir. Il boit de grosses quantités d'eau.
- *Chamomilla 5 CH*. L'enfant est agité et coléreux. La fièvre est plus forte dans la matinée, et une joue est souvent plus rouge que l'autre.
- *Dulcamara 5 CH*. Contre la fièvre qui succède à un refroidissement. L'enfant ne transpire pas, mais il ne fait pas de bonnes nuits.
- *Ferrum phosphoricum 12 CH* permettra de brûler les corps nocifs.

- *Ferrum phosphoricum 5 CH.* Pour la fièvre peu importante. Le visage est tantôt rouge, tantôt pâle. Le malade ne transpire pas, mais saigne parfois du nez.
- *Gelsemium 5 CH.* La fièvre est intense. L'enfant somnole, a peine à garder les yeux ouverts. Il reste inerte dans le lit, n'a pas soif, mais souffre de violents maux de tête.
- *Mercurius solubilis 5 CH.* L'enfant transpire beaucoup, surtout la nuit.
- *Nux vomica 5 CH.* Quand il bouge, l'enfant est parcouru de frissons, voire de tremblements. Il est souvent de mauvaise humeur, n'aime pas qu'on le découvre, et se plaint de maux de ventre.
- *Opium 5 CH.* Un état de profonde somnolence accompagne un léger délire. Le visage congestionné, l'enfant marmonne et ne bouge que pour se découvrir.

En attendant le médecin

- *Pulsatilla 5 CH.* D'humeur changeante, l'enfant est mécontent de tout. Il veut que vous le promeniez dans vos bras, il se découvre constamment, transpire abondamment quand il est couvert, a toujours trop chaud et ne veut pas boire.
- *Rhus tox 5 CH.* L'enfant s'agite physiquement, et il a souvent pris froid par temps humide. La fièvre se maintient à un niveau élevé, et des maux de ventre se font sentir, tout comme des douleurs des membres.

Consultez aussi les rubriques GRIPPES DE L'ENFANCE et DENTITION.

GRIPPES DE L'ENFANCE

Les conseils qui suivent valent pour la grippe autant que pour toutes les maladies infectieuses.

1. Quand la fièvre se déclare, mettez l'embargo sur toute nourriture solide, et ce jeûne durera tant que persiste la fièvre. De toute façon, l'enfant malade n'a généralement pas tellement envie d'absorber de la nourriture.
2. Les jus d'orange, de pamplemousse ou de raisins permettront

d'éliminer les toxines et d'apaiser la soif. Le jus de carotte est efficace quand le foie est touché.

3. La fonction d'élimination des reins sera grandement stimulée par les tisanes de *Solidago* ou de *Nephrosolid*, et une infusion de *fleurs de sureau* aide à transpirer.
4. Pour nettoyer le ou la malade, procédez à des ablutions avec une décoction de *thym* ou *d'aiguilles de genévrier*. Cela permet d'éliminer les traces de transpiration, même faible.
5. Des feuilles de chou appliquées sur le foie agissent favorablement sur ce dernier.
6. Veillez à maintenir une bonne hygiène buccale, éliminez les dépôts de la langue par un brossage régulier, et procédez à des *gargarismes au Molkosan*.
7. Gardez la chambre du petit malade bien aérée.
8. Brisez d'abord le jeûne par des fruits, puis par des repas végétariens légers.

- *Chelidonium 2 CH* et *Podophyllum 3 CH*, 5 gr toutes les trois heures si l'attaque grippale est forte.

Grippe virale

Mal soignée, cette grippe peut avoir des conséquences fâcheuses : douleurs rhumatismales, eczéma, pneumonie, lésions chroniques de l'abdomen, du foie, des reins ou de l'estomac.

Des enveloppements ou un bain de sudation seront nécessaires pour obtenir la transpiration. Comme pour toutes les cures par sudation, soyez attentif à l'état du cœur.

La plante médicinale *Nephrosolid* permettra une élimination accrue par le foie et les reins. *Echinaforce* empêchera l'inflammation et les irritations.

La diète demeurera à base de liquide (jus de pamplemousse, de myrtilles diluées, de cassis noirs, ou encore de betterave diluée). Si l'enfant absorbe de la nourriture solide, assurez-vous qu'elle ne contient ni graisse ni albumine.

Evitez enfin d'écourter la période essentielle de la convalescence, au cours de laquelle l'enfant refait ses forces progressivement.

3 gr trois fois par jour :

- *Aconitum 5 CH.* L'enfant est très agité, il ne cesse de pleurer et de se plaindre. Il est très brûlant et cherche une présence réconfortante.
- *Arnica 5 CH.* Des douleurs musculaires accompagnent une grande sensibilité : l'enfant est très frileux, il frissonne pour un rien.
- *Arsenicum album 4 CH.* L'état de cet enfant donne de l'inquiétude. Il est alternativement agité et prostré, il a la diarrhée ou il vomit. Quand il boit c'est par petites gorgées.
- *Byronia 5 CH.* Cet enfant est toujours insatisfait, bougon, quoique vous fassiez pour lui. Il veut boire très souvent, a mal aux articulations et se sent frileux.
- *Eupatorium perfoliatum 5 CH.* L'enfant a mal aux jambes, dans la moelle, il a mal à la tête, est très faible.
- *Gelsemium 5 CH.* L'enfant est très passif, il bouge à peine, a des maux de tête douloureux et paraît épuisé.
- *Nux vomica 5 CH.* Frileux, cet enfant reste sous ses couvertures et ressent des douleurs partout. Il a la nausée.
- *Pyrogenium 5 CH.* L'enfant, agité, ne peut s'endormir. Son pouls est irrégulier, tantôt rapide, tantôt lent.
- *Rhus tox 5 CH.* L'enfant fait des poussées d'herpès sur les lèvres, et sa langue, chargée, a le bout rouge. Il est assez agité.

OREILLES (Douleurs d')

Les douleurs dans les oreilles surviennent spontanément, au cours d'une angine ou d'une infection de la gorge et bien entendu en cas d'otite (voir cette rubrique).

- Introduisez dans l'oreille quelques gouttes de *Plantago T.M.*.
- *Chamomilla 4 CH.* Pour les cas où la douleur est intenable, rendant l'enfant presque fou.

OREILLONS

Cette affection courante et inoffensive de l'enfance, qui s'attaque aux glandes salivaires situées derrière les oreilles, est des plus faciles à identifier, avec la forme de poire que prend le visage, en raison de l'inflammation de chaque côté du cou.

Exceptionnellement elle provoque une inflammation des testicules (orchite) lorsqu'elle se déclare à la puberté du garçon, avec pour conséquence parfois de compromettre la fonction de reproduction. Il est impératif de consulter un médecin.

Maladie contagieuse et épidémique, les oreillons sont dus à un **virus**. L'incubation dure entre une et trois semaines. La **contagion** se fait par la salive et dure sept jours, à partir de la veille de l'apparition de l'inflammation. C'est pendant cette semaine que l'enfant risque de propager son mal, en parlant, ou par les objets qui ont été en contact avec sa salive.

Les épidémies d'oreillons se manifestent le plus souvent à la fin de l'hiver. Enfin, il est réconfortant de savoir que dans 95% des cas l'enfant atteint est immunisé contre la maladie.

Les premiers signes sont de vagues malaises, des frissons, des douleurs d'oreille et des maux de tête.

Des bains de siège seront bénéfiques ; vous augmenterez progressivement leur température de 36° à 40°, et vous ferez ensuite des enveloppements secs. *L'essence végétale arabe* servira à stimuler les fonctions digestives ; dans certains cas vous aurez recours à un lavement.

Les compresses chaudes, à l'eau desquelles vous ajouterez quelques gouttes d'*Arnica* ou de *Calendula* en teinture-mère (T.M.), permettront de calmer la douleur.

3 gr toutes les trois heures :

- *Apis mellifica 5 CH.* La fièvre est intense, l'enfant ressent des raideurs de la nuque et souffre de maux de tête.
- *Belladonna 4 CH.* L'inflammation des glandes est brusque, elles sont très sensibles au toucher, avec des douleurs lancinantes. La fièvre s'accompagne d'agitation
- *Mercurius solubilis 4 CH.* Le remède le plus général. L'enfant, fiévreux, a tantôt froid, avec des frissons, tantôt chaud ; la nuit, il a soif et transpire abondamment. Sa langue est chargée d'un enduit jaunâtre, son haleine est désagréable et il a de la difficulté à ouvrir les mâchoires.
- *Rhus toxicodendron 5 CH.* La région des glandes est rouge, gonflée ; l'enfant a mal partout, il est très agité, surtout la nuit.

La fièvre, élevée, est accompagnée de frissons et d'une toux sèche.
Signes particuliers de *Rhus toxicodendron* : un herpès se déclare souvent sur la lèvre, et vous observerez un triangle rouge au bout de la langue.

OTITE

Le plus souvent l'otite requiert la présence d'un médecin, sauf s'il s'agit d'un cas qui vous est familier, ou qui n'est pas accompagné de fièvre.

Vous le reconnaîtrez à l'inflammation de l'oreille, à la couleur du tympan et au pus qui, dans certains cas, s'écoule de l'oreille. La pénicilline, que vous ne devez pas hésiter à utiliser lorsque les circonstances l'imposent, permet aujourd'hui d'éviter la complication sous forme de mastoïdite. Dans la mesure où elle peut causer une surdité partielle, qui n'est pas nécessairement décelée sur le coup, l'otite n'est certainement pas un mal à prendre à la légère.

En cas d'épanchement de pus, nettoyez l'oreille à l'aide d'un coton-tige sans cependant l'enfoncer profondément. Pour apaiser la douleur, placez une compresse humide et chaude sur l'oreille et enveloppez la tête.

Par ailleurs les *compresses d'oignon* permettent de déplacer l'infection vers la nuque. Supprimez les aliments épicés ou indigestes, auxquels vous préfèrerez une diète à base de fruits.

3 gr toutes les trois heures :

- *Aconitum 5 CH.* Si l'otite est vraisemblablement causée par un coup de froid, ou si elle apparaît brutalement.
- *Calcarea carbonica 5 CH.* Remède de fond, applicable dans les cas chroniques.
- *Capricum 5 CH.* L'otite s'accompagne de brûlures à la gorge, et les oreilles sont douloureuses au toucher.
- *Capsicum aurum 5 CH.* Si l'otite est reliée à un mal de gorge, ou à un rhume de cerveau (qui en sont des causes fréquentes).
  C'est aussi une précaution supplémentaire contre la mastoïdite.

- *Belladonna 5 CH*. Surtout si le mal s'accompagne de douleurs et de fièvre, de congestion du visage.
- *Mercurius solubilis 4 CH*. La suppuration apparaît après l'ouverture du tympan (ouverture qui peut être spontanée ou provoquée par une intervention chirurgicale).

POSOLOGIE DE L'ENFANT ET DU NOURRISSON

Les remèdes homéopathiques sont d'autant plus efficaces auprès des jeunes enfants et des nourrissons que leur organisme est généralement un terrain vierge de toxines : cela rend une thérapeutique appropriée plus facile à établir.

En fait, la posologie ne varie pas vraiment de l'adulte à l'enfant. Dans tous les cas le praticien aura tendance à utiliser une dilution d'autant plus élevée qu'il est certain de la similitude entre les symptômes du malade et l'expérimentation du médicament, c'est-à-dire de la ressemblance entre le trouble éprouvé par le patient et l'effet des dilutions expérimentales sur un homme sain.

Posologie du nourrisson

Faites dissoudre 5 granules dans 50 g d'eau minérale pure et administrez ce mélange par cuillerées à café. Vous pouvez aussi le mélanger avec un biberon d'eau ou de lait. Ce mélange est bon pour 24 heures, pas plus.

Comme il est d'usage pour les médicaments homéopathiques, les prises seront d'autant plus importantes que le cas est sérieux, et que les symptômes sont marqués.

L'enfant plus grand

Donnez les granules directement dans la bouche, et demandez à l'enfant de les laisser fondre le plus possible. Le fait qu'il les croque n'a pas vraiment d'importance, puisque le médicament pénètre aussi bien dans les muqueuses de la bouche que dans celle de l'œsophage.

Autant que possible, tâchez de donner le médicament (deux ou trois granules à la fois) au moins 20 à 30 minutes après un repas ou un goûter, ou même après que l'enfant ait bu du liquide : jus de fruit, lait ou chicorée.

Fréquence des prises du médicament

Vous êtes vous-même en mesure de juger la fréquence des prises de médicaments en homéopathie. Il suffit de suivre quelques directives simples.

- Le principe d'application du remède homéopathique est le suivant : dès que les symptômes s'améliorent, vous espacez, puis interrompez les prises.
- Pour les états stables, administrez le médicament d'autant plus souvent que les symptômes sont marqués, aigus. Cela peut être toutes les cinq minutes pour les cas très aigus.

ROUGEOLE Voir aussi RUBÉOLE

Inoffensive en soi, cette maladie provoquée par un virus est toujours à prendre au sérieux, en raison des complications possibles.

La maladie commence environ deux semaines après la contamination. D'abord, les yeux se mettent à couler, à larmoyer. L'enfant cherche à éviter la lumière, un coryza se déclare (sous forme d'inflammation des fosses nasales), en même temps qu'une toux rauque. Apparaissent alors les **taches de Köplick**, observables si les dents sont déjà formées : ce sont de petits points blancs brillant dans une zone rouge, à l'intérieur de la joue.

Puis c'est l'éruption, au plus fort de la fièvre : les petites taches rougeâtres séparées par des zones de peau saine, envahissent le visage, puis le cou et la poitrine, le ventre et les jambes (s'il n'y a pas de fièvre, peut-être s'agit-il plutôt d'une rubéole). Lorsque l'éruption pâlit, cela se produit dans le même ordre.

La fièvre, qui s'annonce peu avant l'éruption, monte à 39° environ, tombe pour remonter à 40° où elle se maintient. Si elle persiste plus de trois ou quatre jours après l'éruption, il est temps que le traitement homéopathique intervienne de façon décisive.

Une bonne maladie...

Ici encore, l'homéopathie vise surtout à assurer une « bonne maladie », qui se passe bien, et par laquelle **l'organisme élimine** par la peau le plus grand nombre possible de virus et de toxines bactériennes. Bien entendu, cela concerne l'enfant malade mais... bien portant, c'est-à-dire dont la santé robuste lui permettra de traverser cette petite épreuve avec succès et d'en tirer le bénéfice d'une résistance accrue.

A titre préventif

En cas d'épidémie, *Belladonna 4 CH*, 2 gr par 24 heures et *Arsenicum album 5 CH*, 2 gr tous les deux jours, vers l'heure du dîner.

Quand le mal est contracté

2 gr deux fois par jour :

- *Aconitum 5 CH*. Un remède souvent indiqué aux débuts de la maladie. La fièvre est élevée, le pouls est rapide, la peau est sèche. L'enfant est nerveux, irrité, anxieux, il fait de l'insomnie, a les muqueuses irritées et saigne facilement du nez.
- *Belladonna 5 CH*. Remède du début. La fièvre est élevée, la peau est chaude et moite, la langue chargée. L'enfant s'assoupit mais n'arrive pas à dormir.
- *Byronia 5 CH*. Le malade ressent une soif intense, il est congestionné, souvent constipé et l'éruption a du mal à sortir. *Byronia* peut alterner avec *Aconitum*.
- *Euphrasia 5 CH*. Les yeux sont irrités, l'écoulement nasal est abondant.
- *Ipeca 5 CH*. L'enfant éprouve nausées et vomissements. Aussi pour la fin de l'éruption, quand la langue est propre et la toux grasse.
- *Mercurius solubilis 5 CH*. Le nez est irrité par le passage constant d'un écoulement clair.
- *Pulsatilla 5 CH*. Indiqué à la fin, ou quand prévaut le coryza avec un écoulement jaunâtre et un larmoiement abondant.
- *Sulfur 30 CH*, 5 gr le soir. Administré en une seule fois, au début de la maladie, il permet d'obtenir une extériorisation rapide de l'éruption.

Sulfur ne convient cependant que pour les rougeoles de type *Aconit* (voir la rubrique TYPES). En revanche, chez le type *Belladonna*, nerveux et agité, il risque de retarder le processus.

RUBÉOLE

L'éruption de la rubéole n'est pas sans rappeler celles de la rougeole et de la scarlatine.

Malgré sa réputation, cette maladie ne touche pas que les enfants : entre 15 et 35 ans, les femmes peuvent voir se développer cette éruption typique, qui dans leur cas se logera de préférence dans les plis des articulations : chevilles, poignets, mains et genoux notamment.

Des dangers pour le nourrisson

Si elle survient chez la femme qui en est à son deuxième ou troisième mois de grossesse, la rubéole justifie une consultation d'urgence : dans quatre cas sur cinq, cette affection peut entraîner des malformations ou autres problèmes majeurs pour le fœtus.

C'est pour cette raison qu'un diagnostic exact de la maladie est important : il permet de prévenir l'entourage des risques présentés par le virus dont on pourra ainsi établir la... virulence. Ce sont les sécrétions nasales qui sont source de contagion.

Différences entre rubéole et rougeole

C'est l'absence d'inflammation des yeux et de la gorge, de même que l'absence de fièvre au moment de l'éruption, qui permettent de savoir qu'on a affaire à une rubéole et non à une rougeole. Mais surtout, la rubéole s'accompagne aussi de **ganglions** derrière les oreilles, sur la nuque, aux aisselles et dans les plis de l'aine. Aussi dans le cas de la rubéole, vous ne trouverez pas de taches de Köplick (voir ROUGEOLE), même si la muqueuse est rouge.

Après trois jours, l'éruption disparaît généralement. Selon l'entourage de l'enfant, vous préfèrerez peut-être l'isoler pour une huitaine, comme le veut la coutume.

Vous pouvez choisir entre les trois remèdes suivants (2 gr par 24 heures) :
- *Dulcamara 4 CH.*
- *Mercurius solubilis 5 CH.* Le remède le plus général.
- *Pulsatilla 5 CH*, quand l'enfant n'arrive pas à dormir sans une veilleuse.

SCARLATINE

La scarlatine est une des maladies sérieuses de l'enfance. Elle est en fait une **infection à streptocoque** comportant une **angine** et une **éruption particulière**, que vous êtes obligé de déclarer selon la loi. Si elle n'est pas traitée aux antibiotiques, elle entraîne l'éviction scolaire du malade et de ses frères et sœurs pour un certain temps. Fréquente surtout entre l'âge de deux et huit ans, elle atteint plus souvent les garçons. Les complications qu'elle provoque peuvent affecter le fonctionnement des reins pour la vie entière.

La **période d'incubation**, qui dure près d'une semaine, n'offre aucun signe tangible. Puis se déclarent frissons et malaises, la fièvre grimpe à 40°, avec un pouls déchaîné (entre 140 et 150), et les douleurs abdominales se doublent de vomissements.

Autre signe caractéristique, les amygdales sont d'un rouge vif inhabituel. Quant à la langue, elle est blanche, sauf pour les bords et la pointe, qui sont aussi rouge vif. Au cours de la semaine suivante, cette rougeur se déplacera progressivement vers le centre de la langue.

L'**éruption** apparaît sur les muqueuses de la bouche quarante-huit heures après ces premières manifestations. Elle se propagera par la suite pour s'installer notamment aux plis des articulations, des coudes surtout. Le cinquième ou sixième jour, la peau commence à peler (desquamation).

Bien entendu, aux premiers signes, il faut vous adresser à votre praticien le plus rapidement possible. Ce qui rend la scarlatine difficile à diagnostiquer, c'est qu'elle ne présente pas toujours d'éruption, ou de fièvre préalable. Il se peut fort bien que le médecin homéopathe lui-même, accordant à César ce qui revient à César, utilise les antibiotiques.

Si vous le pouvez, installez des tentures rouges sur les murs et autour du lit. Maintenez la température de la chambre à 18°, et servez au malade compotes et jus de fruits tant que la fièvre est au-dessus de 40°.

Traitement préventif en cas d'épidémie

- *Belladonna 4 CH*, 2 gr matin et soir.
- *Arsenicum album 5 CH*, 2 gr tous les deux jours.

Une fois la maladie déclarée...

- *Ailanthus 4 CH*, 2 gr par jour. Le remède le plus courant. Il est recommandé de le mettre en œuvre le plus tôt possible, dès le début de la maladie, ce qui a parfois l'heureux effet de la faire tourner court. Avec *Gelselmium sempervirens 5 CH*, 2 gr toutes les 12 heures, et *Belladonna 4 CH*, 2 gr toutes les 12 heures.

TERREURS NOCTURNES Voir aussi TROUBLES DU COMPORTEMENT

Il est des enfants pour qui le simple fait d'être couchés dans une chambre où il fait noir les empêche de dormir. Ils vous obligeront à garder une petite veilleuse allumée toute la nuit. Par ailleurs, une fois endormis, ces enfants ont souvent le sommeil très agité.

2 gr au coucher, ou si l'enfant n'arrive pas à dormir :

- *Kali bromatum 4 CH*. Pour l'enfant somnambule ou celui qui gémit à cause de cauchemars.
- *Stramonium 4 CH*. L'enfant grince des dents en dormant.

TROUBLES DU COMPORTEMENT

Vous pouvez, dans bien des cas, avoir recours à l'homéopathie pour passer à travers certaines crises psychologiques de l'enfance. Pour bien choisir ces remèdes, il vous faudra, comme pour toute prescription homéopathique, être attentif aux réactions et au comportement de l'enfant.

Cette attention est aussi indispensable pour comprendre quelles autres mesures vous pouvez prendre, sur un plan humain, pour aider votre enfant. En effet, le comportement d'un enfant, comme celui de l'adulte, est indissociable de son environnement. Les réactions excessives sont généralement déclenchées par un élément perturbateur : ce peuvent être notre impatience, notre indifférence, notre surprotection, nos absences, notre anxiété même, qui sont à l'origine de certains troubles.

Mais il ne faut pas non plus simplifier et culpabiliser parents et éducateurs de façon systématique : les véritables causes sont parfois bien difficiles à identifier, et l'on n'y parvient souvent qu'avec l'aide de professionnels. Il nous arrive cependant de résoudre des problèmes dont nous n'avons qu'une connaissance intuitive.

Rappelons-nous que la vie est un ensemble complexe de choses simples... Mais il est une vérité qui demeure : nous avons tous besoin d'attention et d'affection de la part des autres. C'est encore plus vrai pour les enfants.

Nos amies les plantes

Pour aider l'enfant qui a du mal à s'endormir, ou dont le sommeil est agité, vous pouvez avoir recours à trois plantes sédatives, qui facilitent le sommeil : le *tilleul*, la *passiflore* et la *fleur d'oranger*. La *valériane* aussi est efficace dans ce sens.

Choix de la dilution

Vous administrerez ces remèdes à la dilution 9 CH, 5 gr une fois par semaine. Comme d'habitude, vous interromprez les prises dès que vous constaterez que les symptômes s'estompent.

L'enfant agité

- *Agaricus*. Il est « touche à tout », instable et faible. Les symptômes s'aggravent en classe et s'atténuent après une bonne nuit de repos.
- *Anantherum*. S'il fait le clown, c'est en réalité pour attirer l'attention : il a besoin d'affection.
- *Kali bromatum*. Il n'arrête pas de bouger (les mains surtout) et pourtant, il est lent. Il s'embrouille facilement et laisse ses projets en plan.

- *Luesinum*. Il dort mal, sa mémoire semble souvent faire défaut, il a peur la nuit. Il éprouve des difficultés en mathématiques. Les symptômes s'atténuent au bord de la mer.
- *Medorrhinum*. Son esprit, vif, est handicapé par la difficulté qu'il éprouve à fixer son attention. En outre il est indiscipliné, brouillon.
- *Zincum*. Ses pieds bougent sans arrêt, comme animés d'une vie propre. Lent à s'adapter, il éprouve de la difficulté à se plier au système scolaire.

L'enfant anxieux
- *Borax*. Dans les manèges, où tous les autres s'amusent, il a peur. En général, la peur l'empêche d'agir.
- *Causticum*. Il est toujours méfiant, peureux, ne peut dormir dans le noir.
- *Gelsemium*. L'enfant, inhibé, est incapable de fixer son attention.
- *Kali carbonicum*. Pour l'enfant anxieux en général.
- *Stramonium*. Il ne peut dormir sans veilleuse (terreurs nocturnes). Le jour, il est craintif, mais il s'excite facilement, parfois jusqu'à la violence.
- *Phosphorus*. Ne peut dormir sans lumière. Il est sujet à des angoisses qui ne sont pas de son âge, d'ordre métaphysique.
- *Pulsatilla*. L'enfant n'arrive pas à dormir sans veilleuse.

L'enfant bagarreur
- *Hepar sulfur*. Dans une bagarre, il n'hésite pas à mordre. Il est du genre à prendre plaisir à arracher les ailes aux mouches.
- *Nux vomica*. Volontiers grossier, il est querelleur à l'excès, « soupe au lait » ; un rien le pique.
- *Tarentula*. L'enfant déteste qu'on le touche : vous devrez trouver d'autres moyens pour lui faire comprendre que vous l'aimez... Fâché, il frappe, griffe et devient destructeur.

L'enfant bavard
- *Actaea racemosa*. Il bavarde sans arrêt, passe d'un sujet à l'autre sans en approfondir aucun.

- *Hyosciamus*. Il passe son temps à arranger les faits pour qu'ils lui conviennent.
- *Lachesis*. S'il vous raconte une histoire simple, il ne peut résister à en faire tout un plat. A tendance à dramatiser.

L'enfant bègue

Différents remèdes s'appliquent dans ce cas :
- *Ambrea grisea, Argentum nitricum, Causticum* (celui qui bégaie à la suite d'une contrariété), *Gelsemium, Kali bromatum*.

L'enfant caractériel

Il est impossible de couvrir ici toute la gamme des problèmes d'adaptation qui peuvent troubler la croissance. Donnons cependant quelques exemples.
- *Hepar sulfur*. L'enfant est hargneux, porté vers la pyromanie.
- *Lycopodium*. L'enfant, plutôt égocentrique, très réservé, semble inaccessible.
- *Natrum muriaticum*. Très taciturne, il a de nettes difficultés de communication.
- *Mercurius*. Très « chef de bande », impulsif, il n'est pas dépourvu de comportements sadiques.
- *Staphysagria*. Il est à la fois susceptible et rancunier.

L'enfant coléreux

- *Anacardium*. Sa disposition s'améliore aux repas. Sinon, il peut accéder à des colères incroyables.
- *Chamomilla*. Il est exigeant, de tempérament nerveux.
- *Stramonium*. Volontiers méchant, il fait preuve d'une violence qui confine au délire.

L'enfant fatigué

(Il s'agit d'une fatigue chronique, davantage d'ordre psychique que physique, et qui se manifeste notamment vers les fins de trimestre.)
- *Argentum nitricum*. L'enfant, émotif et fébrile, a toujours peur de n'être pas à la hauteur.
- *Calcarea phosphoricum*. L'enfant est obstiné, têtu : il faut le sécuriser, le revaloriser.

- *Natrum carbonicum*. Il souffre d'un complexe de culpabilité.

L'enfant instable

- *Mercurius*. De tempérament impulsif, il est réfractaire à la discipline, à laquelle il oppose un comportement bavard, perturbateur, agressif.
- *Natrum muriaticum*. Il pousse le mutisme jusqu'à la dépression nerveuse.
- *Thuya*. L'école le traumatise, et son comportement d'échec le mène de déboire en déboire.

L'enfant paresseux

- *Baryta carbonicum*. S'il hésite, avance lentement, c'est par souci de méticulosité ou par peur de l'avenir.
- *Graphites*. Il est apathique, n'arrive pas à se décider, n'a pas le goût au travail.
- *Sulfur*. Malgré sa paresse et son désordre, il a de l'ambition.

L'enfant passif

- *Opium 15 CH*. L'enfant est lent, il semble constamment évoluer dans un rêve éveillé, et ne paraît guère en contact avec la réalité.

L'enfant sans confiance en lui

- *Lycopodium*. Il semble toujours manquer de forces, il rejette les autres au point d'être agressif.
- *Natrum muriaticum*. Ses déboires sont toujours imputables aux autres.
- *Petroleum*. Il est extrêmement susceptible.
- *Pulsatilla*. Il a toujours besoin de quelqu'un à qui s'accrocher, « sans lequel il ne peut pas vivre ».

L'enfant somnambule

- *Kali bromatum*. Il est anxieux, et la seule façon de calmer cette anxiété consiste pour lui à s'agiter. Alors il devient moins anxieux... Il parle en dormant.
- *Phosphorus*. L'enfant qui fait preuve d'exaltation.
- *Silicea*. Cet enfant rougit très facilement, et il a souvent les mains moites.

L'enfant timide

- *Ambra grisea*. L'enfant est constamment sur les nerfs.
- *Coca*. Il est tantôt d'une loquacité intarissable, tantôt prostré.
- *Kalium phosphoricum*. Quelles que soient les circonstances, heureuses ou malheureuses, il est constamment bouleversé.

VACCINATION

La simple vaccination présente parfois certains dangers, et il vaut mieux prendre des précautions si vous avez décidé de vous conformer à cette pratique.

Informez-vous

Pour de plus amples informations sur le sujet, consultez le Dr Chavanon : *La guerre microbienne est commencée*, où l'auteur montre que l'immunisation peut se faire sur la base de préparations homéopathiques obtenues à partir de cultures des différents microbes et virus. Cette immunisation se révèle plus active et **sans danger**.

- *Vaccinotoxinum 9 CH*, 10 gr au réveil le lendemain du vaccin.
- *Diphtérotoxinum 9 CH*, 10 gr au réveil, deux ou trois jours après les piqûres, et *Formol 9 CH* au réveil, quatre ou cinq jours après les piqûres. Indiqué pour les vaccinations antidiphtériques et antitétaniques par les **anatoxines** dites de Ramon.

Les vaccins homéopathiques

D'autre part, il est une série de vaccins homéopathiques (des *Nosodes*), qui sont à même de prémunir l'enfant contre différents maux héréditaires. Prenez-les à raison d'un tous les dix jours, les uns après les autres.

- *Ethylicum 9 CH* protégera l'enfant contre d'éventuels accidents toxiques.
- *Luesinum 9 CH* nettoiera l'organisme de la mère, neutralisant les effets toxiques des maladies héréditaires chroniques, la syphilis par exemple.
- *Psorinum 9 CH* agira contre les tares psoriasiques, les rhumatismes et les eczémas.

- *Medorrhinum 9 CH* luttera contre l'hérédité blennorragique ; à employer à plus forte raison si on identifie une infection gonococcique dans les antécédents du père ou de la mère.
- *Nux vomica 9 CH* prémunit l'enfant contre les affections chroniques nerveuses.
- *Syphilinum 7 CH*, 2 gr. A prendre tout les vingt jours, par simple précaution contre les effets à long terme d'un passé héréditaire qui, pour être lointain, n'en reste pas moins une menace.
- *Tuberculinum 9 CH*, comme son nom l'indique, sera l'antidote à l'hérédité tuberculeuse. Non pas que la maladie soit transmise de naissance : ce qui est transmis ici, c'est la résistance, homéopathiquement construite, au fait de naître dans un environnement où l'enfant risque de contracter la maladie infectieuse.

VARICELLE

Maladie bénigne de l'enfance, la varicelle ne pose le plus souvent qu'un problème de diagnostic.

Après une période d'incubation qui dure près de deux semaines, apparaissent sur la peau du visage, souvent en bordure du cuir chevelu, de petites poches gonflées (vésicules) qui provoquent des démangeaisons. Un mal de tête survient, ainsi qu'une fièvre qui oscille autour de 38°. Le fait que l'éruption apparaisse sur les muqueuses de la bouche et dans le cuir chevelu distingue la varicelle de la simple éruption d'urticaire.

3 gr trois fois par jour :
- *Antimonium crudum 5 CH*. Pour les enfants sujets aux troubles digestifs. Les démangeaisons sont intenses. La langue est blanche, chargée, les vésicules contiennent un liquide épais qui forme des croûtes jaunâtres.
- *Belladonna 4 CH*. Si l'enfant manifeste un état fiévreux (voir FIÈVRE).
- *Mercurius solubilis 4 CH*. L'enfant ressent une soif intense, la langue est chargée d'un enduit jaunâtre. Il est constipé, et transpire beaucoup, la nuit surtout.

- *Mezereum 4 CH*. Les croûtes durent trop longtemps, ou chaque vésicule est entourée d'une auréole blanche, et recouverte d'une croûte blanche, épaisse, sous laquelle se trouve un pus jaunâtre.
- *Pulsatilla 4 CH*. L'enfant présente un état tuberculinique, son humeur est changeante et sa température irrégulière.

CHAPITRE 3

SYSTÈME NERVEUX

Le psychisme est un domaine où l'homéopathie dispose de ressources considérables. Vous constaterez que les dilutions sont généralement plus élevées. C'est dans cette mesure, en effet, que la réaction psychique optimum se fait observer.

ABOULIE

Cette affection est caractérisée par un manque de volonté, total ou partiel, qui met le sujet dans un état de contradiction pénible. Il sait ce qu'il y a à faire, mais ne semble jamais vouloir passer aux actes. Il faut généralement envisager un traitement, psychothérapie ou psychanalyse.

- *Baryta carbonica 7 CH*, 5 gr par semaine, avec *Opium 7 CH* et *Aethusa cynapium 7 CH*, 2 gr au lever, en alternant d'un jour à l'autre.

AGITATION NERVEUSE Pour les enfants, voir aussi TROUBLES DU COMPORTEMENT

Vous ne tenez pas en place ? Il n'est pas facile de venir à bout d'une agitation nerveuse, une fois qu'elle est bien installée. On n'a ni le temps ni surtout la disposition d'esprit pour prendre les moyens qui s'imposent : relaxation, détente, voyage loin des soucis (on en rêve, mais curieusement on ne le fait pas, même quand on en a les moyens).

Par ailleurs, nous ne nous rendons pas toujours compte de notre état d'agitation, ce qui ne veut pas dire qu'il est sans effet. Les conséquenses sont parfois à long terme ; notre entourage, lui, paie généralement « comptant ».

Ci-dessous, voici quelques exemples de remèdes homéopathiques susceptibles de vous aider à retrouver la sérénité. Cela ne signifie pas toutefois que vous devriez, comme c'est souvent la réaction, vous limiter à absorber des médicaments, même homéopathiques. Différentes techniques de relaxation, comme le *Training autogène*, peuvent vous aider à atténuer les tensions dans votre vie.

Signalons que la consommation de tranquillisants (à réserver aux circonstances absolument exceptionnnelles), est encore moins propice au rétablissement d'un équilibre psychique.

Prenez le médicament le plus indiqué, à raison de 3 gr une fois par semaine :

- *Arsenicum album 9 CH.* Pour la personne méticuleuse, soignée. De tempérament susceptible, elle bouge sans arrêt, au propre comme au figuré, manifeste de l'impatience et donne des signes d'avarice.
- *Iodum 9 CH.* L'agité, maigre et anxieux, dont l'état empire lorsqu'il est à jeun, tolère mal la chaleur. Au grand air il a tendance à se calmer, comme quand il s'engage dans une activité physique. Impulsif et ne supportant pas le bruit, il est souvent habité par la mauvaise humeur.
- *Kali bromatum 9 CH.* La personne a constamment besoin de bouger, ses mains et ses doigts sont toujours en mouvement. Sa mémoire semble baisser, et elle s'agite encore plus quand elle fait un effort mental ; l'effort physique, au contraire, l'apaise. Elle fait souvent des cauchemars.
- *Lilium tigrinum 9 CH.* La personne est constamment pressée, toujours de mauvaise humeur, bourrue. Ses idées sont souvent éparpillées, sans suite ; elle a du mal à se concentrer et entretient avec complaisance des idées fausses. Dans une chambre chaude, elle suffoque. Chez la femme, les règles sont en avance et elle est excitée sexuellement.
- *Mephitis putorium 7 CH.* Le sujet est nerveux, ses jambes ne cessent de s'agiter. Il fait souvent de l'insomnie.
- *Tarentula hispana 9 CH.* Excité, agité et hypersensible, il ne tient pas en place, est mentalement exalté. Le bruit, la musique

trépidante accroissent son excitation. Il s'apaise dans une chambre silencieuse et calme.
- *Zincum metallicum 9 CH*. La personne doit sans arrêt bouger les jambes.

ALCOOLISME

L'homéopathie peut, dans certains cas, aider une personne en proie à l'alcoolisme, soit en l'aidant à surmonter le désir pour l'alcool, soit en combattant les symptômes provoqués par l'intoxication.

Le plus souvent, il faudra que la personne puisse compter sur une aide spécialisée pour arriver à se sortir de l'ornière de l'alcoolisme.

Le buveur modéré... et compulsif

La personne qui boit raisonnablement, mais **constamment** pour se stimuler, pourra suivre le traitement suivant : *Hyosciamus niger 4 CH*, 2 gr deux fois par jour ; *Lachesis 5 CH*, 2 gr une fois par jour ; *Nux vomica 9 CH*, une fois, au bout de 10 jours.

Le buveur invétéré

On recommande d'essayer *Lachesis 30 CH* et *Nux vomica 30 CH* **à l'insu du buveur**, dilués, une fois par semaine dans sa soupe, par exemple. Afin de neutraliser l'agressivité due au sevrage, ajoutez *Hyosciamus 9 CH* et *Stapysagria 9 CH*, 3 gr de chacun. Parmi les autres indications :

- *Arsenicum album 5 CH*, 3 gr trois fois par jour. Les troubles gastriques et intestinaux sont constants, la personne vomit dès qu'elle mange ou boit quelque chose.
- *Asarum 7 CH*, 3 gr deux fois par jour. Pour l'alcoolique frileux qui abuse de boissons fortement alcoolisées. Il a souvent des nausées, doublées d'une sensation angoissante de poids sur l'estomac. Levé tôt, il éprouve aussitôt le besoin de boire. Hypersensible, il manifeste une grande intolérance au bruit.
- *Aurum 9 CH*, 3 gr une fois par semaine. La personne frileuse, congestionnée, souvent hyperactive, connaît alternativement des

états de colère et de dépression marquée par une obsession suicidaire.

- *Capsicum T.M.* Deux ou trois gouttes ajoutées à un litre de vin auront pour effet de dégoûter le buveur.
- *Hyosciamus 5 CH*, 3 gr toutes les trois heures. La personne a des hallucinations, elle se croit entourée de souris ou de rats qu'elle essaie de repousser avec des mouvements convulsifs. De plus, elle est agressive, agitée, et cherche à provoquer son entourage en exhibant ses parties génitales.
- *Lachesis 7 CH*, 2 gr trois fois par jour. Le sujet est excité, il ne cesse de parler, tout en traversant des moments d'abattement dépressif. Il manifeste aussi de l'agressivité. Son état est pire au réveil ; et quand il s'endort, il se réveille brusquement avec la sensation que quelqu'un essaie de l'étrangler.
- *Nux vomica 5 CH*; 2 gr toutes les deux heures. C'est le remède des lendemains de veille, quand se manifestent la nausée, des tremblements et de violents vertiges. L'alcoolique chronique se réveille de mauvaise humeur, a une digestion difficile, des maux de tête et des hémorroïdes. Le sommeil est souvent troublé par des cauchemars peuplés de personnages fantastiques et monstrueux.

ANOREXIE Voir aussi APPÉTIT, DÉPRESSION NERVEUSE

Ce genre de trouble affecte notamment les jeunes filles qui se laissent parfois littéralement dépérir pour atteindre un idéal esthétique inaccessible. Ceci n'est, bien entendu, qu'une interprétation du premier niveau : différentes motivations sont à l'origine de chaque cas individuel.

Il est inutile et même nuisible de forcer un enfant ou un adolescent anorexique à manger ; cela pourrait l'ancrer davantage dans son refus. Le plus souvent, il faudra avoir recours à une aide spécialisée.

Le plus possible, essayez de fournir à la personne un régime varié et équilibré. Servez-lui une tasse de *Camomille* bien infusée une demi-heure avant les repas, et une cuillerée à café de *Tonique végétal Lehning* après les repas. Aussi *Alfalfa 1 X* et

Avena sativa 1 X. Par ailleurs, le meilleur moyen de susciter l'appétit, c'est encore de bouger, de s'adonner à l'exercice le plus possible au grand air, ou à des travaux de jardinage, par exemple, en évitant les excès de boisson.

- *Cina 9 CH*, 3 gr deux fois par jour. Le manque d'appétit alterne avec des excès de voracité.
- *Lachesis 5 CH*, 3 gr trois fois par jour. La personne s'excite facilement au cours d'une soirée et se détourne des plats de résistance, plus intéressée par son verre de vin.
- *Lycopodium 4 CH*, 3 gr trois fois par jour. L'appétit est vite rassasié, ou à l'inverse s'améliore au cours du repas. Aussi pour la personne très exigeante sur le plan alimentaire.
- *Mica 9 CH*, 3 gr trois fois par jour. La personne est déprimée, désespérée. (« La vie lui paraît sans intérêt, alors pourquoi mangerait-elle ? ») Elle est souvent frileuse, irritable. Son pouls est lent et faible.
- *Sepia 9 CH*, 3 gr trois fois par jour. Pour l'anorexique indifférent à tout, qui recherche la solitude.
- *Sulfur 7 CH*, 3 gr deux fois par jour. La personne est rassasiée dès qu'elle se met à manger.

ANXIÉTÉ, ANGOISSE

Cet autre « mal du siècle » semble faire partie de notre vie, s'il faut en croire les données annuelles révélant la quantité de barbituriques et de tranquillisants que nous consommons régulièrement.

Pourtant, notre société n'a certainement pas inventé l'angoisse ni l'anxiété. Mais il est vrai que notre monde change rapidement, alors que nos certitudes quant aux traditions, à la religion, à nos relations, à notre travail ne sont que bien fragiles (voir l'introduction sur cette question de la transformation de nos conditions de vie dans la société moderne). Plus que jamais, le calme devrait être à l'ordre du jour. Peut-être nos solutions modernes laissent-elles à désirer, puisque nous ne trouvons pas de meilleurs remèdes que ceux qui dispensent une forme d'oubli...

Un bon premier pas consiste, si c'est possible, à supprimer le thé, le café, le chocolat et les boissons alcoolisées, à se contenter de ne fumer qu'après les repas.

L'activité physique est aussi un bon antidote pour l'anxiété : ce n'est pas pour rien qu'aujourd'hui des milliers de gens font du jogging et se livrent parfois avec passion à une foule d'activités sportives. Il est vrai qu'après une demi-heure de jogging, avec toutes les endorphines libérées (substance analogue à la morphine sécrétée, croit-on, par le cerveau au cours de séances intenses d'exercice), on ne ressent plus de stress ou de dépression.

Mais parfois aussi nos inquiétudes sont d'ordre existentiel, méthaphysique, et ne c'est pas la télévision ou la course à pied qui peuvent répondre à tout, à moins que nous ayons décidé d'ignorer le problème. C'est pourquoi tant de gens s'adonnent à la pratique de la méditation ou passent des heures dans des vaisseaux sensoriels (ou caissons d'isolation sensorielle).

Les remèdes suivants couvrent quelques-unes des multiples formes d'anxiété susceptibles de se produire.

- *Aconit 5 CH*, 2 gr toutes les trois heures. Contre une sensation de peur, ou de mort imminente. Aussi quand la personne a des palpitations dues à l'anxiété.
- *Argentum nitricum 7 CH*, 3 gr deux fois par jour. Quand l'anxiété est causée par l'attente d'un événement. Aussi la personne qui agit toujours avec précipitation, pour laquelle le temps passe toujours trop lentement.
- *Arsenicum album 5 CH*, 2 gr toutes les huit heures. L'angoisse est accompagnée d'agitation. Le sujet, désespéré, manque de confiance en lui-même, se croit incurable, ne tient pas en place. Il est souvent indisposé pendant deux jours, puis va mieux pendant deux jours, et ainsi de suite. Aussi dans les cas où l'anxiété empire à la tombée de la nuit, ou quand la personne est seule.
- *Calcarea carbonica 9 CH*, 3 gr une fois par semaine. C'est la peur de l'avenir qui déclenche l'anxiété.
- *Cocculus 9 CH*, 3 gr une fois par semaine. Le temps passe toujours trop vite pour cette personne hypersensible, qui se trouve trop lente, peu efficace.

- *Gelsemium 9 CH*, 3 gr une fois par jour. L'anxiété provoque un tremblement.
- *Glonoïnum 9 CH*, 3 gr une fois par semaine. De violents afflux de sang au cerveau perturbent cette personne, qui voit ses pensées défiler à trop vive allure.
- *Ignatia 5 CH*, 3 gr une fois par jour. Le sujet nerveux, chagrin, éprouve de la difficulté à respirer. Il a une boule dans la gorge.

  Aussi quand l'humeur change brusquement, passant de l'optimisme à l'angoisse en quelques secondes. Là aussi, comme pour *Arsenicum album*, l'humeur changeante est caractéristique.
- *Kalium carbonicum 9 CH*, 3 gr toutes les trois heures. L'anxiété se répercute au niveau de l'estomac.
- *Medorrhinum 9 CH*, 3 gr deux fois par jour. Cette personne n'a pas la notion du temps, elle est volontiers noctambule, préférant vivre la nuit. Elle est distraite, et agit à la hâte, un état qui a cependant tendance à s'améliorer le soir.
- *Phosphorus 4 CH*, 2 gr une fois par jour. L'angoisse métaphysique, un peu vague, se manifeste de façon cyclique, surtout quand la personne est seule. Celle-ci est parfois très sensible aux variations de température, à l'orage imminent, par exemple.
- *Stapysagria 5 CH*, 3 gr par jour. L'anxiété est caractérisée par la rancune. La personne rumine de mauvais souvenirs, éprouve des désirs de vengeance.
- *Stramonium 9 CH*, 3 gr par jour. Contre l'anxiété qui fait bégayer, ou qui donne des sueurs froides. Egalement contre la peur du noir.

APATHIE Voir aussi DÉPRESSION NERVEUSE

L'indifférence, le manque d'intérêt, des émotions qui perdent de leur fraîcheur : voilà un mal bien banal, direz-vous. Et pourtant, perdre tout intérêt, manquer totalement de « ressort », c'est perdre la vie, d'une certaine façon, même si la santé est bonne...

Et la personne apathique finit par perdre le goût de vivre, (le pire !) puisqu'elle n'est en mesure de se créer aucune source de joie, celle-ci ne survenant que bien rarement en dehors de tout effort. Pour certains, l'envie de faire cet effort vient naturellement. Pour d'autres, il leur faut y travailler.

N.B. Les symptômes propres aux médicaments qui suivent caractérisent les cas d'apathie aigus. Ils sont donc plus prononcés que dans le cas d'apathies temporaires ou relatives.

- *Ambra grisea 5 CH*, 2 gr par jour. La personne, perdue dans les nuages, ne réagit plus du tout et s'absorbe des journées entières dans les réminiscences du passé.
- *Anacardium orientale 9 CH*, 2 gr deux fois par jour. La personne semble rester dans un état de rêve, elle est irritable et indécise. Ses perceptions (l'ouïe, le toucher) semblent affectées et, dans les cas aigus, elle a des hallucinations, auditives surtout.
- *Helleborus niger 7 CH*, 3 gr par jour. Une forme particulière de dépression s'installe, où la personne ne semble plus guère percevoir le monde, où prévalent l'hébétude et l'apathie. Elle est affaiblie physiquement, et plus vous cherchez à la consoler, plus elle semble se retirer dans son monde.
- *Muriaticum acidum 5 CH*, 2 gr par jour. La personne est triste, taciturne, irritable. Elle a parfois des maux de tête, des vertiges. Les symptômes s'aggravent par temps humide.

APPRÉHENSION Voir aussi TRAC

Il nous arrive parfois d'être pris de tremblements à la simple idée d'un événement à venir, certain ou incertain. Nous pouvons surmonter la plupart de ces peurs incontrôlables : il s'agit de trouver le moyen approprié, que ce soit une thérapie ou une dynamique de groupe... La thérapie la plus efficace consiste parfois à affronter le danger, souvent pire dans notre imagination qu'en réalité.

- *Argentum nitricum 9 CH*, 3 gr trois fois par jour. L'angoisse surgit à l'idée de faire une chose inaccoutumée, à la perspective d'un événement particulier.

ATTENTION

Il existe des exercices de concentration qui peuvent nous aider à développer notre attention : là encore, il faut parfois beaucoup de motivation pour surmonter certaines difficultés.

- *Aethusa 9 CH*, 5 gr une fois par semaine. L'écolier a de la difficulté à fixer son attention, condition aggravée par la chaleur de l'été, parfois aussi le matin. Il lui arrive d'éprouver des maux de tête et il manifeste de la mauvaise humeur.

- *Anacardium 9 CH*, 5 gr une fois par semaine. Le travail intellectuel l'épuise, il est indécis et souffre de pertes de mémoire.
- *Natrum muriaticum 9 CH*, 5 gr une fois par semaine. L'écolier, déshydraté et amaigri, boit beaucoup et à un gros appétit.
- *Oleander 9 CH*, 5 gr une fois par semaine. La mémoire est faible aussi. L'effort intellectuel crée une sensation de chaleur générale.
- *Silicea 9 CH*, 5 gr une fois par semaine. L'écolier est timide, nerveux et craintif.

BÉGAIEMENT

Charlie Chaplin, Winston Churchill, Paul Valéry, Démosthène étaient bègues: il n'y a donc pas lieu de se décourager devant le bégaiement d'un enfant. Tâchez d'éviter qu'il soit en proie aux moqueries, et si le traitement indiqué reste sans effet, un traitement de fond ou une psychothérapie (parfois les deux) sont peut-être nécéssaires.

- *Stramonium 9 CH*, 3 gr fois par jour.

BOULIMIE

Il faut près de vingt minutes pour que notre cerveau reçoive de notre estomac le message indiquant qu'il est saturé. Vingt minutes pendant lesquelles nous continuons trop souvent de manger, vingt minutes pendant lesquelles nous nous empiffrons littéralement. Voilà pourquoi certains affirment que c'est au moment où nous savourons le plus notre repas que nous devrions nous arrêter de manger.

Or, quand nous perdons le contrôle de notre appétit, nous allons au-devant de problèmes qui risquent toujours de s'amplifier. Par ailleurs un **diabète** peut être à l'origine de certaines boulimies. La boulimie, en revanche, est normale dans les premiers temps de la grossesse.

- *Iodum 9 CH*, 5 gr une fois par semaine. La personne vorace, jamais rassasiée, s'agite constamment comme pour se débarrasser de ses obsessions. Elle est souvent irritable et brutale.
- *Natrum muriaticum 7 CH*, 3 gr tous les deux jours. Le sujet manifeste un appétit sans bornes pour les fruits.
- *Sulfur 9 CH*, 5 gr une fois par semaine. La personne est d'humeur plutôt joyeuse, joviale, optimiste, un tantinet égoïste et orgueilleuse. Cette jovialité cache souvent une grande tristesse.

BRUIT (Hypersensibilité au)

L'hypersensibilité au bruit s'accompagne le plus souvent de maux de tête : nous sommes énervés, des vertiges nous assaillent, et le moindre bruit nous fait tressaillir ou sursauter.

Un malheur vient rarement seul, comme si nous devenions par moments de véritables aimants à problèmes, et qu'une disposition chagrine nous rendait encore plus vulnérables. Toujours est-il que les recherches sur le bruit ne font que commencer à révéler les dégâts qui lui sont imputables.

Car il faut dire que l'environnement urbain met nos nerfs à rude épreuve et que nous sommes encore génétiquement peu préparés à affronter un milieu radicalement nouveau du point de vue de l'histoire humaine : dans sa forme actuelle, il n'a pas même un siècle, une fraction de seconde à l'échelle de l'espèce humaine.

Ainsi cette hypersensibilité fait, bien entendu, partie d'un ensemble de symptômes beaucoup plus large, et c'est justement le rôle du médicament homéopathique de guérir cet ensemble.

Restent par ailleurs les *Boules Quiès* et les différentes *techniques de relaxation* — qu'il faudrait enseigner à l'école — et qui peuvent nous aider à conserver un certain calme intérieur, grâce auquel nos surmonterons ces épreuves quotidiennes.

5 gr une fois par semaine :
- *Asarum 9 CH*. La personne nerveuse, frileuse, hypersensible, est allergique aux bruits même légers (les bruits grinçants surtout).

Elle a souvent mal à la tête et supporte mal le simple contact de ses vêtements.

- *Cantharis 9 CH.* La personne est anxieuse, agitée, parfois méchante; son irritabilité s'aggrave au bruit ou à la vue de l'eau.
- *Iodum 9 CH.* L'agité, maigre et anxieux, voit son état empirer lorsqu'il est à jeun et tolère mal la chaleur. Au grand air il a tendance à se calmer, comme quand il s'engage dans une activité physique. Impulsif, il ne tolère pas le bruit; il est souvent de mauvaise humeur.
- *Kali phosphoricum 9 CH.* Timide et craintive, hyperémotive, la personne est facilement découragée et n'a aucune confiance en elle-même. Indécise, manquant de volonté, elle est très sensible au toucher et à la douleur, en plus du bruit. Tout effort l'affaiblit vite, mais elle reprend courage lors des repas.
- *Nux vomica 9 CH.* La personne est hyperactive, congestionnée, nerveuse et impatiente, constamment tendue; dans bien des cas, elle abuse de café et de spiritueux. Le sommeil améliore son état.
- *Theridion 7 CH*, 10 gr une fois tous les quinze jours. La personne, agitée, éprouve constamment le besoin de s'activer, de s'occuper. Egalement sensible au toucher, elle a parfois l'impression que le bruit la pénètre entièrement, jusqu'aux dents.
- *Strychninum 9 CH.* Très excitée, autant physiquement que mentalement, cette personne est d'une irritabilité «explosive»; ses réflexes physiques sont exagérés, et elle supporte parfois très mal les courants d'air.

CAUCHEMARS Voir aussi TERREURS NOCTURNES (enfants)

S'ils sont normaux quand ils se présentent occasionnellement, les cauchemars à répétition, voire quotidiens, sont une source de tension désagréable qui gâche le sommeil. A noter que des vers peuvent être à l'origine de cauchemars chez les enfants.

Au coucher, une tisane avec quelques gouttes de *Sirop de fleurs d'oranger* est efficace, avec, si besoin est, 2 gr de *Sédatif P.C.* deux fois par jour. Un *bain de tilleul*, juste avant le coucher, peut également aider.

Deux gr en début de matinée après le cauchemar :
- *Kali bromatum 9 CH.* D'une grande faiblesse générale, et très sensible, l'enfant tremble au plus léger contact, ou au moindre bruit. Ses cauchemars se répètent. L'adulte se sent souvent en état d'insécurité, avec parfois des difficultés d'élocution, et il subit une grande fatigue intellectuelle.
- *Stramonium 9 CH.* L'enfant, qui a peur dans le noir, est très agité, presque sauvage, parfois cruel ; il a peur de l'eau. L'adulte parle sans cesse, est souvent tendu, avec un sentiment de culpabilité et, dans les cas extrêmes, des hallucinations.

CHAGRIN

Un chagrin, même compréhensible, dure parfois plus longtemps que nécessaire. C'est alors qu'une autre cause, plus profonde, est à l'œuvre, ou qu'une humeur par trop chagrine s'est installée. L'homéopathie peut être d'un certain recours pour se soustraire à ces influences négatives.

Trois granules tous les deux jours, d'un des remèdes suivants :
- *Ignatia 9 CH*, 3 gr. Très sensible, cette personne est portée à pleurer pour un rien. Repliée sur elle-même, elle a tendance à ruminer ses pensées. L'enfant est brillant, mais on le pousse trop, sur le plan scolaire notamment.
- *Gelsemium 9 CH.* La personne, peureuse, cherche à éviter le contact des autres et manifeste une peur excessive des examens et des prestations en public. Elle semble parfois abrutie.
- *Kali phosphoricum 9 CH.* Timide et craintive, hyperémotive, la personne est découragée, n'a aucune confiance en elle-même. Indécise, manquant de volonté, elle est très sensible au bruit et à la douleur. Elle s'affaiblit encore plus avec l'effort, mais reprend courage au cours du repas.
- *Lachesis 9 CH.* Le manque de joie caractérise cette personne au départ ; elle ne cesse de ressasser les mêmes vieilles idées. Insomniaque, elle s'attriste beaucoup sur son sort et les événements fâcheux semblent laisser des traces indélébiles dans son esprit.
- *Lycopodium 12 CH.* La personne, déprimée, manque de confiance en elle-même au point de se juger « finie », et sombre

dans une forme de dépression taciturne. Elle a des trous de mémoire, semble irritable et autoritaire. Il lui arrive fréquemment de faire des lapsus en parlant.

CLAUSTROPHOBIE

C'est la peur des espaces clos, qui se présente de façon plus ou moins aiguë. Si le cas est vraiment gênant, prenez *Argentum nitricum 5 CH*, 2 gr toutes les deux heures, en attendant de consulter un médecin.

CONFUSION MENTALE Voir aussi DÉPRESSION NERVEUSE

Il arrive qu'une personne soit dans un état de dépression ou de fièvre tel qu'elle sombre dans le délire, en proie à la confusion mentale. Ces circonstances requièrent, bien entendu, la présence d'un médecin. En attendant, vous pourrez avoir recours à un des médicaments suivants :

- *Baotisia 9 CH*, 3 gr trois fois par jour. La personne est incapable de fixer son attention et semble souffrir de dédoublement de la personnalité, ou sent une partie de son corps détachée du reste. Indifférente à tout, elle désespère de guérir.
- *Hyosciamus 9 CH*, 3 gr trois fois par jour. La personne alterne entre la stupeur et le délire ; méfiante, jalouse et soupçonneuse, elle fait des reproches à son entourage. Elle a tendance à faire de l'exhibitionnisme, et parle beaucoup de son travail.
- *Opium 9 CH*, 3 gr trois fois par jour. La personne est tellement engourdie sur le plan intellectuel qu'elle semble obtuse. Elle fait preuve d'indolence, réagit peu sur le plan sensoriel, comme si elle n'entendait ou ne voyait pas. Allergique à la chaleur, elle reprend un peu vie à l'air frais, ou avec des boissons froides.

DÉCOURAGEMENT Voir aussi DÉPRESSION NERVEUSE

Sans être des stimulants, certains remèdes homéopathiques peuvent parfois aider à « remonter la pente ».

- *Ambra grisea 9 CH*, 5 gr tous les deux jours. A la suite de soucis, de chagrins ou d'épreuves, la personne est déprimée, manque de réaction.

- *Kali phosphoricum 9 CH*, 3 gr deux fois par jour. La personne se sent vidée intellectuellement, elle est triste et indécise, anxieuse. Rapidement fatiguée, elle est encore plus affaiblie par les efforts, le bruit ou le froid. En revanche, elle reprend courage pendant les repas.

DÉPRESSION NERVEUSE Voir aussi APATHIE, DÉCOURAGEMENT

Il n'est pas possible ici de couvrir toutes les formes de dépression nerveuse. Ces situations relèvent d'une médecine appliquée, pratiquée sur le terrain.

- *Agaricus muscarius 12 CH*, 10 gr une fois par semaine. La personne est dans un état de **délabrement nerveux général**, en raison du surmenage intellectuel. Elle est triste, découragée, frileuse. Ses mains tremblent, l'effort mental comme le froid aggravent son cas. Elle cherche ses mots, a du mal à s'exprimer.
- *Ambra grisea 9 CH*, 5 gr tous les deux jours. A la suite de soucis, de chagrins ou d'épreuves, la personne est déprimée, **manque de réaction**. Elle pleure souvent et son état l'inquiète beaucoup. Sa faiblesse physique marquée s'ajoute à une mémoire défaillante, et elle est très gênée devant les étrangers.
- *Anacardium orientale 12 CH*, 10 gr une fois par semaine. **Irritable**, parfois colérique et grossière, cette personne a du mal à comprendre ce qu'on lui dit, à se concentrer ; sa mémoire lui fait défaut. Les forces lui manquent, elle perd confiance en elle-même. Les symptômes s'aggravent à jeun et avec l'effort intellectuel.
- *Antimonium crudum 12 CH*, 5 gr une fois par semaine. **Triste** et **constamment en larmes**, cette personne manifeste une tendance suicidaire.
- *Aurum metallicum 12 CH*, 5 gr une fois par semaine. La personne, frileuse, explose parfois en **violentes colères**. Dégoûtée de la vie, ses idées de suicide l'effraient elle-même.
- *Caladium 12 CH*, 5 gr tous les trois jours. Contre la dépression cérébrale qui s'installe à la suite d'**excès sexuels**. La personne a du mal à se concentrer, elle est irritable, hypersensible au bruit. Elle a parfois des vertiges en fermant les yeux. Son état s'aggrave dans une pièce chaude, s'améliore à l'air frais et après le sommeil.

- *Causticum 15 CH*, 5 gr une fois par semaine. Contre le type de dépression qui affecte souvent les **gens âgés**. La personne est faible, raide, et même légèrement paralysée par endroits. Maigre et desséchée, elle est triste, parle peu, semble anxieuse, le soir surtout, et dans l'obscurité. La chaleur du lit améliore son état.
- *Cocculus 9 CH*, 5 gr une fois par semaine. Dans le cas ou la dépression, caractérisée par des **réactions mentales lentes**, s'accompagne de susceptibilité, d'irritabilité et d'hypersensibilité face aux émotions comme au bruit. Les pertes de la mémoire récente et la mauvaise humeur sont fréquentes.
- *Fluoric acidum 15 CH*, 10 gr une fois par semaine. Amaigrie et **repliée sur elle-même**, cette personne semble perdre la mémoire, répond à peine aux questions qu'on lui pose, et le travail intellectuel l'épuise, lui donne des maux de tête.
- *Hyosciamus niger 9 CH*, 3 gr trois fois par jour. Un **abbatement physique** est ponctué de crises d'excitation passagères, suivies de prostration encore plus marquée. Inquiétudes ou difficultés prolongées, déceptions amoureuses, telles sont les origines possibles de cet état.
- *Ignatia 30 CH*, 10 gr tous les quinze jours. **A la suite d'un chagrin**, la personne se replie sur elle-même, devient silencieuse, soupire, bâille, et s'enfonce encore plus si vous essayez de la consoler, car elle est portée à la contradiction. Elle a souvent comme une boule dans la gorge ou dans l'estomac.
- *Kali bromatum 9 CH*, 3 gr trois fois par jour. Les troubles font suite à des soucis d'argent ou à un **surmenage intellectuel**. La personne est frileuse et agitée, elle a constamment besoin de bouger, les mains surtout. Elle a parfois des spasmes, ou fait des cauchemars.
- *Kali phosphoricum 9 CH*, 3 gr trois fois par jour. A la suite d'un **surmenage intellectuel**, la personne fait preuve d'un état d'épuisement cérébral, de tristesse et de découragement. Elle est indécise, hypersensible, anxieuse, et manque de volonté. Les efforts physiques l'épuisent.
- *Lilium tigrinum 12 CH*, 5 gr une fois par semaine. Mélancolique et anxieuse, irritable, cette personne a du mal à se concentrer, ses idées ne sont pas très claires. Le fait de la consoler aggrave son état, les marches au grand air l'améliorent.

- *Lycopodium 12 CH*, 5 gr une fois par semaine. La personne n'a plus **aucune confiance en elle-même**. Ses facultés mentales et sa mémoire semblent décliner en même temps que son goût pour l'action et le travail. Elle recherche le calme et la tranquillité, l'effort physique l'épuise.
- *Mercurius 9 CH*, 10 gr une fois par semaine. Centrée sur elle-même, cette personne a du mal à comprendre, à se concentrer ; sa mémoire lui fait défaut et répond lentement. Agitée, elle a envie de sortir, de voir du monde, et elle est très sensible aux changements de température.
- *Natrum carbonicum 12 CH*, une fois par semaine. **Faible et fatiguée**, sensible au froid, la personne ne tolère pas non plus le temps chaud ou orageux, qui lui donne des maux de tête ou l'épuise.
- *Natrum muriaticum 15 CH*, 10 gr une fois par semaine. **Triste et découragée**, la personne pleure, rumine ses douleurs, est indifférente à tout en dehors de son chagrin. Elle est le plus souvent réfractaire aux consolations.
- *Nux vomica 9 CH*, 10 gr une fois par semaine. Le **surmenage, d'origine professionnelle**, succède à une période trépidante. Triste et découragée, dégoûtée du travail, la personne a du mal à faire un effort mental, à se concentrer ; elle est irritable et hypertendue.
- *Phosphoric acidum 9 CH*, 5 gr une fois par semaine. **Epuisement physique, nerveux et cérébral**, lenteur et torpeur intellectuelles, par suite de surmenage, de soucis : tel est le tableau clinique. La personne voit sa mémoire lui faire défaut, elle est indifférente à tout ce qui pourrait lui demander un effort intellectuel ; tout effort aggrave d'ailleurs les symptômes.
- *Sepia 12 CH*, 10 gr une fois par semaine. La personne **manque totalement de forces**, elle est triste et apathique, frileuse et indifférente à tout. Elle évite la conversation et recherche la solitude. Souvent d'humeur irritable et bougonne, elle se sent cependant un peu mieux après un bon sommeil.

EPUISEMENT Voir aussi CONVALESCENCE, DÉPRESSION NERVEUSE, FATIGUE PSYCHIQUE

Moins radical que l'état de dépression nerveuse, l'épuisement nerveux ou vital est néanmoins très sérieux. Le sujet est plus conscient des réalités quotidiennes que la personne en état de dépression, mais ne voit quand même pas les choses comme lorsqu'elle est en bonne santé. C'est pourquoi il faut, autant que possible, l'entourer, l'empêcher de céder au découragement.

- *Agaricus 15 CH*, 10 gr une fois par semaine. La personne est faible, tant physiquement que mentalement, elle est frileuse, tremble beaucoup et manque de coordination dans ses mouvements. Triste et découragée, elle a des pertes de mémoire, ressent des vertiges. Les symptômes sont pires le matin, après les rapports sexuels ou après un effort mental.
- *Carbo vegetabilis 9 CH*, 10 gr une fois par semaine. La personne a perdu son énergie vitale, elle est frileuse et pâle, semble anémiée ; elle a parfois le bout du nez d'une couleur bleuâtre (cyanose). Les symptômes s'aggravent le matin et le soir, tard, dans une chambre trop chaude ou trop froide.
- *Phosphoric acidum 9 CH*, 3 gr par jour. Pour l'étudiant épuisé, dont les facultés intellectuelles cèdent à la torpeur, qui perd la mémoire. Il est pris d'aversion pour l'étude et la conversation, semble triste et découragé. Aggravés par l'effort (intellectuel ou physique), ces symptômes s'estompent dans le calme et la solitude.
- *Phosphoric acidum 15 CH*, 10 gr une fois par semaine. Les facultés intellectuelles sont lentes, engourdies. La personne perd la mémoire, elle est indifférente à tout, réfractaire à la conversation, à l'effort intellectuel.

FATIGUE PSYCHIQUE Voir aussi DÉPRESSION NERVEUSE, ÉPUISEMENT

Cette fatigue est caractérisée par des pertes de mémoire, le manque de confiance en soi, les peurs irrationnelles. La personne n'a plus envie de rien.

- *Arnica 9 CH*, 5 gr tous les deux jours. La personne est prostrée,

inerte, comme si elle avait reçu un choc. La conversation la déprime encore plus.
- *Gelsemium 9 CH*, 5 gr tous les deux jours. La personne a peur de tout, tremble et paraît hébétée.
- *Ignatia 9 CH*, 5 gr tous les deux jours. Le sujet est nerveux, il bâille, soupire et pleure. Il a souvent l'impression d'avoir une boule dans la gorge ou l'estomac.
- *Lachesis 9 CH*, 5 gr tous les deux jours. A la suite d'un chagrin profond, d'un choc sentimental, la personne devient tour à tour excitée et déprimée ; elle parle beaucoup. Son sommeil est agité de cauchemars.

FRILOSITÉ

Tout comme la sensibilité excessive au bruit, une trop grande frilosité peut représenter un symptôme important, lié à tout un contexte de maladie.

- *Asarum 9 CH*, 3 gr tous les deux jours. La personne, faible, a les nerfs à fleur de peau et tolère très mal le bruit.
- *Calcarea silicata 9 CH*, 5 gr une fois par semaine. Maigre et pâle, la personne est mentalement fatiguée, hypersensible, irritable, et elle recherche la solitude. Non seulement elle est frileuse mais encore elle supporte mal la chaleur forte et l'humidité, qui aggravent les symptômes.
- *Petroleum 12 CH*, 5 gr une fois par semaine. Maigre, la personne craint l'air froid et l'hiver en général. Sa peau est sèche, épaisse, terne et se fissure facilement. Elle ne transpire pas assez et elle souffre souvent de dépression et d'indécision.

HALLUCINATIONS

Le terme hallucination fait référence à toutes les déformations dans le travail de nos sens (la vue, l'ouïe, l'odorat, le toucher) en tant que « reporters du monde extérieur ». Les hallucinations qui concernent la sensation de notre corps sont, elles, les hallucinations dites **coenesthésiques**.

Ces situations requièrent la compétence d'un médecin. Si la personne accepte de la boire, une *tisane Santane N 9* peut l'aider à se calmer, de même qu'une simple infusion de tilleul, sucrée au miel.

En attendant, vous pouvez essayer un des remèdes suivants:

- *Absinthium 5 CH*, 2 gr toutes les deux heures. Pour l'alcoolique excité, en proie à des spasmes, irritable et souffrant de vertiges.
- *Absinthium 12 CH*, 10 gr une fois par semaine. Comme pour le précédent, s'il s'agit d'un cas chronique.
- *Antipyrine 5 CH*, 2 gr trois fois par jour. La personne est surexcitée mentalement, et elle souffre d'hallucinations visuelles ou auditives. Souvent, elle est prostrée et fait de la fièvre.
- *Cannabis indica 9 CH*, 3 gr deux fois par jour. Les hallucinations, visuelles ou auditives, merveilleuses et grandioses, se déroulent sur fond d'exaltation mentale. Vive d'esprit, la personne alterne entre l'hilarité et l'anxiété.
- *Hyosciamus niger 7 CH*, 2 gr par jour. Pour les hallucinations de la vue.
- *Stramonium 9 CH*. Le visage est rouge et congestionné pendant les crises, la personne est dans un état d'excitation cérébrale, d'agitation physique. Elle a peur quand elle se trouve seule et quand elle est dans le noir.

  Dans son délire, elle est terrifiée par des hallucinations visuelles.

HYPERSENSIBILITÉ Voir aussi FRILOSITÉ, TROUBLES DU CARACTÈRE
- *Brucea 9 CH*, 5 gr par trois jours. La personne ne peut supporter qu'on la touche.
- *Colchicum 9 CH*, 5 gr par trois jours. La personne a l'odorat hypersensible, avec une aversion profonde pour les odeurs de cuisine notamment, qui lui donnent la nausée, lui faisant prendre en dégoût la nourriture. La nausée lui vient parfois à la simple pensée des aliments.
- *Hydrophobinum 9 CH*, 3 gr tous les deux jours. C'est un remède d'ordre général, pour l'hypersensibilité au bruit, aux odeurs, à la lumière, au toucher... Par exemple, la vue, le bruit, ou même la seule pensée de l'eau qui coule suffisent pour déclencher différents troubles: irritabilité, maux de tête, envie d'uriner, etc.

- *Platina 7 CH*, 3 gr tous les jours. Pour la femme dont la vulve est très sensible au toucher et au frottement des vêtements.
- *Coffea 12 CH*, 10 gr une fois par semaine. La personne, hypersensible en général, nerveuse, est intellectuellement surexcitée.

HYPOCONDRIE

C'est bien connu : il suffit de passer quelques heures à lire un dictionnaire médical pour se trouver des symptômes correspondant à une demi-douzaine de maladies ! C'est là une version atténuée de **l'hypocondrie**, maladie par laquelle le patient se convainc qu'il est gravement atteint, que les symptômes qu'il éprouve indiquent une maladie grave. Et il en devient obsédé.

- *Aurum metallicum 9 CH*, 5 gr tous les deux jours. La personne, mélancolique, désire en fait la mort.
- *Natrum muriaticum 9 CH*, 2 gr tous les deux jours. La personne, réservée, communique peu ses problèmes (d'ordre digestif notamment) tout en les ruminant sans cesse.
- *Phosphorus 7 CH*, 3 gr tous les trois jours. La personne, anxieuse, passe au crible le moindre signe qui pourrait être un symptôme. Plutôt sympathique, elle recherche la compagnie des autres.

INSOMNIE Voir aussi SOMMEIL

Pour qui souffre d'insomnie chronique, il faudra réexaminer son mode de vie. Bien entendu, les soucis ne peuvent être écartés d'un coup de baguette magique. Il nous faut donc parvenir à conserver notre calme même dans les circonstances difficiles.

Nous pouvons essayer, en effet, d'adopter une disposition d'esprit qui nous rend moins vulnérable aux tracas : une bonne marche aide souvent à remettre les idées en place. Le fait d'éviter l'agitation des centres commerciaux le soir permet parfois de trouver le sommeil plus tôt.

Délaissez les stimulants

Par ailleurs, un **stimulant** comme le café serait aussi à délaisser, du moins progressivement, en commençant par retrancher les tasses qui viennent après la fin de l'après-midi, et en se cantonnant au café du matin, le plus difficile à supprimer totalement.

Comme beaucoup de problèmes de santé, l'insomnie est parfois le révélateur d'un mode de vie inadéquat. Quoi que vous fassiez, tâchez de ne pas tomber dans la **facilité des somnifères**. Le corps s'y habitue et, après un temps, ne peut plus s'en passer. Et de plus, cinq heures de sommeil produites par les somnifères valent moins que deux heures de sommeil naturel.

- *Le thé de mélisse-citron*, auquel vous ajouterez un peu de houblon, constitue un excellent somnifère. N'oublions pas non plus la traditionnelle *valériane*, dont l'effet est cependant momentané. Les *bains de Kuhne* (voir ce mot) sont aussi un moyen de venir à bout de l'insomnie.
- Egalement très efficace : *Passiflora en 1ière dilution décimale*, cinq gouttes dans un peu d'eau, renouvelé à chaque réveil.

Trois gr d'un des médicaments suivants, une heure avant le coucher (répétez si besoin est), *en 5 CH* s'il s'agit d'une insomnie passagère, et en *9 CH* si l'insomnie est un problème habituel :
- *Aguilegia 5 CH.* Pour la femme nerveuse, dont le sommeil est agité et de courte durée. Elle a parfois des spasmes ou des tremblements.
- *Argentum nitricum 7 CH.* L'insomnie est provoquée par l'appréhension d'un événement.
- *Arnica 7 CH.* La personne est agitée, le lit lui paraît dur. Après un surmenage intellectuel ou des soucis.
- *Avena sativa 1 CH.* Pour l'insomnie en général.
- *Belladonna 5 CH.* L'insomnie s'installe malgré la fatigue.
- *Chamomilla 7 CH.* Pour les personnes nerveuses, qui font des cauchemars et transpirent quand elles s'endorment.
- *Cora 5 CH.* L'insomnie survient en altitude.
- *Coffea 7 CH.* Les idées et les émotions qui affluent en grand nombre empêchent la personne de trouver le sommeil.
- *Gelsemium 7 CH.* L'insomnie est due à la fatigue intellectuelle. Même si elle s'assoupit, la personne n'arrive pas à trouver le sommeil. A utiliser aussi dans le cas d'insomnie après une mauvaise nouvelle.

- *Ignatia 7 CH.* Déprimée, tourmentée par un chagrin, cette personne bâille et soupire constamment sans s'endormir. Des démangeaisons la réveillent parfois.
- *Kalium phosphoricum 5 CH.* L'insomnie est liée au surmenage intellectuel.
- *Nux vomica 5 CH.* Le surmenage, le travail, l'abus de café, les discussions prolongées précèdent l'heure du coucher.
- *Passiflora 5 CH.* La personne est agitée, nerveuse, faible et épuisée, parfois en proie à un chagrin.
- *Stramonium 7 CH.* Dans le cas de terreurs nocturnes ou de la peur du noir qui empêchent l'enfant de dormir.
- *Sulfur 5 CH.* Le sommeil très léger de cette personne est interrompu au moindre bruit et entrecoupé de rêves perturbateurs.
- *Valériana.* Une activité mentale en effervescence, une humeur changeante, une sensation de fourmis dans les jambes caractérisent cette forme d'insomnie.

MÉMOIRE

«La mémoire est la faculté qui oublie», dit la phrase bien connue. En fait son action consiste à sélectionner et classer les faits et les noms significatifs. En effet, notre santé mentale repose aussi sur le fait que nous oublions une partie de ce qui nous arrive.

Il n'est pas difficile de comprendre l'importance de la mémoire et de l'oubli. S'il fallait que nous nous souvenions de tout, de chaque détail de la vie quotidienne d'hier, d'avant-hier, des moindres affronts, de toutes les douleurs, la vie deviendrait un enfer.

Dans le cas des traumatismes, par exemple, n'est-il pas heureux qu'avec le temps le souvenir perde de son acuité, devienne de moins en moins présent ? Comparons la mémoire au tableau d'une salle de classe : les élèves ne pourraient plus lire ce qui est écrit au tableau, si chaque soir l'un d'entre eux n'effaçait la leçon du jour.

Là où il y a problème, c'est quand cet élève devient un peu trop zélé, effaçant aussi les données utiles pour le lendemain. Car sans mémoire, la plus brillante intelligence paraît handicapée. Or nous n'avons pas toujours le contrôle de nos souvenirs. Parfois, nous aimerions oublier, parfois nous n'arrivons pas à nous rappeler.

- *Anacardium orientale 9 CH*, 3 gr trois fois par jour. L'étudiant a tant étudié qu'il arrive au point où il ne parvient plus à assimiler quoi que ce soit, et où il ne peut même plus se rappeler ce qu'il avait appris auparavant, Aussi pour la personne qui oublie des faits récents, oublie des noms, avec pour résultat qu'elle commence à perdre confiance en elle-même. Elle est parfois susceptible et indécise.
- *Baryta carbonica 9 CH*, 10 gr une fois par semaine. La personne est lente à apprendre, ou elle se perd dans des endroits qu'elle connaît bien.
- *Caladium 9 CH*, 3 gr trois fois par jour. Frappée d'amnésie temporaire, cette personne perd parfois complètement le fil de ses pensées.
- *Kali bromatum 9 CH*, 3 gr trois fois par jour. La personne oublie ses mots, en remplace un par un autre. Indifférente et triste, elle est portée à faire des cauchemars.
- *Kalium phosphoricum 9 CH*, 3 gr trois fois par jour. La personne a du mal à se concentrer sur une idée, elle est déprimée et surmenée.
- *Luesinum 9 CH*, 3 gr trois fois par jour. La tendance est à l'oubli des noms propres, des noms de rue.
- *Medorrhinum 9 CH*, 3 gr trois fois par jour. La mémoire fait presque entièrement défaut.
- *Nux vomica 9 CH*, 3 gr trois fois par jour. Le sujet n'arrive pas à travailler, a des trous de mémoire.
- *Phosphoricum 9 CH*, 3 gr trois fois par jour. Les oublis sont fréquents le matin surtout.
- *Silicea 9 CH*, 3 gr trois fois par jour. La personne manque de confiance en elle-même, a du mal à fixer son attention et s'embrouille longuement dans ses pensées.
- *Sulfur 9 CH*, 3 gr trois fois par jour. Le sujet oublie les noms propres et les événements récents.

NERVOSITÉ Voir aussi ANXIÉTÉ, BRUIT (hypersensibilité au), HYPERSENSIBILITÉ, INSOMNIE, STRESS, TREMBLEMENTS

En fait, dans une certaine mesure, nous sommes tous nerveux, et cela ne signifie pas pour autant que nous soyons tous malades. Bien dosée, la nervosité est une forme d'éveil, comme la nervosité du champion de tennis, attentif aux mouvements de son adversaire, de l'autre côté du filet.

Mais il arrive parfois un moment où cette nervosité devient excessive, nous fait trembler, dire des bêtises, lâcher des objets, faire exactement ce que nous ne voulions pas faire, bref nous rend la vie impossible.

C'est alors que nous essaierons généralement de modifier nos conditions de vie, pour donner du repos à notre organisme, par des vacances à la campagne, par exemple. Pour ceux qui ne peuvent s'offrir ce luxe, il faut trouver d'autres moyens de se détendre, quitte à maîtriser une ou plusieurs techniques de relaxation...

Si vous avez les nerfs détraqués, encore une fois votre alimentation est à étudier de près. Essayez, au départ, de restreindre le plus possible votre consommation de **café** et **d'alcool**. Le régime recommandé, le même que pour la **Gastrite** (voir cette rubrique), est conçu de façon à éliminer les aliments susceptibles de provoquer une excitation exagérée du système nerveux.

Par ailleurs *la vitamine C* constitue une excellente nourriture naturelle pour les nerfs. La *levure*, qui contient de la vitamine B1 et B2, est également un fortifiant du système nerveux. Utilisez plutôt de *l'extrait de levure* si vous avez des difficultés de digestion. Evitez les endroits survoltés, recherchez le calme, tâchez de dormir davantage.

- *Agaricus 9 CH*, 10 gr une fois par semaine. Le tremblement constant des mains donne lieu à une maladresse marquée. Cette personne est souvent triste, avec des difficultés à s'exprimer, à trouver le mot juste.
- *Aguilegia 6 CH*, 3 gr trois fois par jour. La femme, dont le sommeil est agité et de courte durée, a parfois des spasmes musculaires.

- *Asarum europaeum 9 CH*, 10 gr une fois par semaine. Hypersensible, les nerfs à fleur de peau, cette personne tolère mal les bruits, même légers, les bruits grinçants surtout.
- *Asa foetida 9 CH*, 3 gr trois fois par jour. Irritable, d'humeur changeante, cette personne supporte très mal la douleur. Elle a parfois des spasmes. Ses symptômes s'améliorent au grand air.
- *Borax 9 CH*, trois fois par jour. Adulte ou enfant, le sujet est pâle et maigre. Nerveux, anxieux, agité pour un rien, fréquemment de mauvaise humeur, il sursaute au moindre bruit. Son état s'aggrave quand il est penché vers l'avant.
- *Chamomilla 9 CH*, 10 gr tous les quinze jours. La personne ne se calme qu'entourée de vibrations : dans le train, au cinéma, ou en travaillant avec la radio allumée.
- *China 9 CH*, 3 gr trois fois par jour. La nervosité s'accompagne d'hypersensibilité aux odeurs et au toucher.
- *Chloralum 4 CH*, 3 gr trois fois par jour. La personne, nerveuse, souffre souvent de maux de tête, encore aggravés par l'alcool.
- *Kali bromatum 9 CH*, 3 gr trois fois par jour. La personne nerveuse, plutôt déprimée, agitée, a les mains et les doigts qui bougent sans cesse. L'effort mental renforce sa nervosité.
- *Kali phosphoricum 9 CH*, 3 gr trois fois par jour. Les jambes de cette personne sont constamment agitées.
- *Nitric acidum 9 CH*, 3 gr trois fois par jour. La personne est nerveuse, faible, elle a tendance à maigrir. Elle est souvent sombre et prostrée, indifférente, lasse ou irritable. Son état s'aggrave avec le manque de sommeil.
- *Nux vomica 9 CH*, 3 gr trois fois par jour. Le sujet est à la fois nerveux et irritable.
- *Valeriana 9 CH*, 3 gr trois fois par jour. Très excitable, d'humeur changeante, ce sujet passe de l'agitation volubile et euphorique à l'humeur irritable ; tendance plus marquée à jeun.
- *Zincum 9 CH*, 3 gr trois fois par jour. La personne dont les jambes s'agitent sans arrêt, même quand elle dort.

OPPRESSION Voir aussi ASTHME, ESSOUFFLEMENT

Cette sensation de gêne respiratoire, avec l'impression d'avoir un poids sur la poitrine, est parfois d'origine nerveuse. Cette oppression s'accompagne d'un malaise psychique.

- *Ignatia 9 CH*, 3 gr trois fois par jour. Le remède le plus général.
- *Opium 7 CH*, 3 gr trois fois par jour. La personne se sent opprimée, elle a l'impression de suffoquer au moment de s'endormir, et elle est portée à somnoler toute la journée.

SCHIZOPHRÉNIE Voir aussi DÉPRESSION NERVEUSE, INSTABILITÉ D'HUMEUR

Cette maladie grave relève de la compétence du médecin. Elle est généralement caractérisée par un dédoublement de la personnalité. Absorbée par une réalité autre, la personne perd le contact avec le monde environnant, délire et ne peut généralement plus subvenir elle-même à ses besoins.

Très souvent, elle doit être prise en charge par une institution médicale, car la famille ou les amis s'épuisent rapidement devant la constante attention qu'il faut consacrer à ce malade.

Dans certains cas, au début, il est possible d'uliliser les remèdes de la dépression nerveuse. Les indications suivantes pourront aussi être utiles.

- *Anacardium 12 CH*, 10 gr une fois par semaine. Dans les cas chroniques de dédoublement de la personnalité. Le malade a la sensation que son esprit est séparé de son corps, il perçoit mal le monde extérieur; souvent irritable, son indécision entre des impulsions contradictoires rend son caractère très instable.
- *Baptisia 12 CH*, 10 gr une fois par semaine. Le malade est calme, mais dans un état de confusion mentale où il a du mal à fixer son attention. Il se croit double, pensant qu'une partie de son corps s'est détachée du reste. Il se sent incapable de jamais guérir.
- *Cannabis indica 10 CH*, 10 gr une fois par semaine. Le malade est exalté, euphorique, il parle beaucoup. Son esprit ne semble pas atteint, mais il a de brusques variations d'humeur, devenant

tout à coup anxieux. Il a parfois des idées de grandeur, ou encore il craint de devenir fou.

- *Stramonium 12 CH*, une fois par semaine. Le malade est très agité, il a des angoisses, parfois des hallucinations. Il est porté à la violence.

SOMNAMBULISME

Vous le savez déjà : il ne faut jamais réveiller un somnambule.

- *Artemisia vulgaris 9 CH*, 5 gr une fois par semaine. La personne est très nerveuse.
- *Kali bromatum 9 CH*, 3 gr trois fois par jour. Le sommeil est agité, la personne gémit et pousse des cris, en proie à des cauchemars
- *Kali phosphoricum 9 CH*, 3 gr 1, 2, 3, 4, 5 fois par jour. Pour la personne d'humeur grincheuse, au sommeil agité.

TICS

Les tics, se sont des mouvements qui se produisent indépendamment de la volonté de la personne, sans raison apparente.

Dans le cas de l'enfant, il ne faut pas espérer qu'il puisse se débarrasser de ses tics par un effort de volonté ; il est donc inutile et même tout à fait nocif de le gronder. Mieux vaut chercher à le calmer, à le distraire, s'efforcer de réduire les sources de stress.

- *Mygale lasiodora 7 CH*, et *Thuya occidentalis 7 CH*, 5 gr par semaine, en alternant d'une semaine à l'autre.

TREMBLEMENTS Voir aussi NERVOSITÉ

- *Gelsemium sempervirens 5 CH*, 2 gr immédiatement. Pour les tremblements causés par les émotions, les premiers accès d'une fièvre, ou même par l'abus de café, de tabac ou d'alcool.

TROUBLES DU CARACTÈRE

Sous ce vocable se trouvent réunis plusieurs « travers du caractère » que l'homéopathie peut contribuer à faire disparaitre — parfois au grand soulagement de la personne affectée et de son entourage.

Les troubles présentés le sont sous leur forme dite « pathologique », quand les problèmes deviennent graves. Cela ne signifie pas que vous devez trouver tous ces symptômes pour identifier le bon remède. De même, vous n'avez pas à attendre qu'un cas devienne pathologique pour essayer d'y porter remède.

Dans la mesure du possible, essayez de doubler le traitement homéopathique d'une **démarche personnelle** : il existe des thérapies et des thérapeutes pour presque tous les problèmes. Si vous estimez que le problème est mineur et ne nécessite pas une telle démarche, considérez les choses du point de vue du développement personnel : non pas pour vous débarrasser d'un problème, mais bien pour vous enrichir sur le plan personnel.

C'est pourquoi vous aurez toujours avantage à essayer de concrétiser et de faciliter le changement, notamment par la **communication**, soit avec vos proches, soit à l'intérieur d'un cadre plus formel, dans une thérapie ou un groupe de rencontre, par exemple... Il est toujours très difficile, parfois décourageant, de progresser seul dans ce type de... « travail ».

Agressivité Voir aussi COLÈRE
- *Mercurius solubilis 9 CH*, 5 gr une fois par semaine. Le sujet est du type « meneur de jeu », porté sur la violence (parfois exercée sur les animaux), querelleur.
- *Nux vomica 9 CH*, 10 gr une fois par semaine. Impatient, irritable, ce sujet ne demande pas, il exige.
- *Staphysagria 9 CH*, 10 gr une fois par semaine. Souvent de mauvaise humeur, cette personne se fâche facilement, est portée à lancer des objets pour manifester sa colère.

Arrogance Voir aussi ORGUEIL dans TROUBLES DU CARACTÈRE
- *Lycopodium 9 CH*, 5 gr une fois par semaine. Il critique énormément les autres, et il est partagé entre son désir de rester seul et son incapacité à assumer la solitude. Il pleure facilement et ne tolère pas la contradiction. Amer, il souffre de pensées sombres dont il n'arrive pas à se défaire.
- *Platina 9 CH*, 5 gr une fois par semaine. Orgueilleuse, cette personne est aussi mélancolique, avec un goût prononcé pour le

beau. Elle se trouve sous-estimée, incomprise. Il s'agit souvent d'un individu exalté, plein de lui-même, en conflit avec son milieu, sujet à la peur. Le symptôme est aggravé par les émotions, la fatigue nerveuse, la frustration et le toucher.

- *Veratrum album 9 CH*, 5 gr une fois par semaine. La personne, anxieuse, critique beaucoup les autres, et se fâche facilement.

Autoritarisme

Pour ce travers qu'est l'autoritarisme, comme pour la plupart des difficultés d'ordre psychique nommées ici, il faut comprendre que le remède à lui seul ne peut tout résoudre. La plupart du temps, il faudra que le remède homéopathique soit doublé d'une aide professionnelle ou d'un changement de milieu pour que le problème ne ressurgisse pas au moindre prétexte.

- *Aurum metallicum 9 CH*, 5 gr une fois par semaine. Porté à faire des colères violentes, cet individu a du mal à modérer ses instincts mais sa bonne humeur revient aussi rapidement. Il a du mal à vivre et laisser vivre les autres.
- *Nux vomica 9 CH*, 5 gr une fois par semaine. Il a tendance à être susceptible, coléreux, même pour une bagatelle, et les idées nouvelles le rebutent. Il est souvent triste, soucieux, renfermé.

Bigotisme

Ici, c'est l'entourage de la personne atteinte qui souffre plus qu'elle, par l'étroitesse de ses vues et l'intransigeance des jugements qu'elle porte sur ceux qui l'entourent. « Vivre et laisser vivre », lui répétera-t-on. Sans oublier que cette personne, peut-être plus qu'une autre, a aussi besoin de chaleur.

- *Stramonium 7 CH*, 3 gr deux fois par jour.

Bouderie

- *Natrum muriaticum 7 CH*, 5 gr. La personne est repliée sur elle-même, communique peu, recherche la solitude pour ruminer son passé.
- *Sepia 7 CH*, 5 gr tous les deux jours. Pour la personne qui

punit son entourage en gardant obstinément le silence pendant de longues périodes.

Caprice

- *Chamomilla 9 CH*, 5 gr une fois par semaine. Jamais contente, jamais satisfaite, cette personne est souvent grossière et rancunière, elle n'aime pas qu'on l'approche ou la touche. Chez l'enfant, les « crises » se produisent souvent le soir.
- *Cina 9 CH*, 5 gr une fois par semaine. Têtu et grognon, cet individu n'aime pas qu'on le regarde ou l'approche, il rejette même ce qu'il voulait quelques instants plus tôt. L'enfant est timide et craintif, insensible aux caresses, porté à bâiller beaucoup.
- *Staphysagria 9 CH*, 5 gr une fois par semaine. Cette personne est hypersensible et susceptible ; fréquemment de mauvaise humeur, elle rumine souvent de vieux chagrins.

Colère Voir aussi AGRESSIVITÉ

N.B. **Après une colère**, vous pouvez donner *Colocynthis 9 CH*, 3 gr à la personne, pour l'aider à se calmer.

- *Cereus serpentinus 9 CH*, 10 gr une fois par semaine. Pour la personne portée à faire des colères terribles, accentuées de grossièretés et de jurons. En dehors de ces accès, elle est plutôt dépressive.
- *Cimex 12 CH*, 5 gr une fois par semaine. La personne est sujette à des colères violentes, avec une envie de tout casser.
- *Colocynthis 5 CH*, 2 gr toutes les demi-heures. Très susceptible, cette personne tombe malade après avoir fait une colère.
- *Ignatia 5 CH*, 2 gr toutes les demi-heures. Pour les femmes, surtout, au caractère changeant, qui sont facilement agacées, et dont les colères déclenchent des troubles divers.
- *Nux vomica 9 CH*, 5 gr une fois par semaine. Cette colère est surtout le fait de l'homme d'affaires intolérant, intransigeant.
- *Stramonium 12 CH*, 10 gr une fois par semaine. Le visage congestionné, les yeux brillants, la personne devient violente et méchante.

- *Veratrum album 9 CH*, 5 gr une fois par semaine. La personne, anxieuse, critique sans cesse les autres. Une fois en colère, elle devient furieuse, se met à hurler, veut mordre et tout déchirer.

Confiance en soi (manque de) Voir aussi TRAC, TROUBLES DU COMPORTEMENT au chapitre L'ENFANCE

- *Lycopodium 12 CH*, 10 gr une fois par semaine. Pour le déprimé qui a perdu le goût de l'action et du travail, a tendance à faire de l'aboulie. Il se sent « fini », en même temps qu'il fait preuve d'irritabilité. Il tolère mal qu'on le contredise. Il est sexuellement affaibli.

Culpabilité (excès de)

- *Lachesis 9 CH*, 5 gr une fois par semaine. La personne est portée à gémir sur son sort, à faire des colères et à les regretter, parfois jalouse sans raison.
- *Lilium tigrinum 9 CH*, 5 gr une fois par semaine. Mélancolique et désespérée, cette personne est du type déprimé et scrupuleux.
- *Pulsatilla 9 CH*, 5 gr une fois par semaine. La personne, douce, aimable, affectueuse et plutôt résignée recherche la sympathie. Elle est souvent triste et taciturne.

Impatience

- *Argentum nitricum 9 CH*, 5 gr une fois par semaine. La personne fait tout à la hâte.
- *Nux vomica 9 CH*, 5 gr une fois par semaine. De tempérament nerveux, bilieux, cette personne aime travailler, être active. Constamment tendue, elle est souvent surmenée et irritable, pressée d'obtenir une réaction ou un résultat.

Instabilité d'humeur

- *Actaea racemosa 9 CH*, 5 gr une fois par semaine. Hypersensible, loquace, cette personne est très affectée par les difficultés émotives (notamment en cas de ménopause ou de grossesse chez les femmes), et le froid humide. Elle sombre alors dans le chagrin en soupirant, larmoyante et indifférente.

- *Ambra grisea 5 CH*, 3 gr trois fois par jour. La personne devient hypersensible à la suite de soucis prolongés.
- *Crocus 9 CH*, 5 gr une fois par semaine. La femme, à l'humeur instable, changeante, est encore plus affectée par la chaleur. Le grand air améliore son état.
- *Ignatia 9 CH*, 5 gr une fois par semaine. Ces personnes à l'humeur changeante sont souvent l'objet de réelles contrariétés. La fatigue nerveuse va de pair avec une certaine tristesse ; les épreuves génèrent une forme d'insécurité. Un remède utile à notre époque de changement et de fébrilité.
- *Lachesis 9 CH*, 5 gr tous les deux jours. A la suite d'un chagrin profond, d'un choc sentimental, la personne est tour à tour excitée et loquace (le matin surtout), prostrée et déprimée (le soir surtout). Son sommeil est agité de cauchemars.
- *Nux moschata 5 CH*, 5 gr une fois par jour. A la limite de la crise de nerfs, la nervosité de cette personne hypersensible oscille entre la grande gaieté et l'indifférence, voire la tristesse.
- *Pulsatilla 9 CH*, 5 gr par semaine. La personne, qui passe du rire aux larmes en une seconde, est parfois distraite, indécise et susceptible. La jeune femme est craintive face au sexe opposé.
- *Veratrum album 12 CH*, 5 gr une fois par semaine. Cette personne est triste, anxieuse, elle a tendance à rester prostrée, à gémir. Mais son humeur peut changer brusquement, devenant alors agitée, excitée, violente.

Intolérance

- *Nux vomica 7 CH*, 5 gr tous les deux jours. La personne a du mal à assimiler des idées nouvelles. Ne supporte pas d'être contrariée.
- *Staphysagria 9 CH*, 5 gr une fois par semaine. Le cas de la personne susceptible, qui « garde tout sur l'estomac », ne digère ni le chagrin ni les affronts.

Intolérance à la contradiction

- *Aloe 9 CH*, 5 gr une fois par semaine. La personne est triste, son humeur aggravée par temps humide, brumeux et chaud.

- *Aurum metallicum 9 CH*, 5 gr une fois par semaine. La personne anxieuse, plutôt instable, incapable de vivre et de laisser vivre les autres, suit des règles de conduite vieillottes, transmises par son milieu familial.
- *Bryonia 9 CH*, 5 gr une fois par semaine. La personne anxieuse, confuse, irritable et peureuse, qui recherche la solitude, parle surtout de ses occupations.
- *Lycopodium 9 CH*, 5 gr une fois par semaine. Dépressive et anxieuse, très sensible, cette personne a l'esprit critique très développé, elle est intelligente mais étroite d'esprit.
- *Nux vomica 12 CH*, 5 gr une fois par semaine. Le sujet actif, travailleur, toujours tendu, a du mal à assimiler les idées nouvelles. Il est irritable et querelleur, susceptible.
- *Sepia 9 CH*, 5 gr une fois par semaine. Mélancolique, cette personne a tendance à voir tout en noir ; elle a du mal à s'organiser et s'isole pour ruminer ses problèmes, même si elle craint la solitude. Mais une courte sieste la remet d'aplomb.

Irritabilité
- *Arsenicum album 7 CH*. La personne est agitée.
- *Chamomilla 9 CH*, 5 gr tous les trois jours. La personne, nerveuse, irritable, capricieuse, ne veut pas qu'on la touche. L'enfant retrouve en revanche sa bonne humeur quand on le porte, qu'on le berce.
- *Cina 9 CH*, 5 gr tous les deux jours. La personne adulte est nerveuse, irritable, susceptible ; l'enfant, grognon.
- *Hyosciamus 7 CH*, 5 gr une fois par semaine. Méfiante et susceptible, hypersensible, la personne est aussi agressive et loquace.
- *Lycopodium 5 CH*, 3 gr trois fois par jour. La personne souffre du foie, elle a des troubles digestifs et devient irritable, agacée, nerveuse. Elle a parfois des accès de colère.
- *Moschus 5 CH*, 5 gr toutes les demi-heures. Pour la crise de nerfs, l'irritabilité portées au paroxysme.

Jalousie
- *Apis 12 CH*, 5 gr une fois par semaine. La jalousie avec rage.

- *Hyosciamus 15 CH*, 10 gr une fois par semaine. La personne peureuse et jalouse, irritable et soupçonneuse.
- *Lachesis 12 CH*, 10 gr une fois par semaine. Jalouse sans raison, la personne manque de sécurité, craint de devenir inutile.

Lenteur
- *Baryta carbonica 12 CH*, 5 gr tous les trois jours. La personne qui a du mal à comprendre.
- *Calcarea phosphorica 15 CH*, 5 gr une fois par semaine. « L'adolescent qui grandit trop vite », devient nerveux, agité. Dès qu'il entreprend une chose, il l'abandonne, et il a du mal à se concentrer, à faire le tri entre toutes les choses qui sollicitent son attention. Il a des migraines.
- *Mercurius 9 CH*, 5 gr tous les deux jours. La personne a du mal à s'exprimer.
- *Onosmodium 12 CH*, 3 gr tous les deux jours. La personne comprend avec difficultés, a du mal à se concentrer. Elle subit un genre de dépression cérébrale, aggravée par l'air humide et chaud, améliorée par le repos et le sommeil.

Léthargie Voir aussi APATHIE
- *Hydrocyanic acidum 9 CH*, 3 gr deux fois par jour. La personne est prostrée, elle semble absorbée dans ses idées, ses yeux réagissent à peine à la lumière.

Maladresse Voir aussi NERVOSITÉ
- *Natrum muriaticum 9 CH*, 3 gr par jour. Plus elle est énervée, plus cette personne devient maladroite. Ses mouvements se font alors encore plus brusques et imprécis qu'à l'accoutumée.

Méchanceté Voir aussi AGRESSIVITÉ
- *Chamomilla 9 CH*, 10 gr une fois par semaine. Malgré le fait qu'elle soit souvent consciente du tort qu'elle fait aux autres, cette personne ne contrôle guère son caractère. Elle est aussi nerveuse et irritable en général.

Orgueil

- *Lycopodium 9 CH*, 5 gr une fois par semaine. L'échec lui est insupportable.
- *Platina 9 CH*, 5 gr une fois par semaine. Orgueilleux et plutôt agressif, il a l'impression de valoir plus que les autres. Dans le fond, c'est un timide.
- *Veratrum album 9 CH*, 5 gr une fois par semaine. Il critique les autres, à qui il reproche sans arrêt leurs défauts.

Paresse

- *Carbo vegetabilis 9 CH*, 10 gr une fois par semaine. La personne est comme endormie, elle semble incapable de rassembler ses idées. Elle devient plus vive avec l'air frais.
- *Gelsemium 9 CH*, 10 gr une fois par semaine. Cette personne semble abrutie, sa sensibilité est comme émoussée.

Peurs

Donnez le médicament approprié, à raison de 3 gr en **basse dilution** (*5 CH*) toutes les heures quand la personne est sous le coup d'une peur aiguë. Si la peur est maladive, continuelle — auquel cas il s'agit plutôt d'une phobie — la posologie sera de 10 granules une fois par semaine, en dilution **plus élevée** (*9 CH* ou *12 CH*).

Pour aider la personne à se remettre **après une peur**, donnez-lui *Aconit 9 CH*, 3 gr.

- *Aconit*, contre la peur de la mort.
- *Actaea racemosa*, pour combattre la peur de l'accouchement ou la peur de devenir fou.
- *Argentum nitricum*. Le sujet a peur d'être seul, peur de la foule, des espaces, des hauteurs (anxiété en général).
- *Belladonna* combat la peur des animaux.
- *Brucea* écarte la peur d'être touché.
- *Calcarea carbonica* peut être efficace contre la peur de l'avenir.
- *Causticum*, pour que l'obscurité ne fasse plus peur.
- *Hydrocyanic acid*: même problème.
- *Hyosciamus*, contre la peur de l'eau et de la contagion.

- *Lycopodium* : pour qui craint les responsabilités.
- *Phosphorus* atténue la peur des revenants et des maladies.
- *Pulsatilla* diminue l'appréhension du sexe opposé.
- *Radium bromatum*, contre la peur du noir et de la solitude.
- *Rhododendron* combat la peur de l'orage.
- *Stramonium* prévient la hantise de l'obscurité, des tunnels.

Pleurs

- *Ignatia amara 9 CH*, 10 gr une fois par semaine. Les larmes sont entrecoupées de gros soupirs.
- *Natrum muriaticum 9 CH*, 10 gr une fois par semaine. La personne est triste, semble toujours au bord des larmes.
- *Pulsatilla 9 CH*, 10 gr une fois par semaine. La personne, émotive, tombe en larmes pour un rien. Elle recherche la compagnie.
- *Sepia 9 CH*, 10 gr une fois par semaine. Comme pour *Pulsatilla*, la personne pleure pour un rien, mais en revanche elle recherche plutôt la solitude. Lorsque vous voulez la consoler, la crise de larmes empire.

Soupçon

- *Anacardium 9 CH*, 5 gr une fois par semaine. La personne se révèle soupçonneuse à l'excès.

Suicidaire

- *Alumina 15 CH*, 10 gr une fois par semaine. A la vue du sang ou d'un couteau, cette personne est prise de l'impulsion de se suicider. En général elle a du mal à organiser ses pensées, elle est indécise et jamais satisfaite.
- *Aurum metallicum 12 CH*, 10 gr une fois par semaine. Anxieuse, jamais satisfaite d'elle-même, cette personne n'arrive pas à maîtriser ses impulsions, tant elle est agressive et passionnée. Instable, elle est dans le fond plutôt gaie.
- *Naja 15 CH*, 10 gr une fois par semaine. La personne a de brusques envies de mettre fin à ses jours. Elle est plus susceptible de subir ce genre d'envies après un orage, après le repas, ou après avoir consommé de l'alcool.

- *Natrum sulfuricum 15 CH*, 10 gr une fois par semaine. C'est le dégoût de la vie qui donne à cette personne des idées de suicide (qu'elle trouve difficiles à combattre) quand elle est en état de dépression nerveuse. En général, elle évite la compagnie.

Violence

- *Hepar sulfur 12 CH*, 5 gr une fois par semaine. La personne, qui entretient des idées de violence, parle rapidement et de façon agressive. De façon générale, *Hepar sulfur* est triste et déprimé le soir.
- *Hyosciamus 9 CH*, 10 gr une fois par semaine. Enfant, il aime se battre et donner des coups. Adulte il est méfiant, jaloux, souvent en conflit avec son entourage.
- *Veratrum album 9 CH*, 5 gr une fois par semaine. Quand elle se fâche, cette personne s'agite, devient furieuse, veut mordre et se met à hurler. C'est en général une personne anxieuse, qui reproche toujours leurs défauts aux autres.

CHAPITRE 4

APPAREIL CIRCULATOIRE

APOPLEXIE

« L'attaque » : une personne apparemment bien portante la seconde d'avant s'écroule brutalement en perdant connaissance. Le visage est congestionné et bouffi, la respiration bruyante, les sphincters se relâchent. Elle peut aussi demeurer consciente et assister, impuissante, à la paralysie qui envahit un côté de son corps.

L'apoplexie est en fait une forme de coma dû à la rupture d'une artère cérébrale qui déclenche l'inondation d'une partie du cerveau.

Les signes précurseurs

Une paralysie, légère ou partielle, une vision embrouillée et même la cécité complète, des chutes sans raison ou des maux de tête intenses, avec vertiges et vomissements : ce sont autant de signaux d'alarme, au demeurant inquiétants par eux-mêmes.

Des précautions à prendre

L'apoplexie est plus fréquente à partir de la cinquantaine. Il convient donc, si vous voulez la prévenir, de vous habituer à faire des repas copieux une exception de circonstance plutôt qu'une habitude. De surcroît, évitez les efforts physiques inhabituels et le surmenage, tout en vous ménageant des moments de plein air et d'exercice modéré de façon quotidienne (marche, jardinage, etc.)

En cas de crise

Prévenez le médecin sans tarder. En attendant, glissez deux granules de *China 4 CH* sous la langue de la personne affectée, suivis dix minutes plus tard de 2 gr d'*Opium 5 CH*. Si le médecin tarde toujours, poursuivez quinze minutes, avec *Glonoin 4 CH, Arnica montana 5 CH, Ethylicum 5 CH*.

3 gr toutes les heures :

- *Aconit 5 CH*. Le visage, comme toute la tête, est rouge, chaud. Dès que la personne essaie de se relever, elle pâlit. Elle a soif et elle est anxieuse, agitée, elle a peur de mourir. A la chaleur, dans une pièce confinée, tous les symptômes sont aggravés, alors qu'à l'air frais, il y a amélioration.
- *Arnica 5 CH*. Le malade est hébété, en état de stupeur. Il a l'impression d'avoir le corps moulu, comme si on l'avait battu. On a peine à lui faire répondre aux questions, car il reste plongé dans sa stupeur. La nuit, il est agité, il trouve le lit trop dur.
- *Glonoin 5 CH*. Les yeux sont injectés de sang, la personne souffre de maux de tête accompagnés de vertige. Elle garde les dents serrées, sa respiration est difficile. Elle n'arrive pas à soulever la tête, qui lui paraît beaucoup trop lourde. Sa condition est aggravée — parfois provoquée — par la chaleur ou l'exposition au soleil. Elle a des palpitations, des difficultés d'orientation. Le pouls est rapide et dur.
- *Helleborus 5 CH*. Le malade reste dans un état d'hébétude, comme stupéfait. Il est calme, muet. Le pouls est lent, le visage est pâle et creusé, les sourcils sont froncés. Son urine est foncée.

  Si on lui parle, il ne répondra qu'avec lenteur, comme s'il comprenait à peine. Il émet des gémissements et des paroles incompréhensibles, accompagnées de mouvements répétés de la tête, des bras ou des mains. Il porte souvent la main droite à la tête.
- *Lachesis 5 CH*. Au cours de la crise, le visage vire au violet, la tête est chaude et les pieds sont froids. La personne émet des bavardages incessants et incohérents. Elle a des douleurs au-dessus des yeux ou dans la nuque et ne supporte pas la moindre pression autour du cou ni de la taille. Son état s'aggrave après avoir dormi, même peu de temps, et s'améliore après qu'elle ait saigné du nez.

Opium. Le visage est rouge sombre. Les yeux, fixes, sont à moitié fermés, les pupilles dilatées. La personne est inerte, insensible, elle paraît indifférente à tout. La respiration est lente et profonde. Le visage et la poitrine sont moites de transpiration, le pouls est plein, lent. Par moment, un gargouillement gonfle la joue. Les membres sont froids, et après un temps le visage pâlit.
- *Phosphoric acidum*. Indifférence et apathie totales. La personne a du mal à comprendre ce qu'on lui dit. Elle a des délires, des pertes de mémoire, elle souffre de dispersion mentale et cherche ses mots.

Pour soigner les séquelles
5 gr une fois par semaine:
- *Baryta carbonica 7 CH*. Un remède de longue haleine. La rougeur a disparu, le malade est maintenant pâle. Très sensible au froid, il ressent de fréqentes palpitations qui sont aggravées par le mouvement et lorsqu'il est couché sur le côté gauche. L'effort, même minime, le fatigue et lui donne envie de dormir.

  Une certaine confusion mentale subsiste: oubli de trajets familiers, de noms communs. Il se passe souvent les mains sur le visage, fait de l'hypertension.

ARTÉRITE

Il s'agit de troubles qui commencent brusquement. Relatifs à la contraction et à la dilatation des vaisseaux, ils surviennent à la suite de l'obstruction d'une ou de plusieurs artères par un ou plusieurs caillots de sang.

Le pouls est irrégulier, les artères touchées sont douloureuses, rouges et épaisses. Il faut consulter un médecin d'urgence. Un traitement de fond s'impose, car l'artérite n'est pas une maladie dite « essentielle », c'est-à-dire une maladie en soi, mais bien un ensemble de symptômes qui accusent une intoxication.

L'organisme réagit ainsi à un mode de vie incompatible avec son équilibre. En plus d'un régime de vie approprié (suppression du tabac, sommeil dans un endroit calme autant que possible, gymnastique spéciale des membres inférieurs, marches fréquentes) choisissez un remède de fond : *Lachesis*, *Lycopodium*, ou *Thuya*.

Artérite temporale

Comme son nom l'indique, elle se manifeste autour des tempes. La personne fait un peu de température. Il y a risque de complications oculaires, il faut donc consulter d'urgence. En attendant le médecin : *Glonoïnum 5 CH*, *Secale cornutum 5 CH*, *Aurum metallicum 5 CH*, les uns après les autres, deux gr toutes les vingt-quatre heures.

Artérite des membres inférieurs

Elle est très répandue. Les jambes sont lourdes, on est rapidement fatigué par l'effort. La tension artérielle, normale dans les bras, est élevée dans les jambes (entre 20 et 25).

Quand le traitement exact est entrepris assez rapidement, c'est-à-dire si la maladie a été correctement identifiée dès le début, les choses peuvent rentrer dans l'ordre.

3 gr une fois par jour :

- *Aurum 5 CH*. Le malade se sent frileux, intoxiqué. Son pouls est irrégulier. Il a la sensation d'avoir des poids attachés aux pieds. Il se réveille au cours de la nuit et se redresse brusquement, penché en avant pour ne pas suffoquer. Il a l'impression que son cœur s'arrête de battre un moment, pour repartir à toute allure.
- *Secale cornutum*. Le sujet a mal aux bras et aux jambes et il est anxieux. Palpitations et bouffées de chaleur. Son état est amélioré par les promenades à l'air frais.
- *Cactus 5 CH*. En plus des palpitations, *Cactus* est reconnaissable à ses crampes brutales, qui obligent la personne à s'arrêter, à interrompre le mouvement tout d'un coup. Impossible, par exemple, de poursuivre la promenade ou de continuer à monter l'escalier.

L'oppression et la sensation que la poitrine se resserre (constriction) rappellent l'angine. Couché sur le côté gauche, il y a aggravation de l'état du malade, qui est amélioré par le plein air.

- *Nux vomica 5 CH.* Le sujet est de mauvaise humeur, il se met en colère facilement, il est impatient et irritable. La lumière, le bruit, tout lui paraît insupportable. Il a les extrémités engourdies et les talons sensibles. Il marche en traînant les pieds, les membres affectés sont engourdis.

  On constate un manque de tension artérielle dans les membres inférieurs. Cet état est attribuable aux excès les plus divers : tabagisme, médicaments en trop grande quantité, par exemple.
- *Sulfur 5 CH.* Le malade cherche sans arrêt une place fraîche dans le lit, car il a l'impression d'avoir des brûlures intenses aux pieds. Il a des crampes la nuit, est fatigué au réveil, et le jour la station debout le fatigue. Il a un constant désir d'air frais.

ARTÉRIOSCLÉROSE

On entend par là le vieillissement prématuré des vaisseaux, les artères surtout, qui durcissent et épaississent à l'intérieur, ce qui oblige le cœur à fournir un effort d'autant plus considérable pour irriguer le système circulatoire.

Un aspect essentiel de ce problème c'est celui des graisses consommées : il semble bien, en effet, que les graisses animales surtout aient tendance à se déposer en quelque sorte dans les artères. La sclérose artérielle commence par un genre de tumeur plate qui provoque un dépôt calcaire. La veine perd de son élasticité, ce qui fait augmenter la tension et qui peut entraîner une attaque cérébrale ou une dilatation cardiaque.

Trois facteurs

Les **aliments riches en graisses animales** sont ceux qui font apparaître le **cholestérol** dans le sang. Les **viandes, œufs** et **fromages** en trop grande quantité, la **nourriture riche en albumine**, sont aussi responsables. L'abus d'**alcool** et de **tabac** influence aussi directement les affections du système cardio-vasculaire.

Il semble bien que le vieillissement des parois des vaisseaux soit dû à un manque d'acides gras non saturés. Les acides gras non saturés sont contenus dans les huiles et les graisses naturelles, et détruits par les températures élevées, le raffinage et l'oxygénation, par exemple.

Or les acides gras saturés sont pauvres en oxygène, ce qui les rend difficiles à digérer — d'où la fatigue que vous ressentez après un repas riche en acides saturés, contenant donc beaucoup de graisse et d'huiles raffinées courantes.

L'hydrogénation des graisses par l'électrolyse, qui fait appel à des sels métalliques, détruit aussi la valeur du produit naturel.

Il est d'autres facteurs à prendre en considération : le genre de vie, s'il est très sédentaire ; l'obésité ; les postes stressants, à hautes responsabilités ; le sexe, puisque les femmes sont affectées près de vingt ans après les hommes ; l'âge, même si la maladie semble frapper de plus en plus jeune.

Des précautions à prendre

C'est pourquoi vous vous efforcerez de consommer des huiles et des graisses non hydrogénées, comme les graisses et les huiles végétales, plus riches en acides gras non saturés parce que pressées à froid. Huile de tournesol, huile de pavot, huile de lin, huile de sésame (qui contient jusqu'à 43% d'acides gras non saturés), voilà quelques produits à préférer aux autres huiles et graisses produites par l'industrie moderne.

Parmi les aliments riches en acides non saturés, mentionnons notamment les noix, les amandes, les pignons, les grains de sésame et de lin.

La *vitamine E* a également une influence heureuse sur les affections comme les maladies cardiaques, le diabète, l'arthrite, les veines variqueuses, l'artériosclérose.

Enfin, certains aliments favorisent un drainage alimentaire : oignons, carottes crues râpées, levure de bière, poireaux, prunes, tomates, citrons, ail et cresson.

Outre ces recommandations, consultez aussi la rubrique GASTRITE, pour un exposé plus détaillé du régime alimentaire à observer.

En attendant un examen médical complet :
- *Sulfur 9 CH*, 5 gr une fois par semaine.
- *Baryta carbonica 7 CH* et *Aurum metallicum 7 CH*, deux gr au réveil, un jour l'un, un jour l'autre.

- *Cupressus 7 CH* et *Kali iodatum 7 CH*, 2 gr vers 18 heures, en alternant.

ASYSTOLIE

Cet état de crise dramatique surgit généralement chez la personne dont le cœur a déjà manifesté des signes de faiblesse. Difficulté à respirer, essoufflement (dyspnée), pouls anormal (ralenti ou accéléré), teinte violacée de la peau, diminution des urines, enflure des chevilles, voilà le tableau que présente l'asystolie.

Elle exige un **traitement d'urgence**. Prévenez le médecin. Gardez la personne immobile, sauf pour les jambes, que vous ferez bouger de temps à autre pour éviter les complications comme la phlébothrombose.

- *Crataegus oxyacantha 4 CH*, 2 gr toutes les demi-heures. Si le pouls est **faible et rapide**.
- *Digitalis purpurea 4 CH*, 2 gr toutes les demi-heures. Si le pouls est **faible, irrégulier et lent**, que la respiration s'arrête lorsque le malade s'endort.

Par la suite

Une fois la crise passée, le malade devra adopter un régime alimentaire approprié : pas de sel, des pommes de terre, du riz, des fruits, du miel.

2 gr une fois par vingt-quatre heures :

- *Apocynum cannabinum 5 CH*. Ce remède fonctionnel contribue à calmer l'oppression et à ramener le rythme et la force du cœur à la normale. Le malade urine encore très peu, ressent une soif intense, et il a une sensation de malaise au creux de l'estomac. Il a des défaillances occasionnelles.
- *Crateagus*. Toni-cardiaque. Le pouls est faible, irrégulier et accéléré (plus de 90 pulsations/minute). La personne fait de l'hypertension artérielle, et les efforts ainsi qu'une excessive chaleur ambiante aggravent l'état du malade, alors que le repos et le grand air l'améliorent.

  Une douleur se fait sentir sous la clavicule gauche. Le malade fait preuve de confusion mentale et de mélancolie dépressive.

- *Digitalis*. Toni-cardiaque. Pour l'homéopathie, comme pour la médecine classique, la situation de l'asystolie exige de suppléer à la défaillance du muscle cardiaque afin de remédier à ce trouble d'origine mécanique.

  Le pouls est faible, irrégulier, ralenti (moins de 60 pulsations/minutes), et quand le malade s'endort, sa respiration devient difficile. Fréquemment en proie à des vertiges, il a l'impression qu'il va défaillir chaque fois qu'il essaie de se redresser. Il a aussi les extrémités froides et engourdies.

Médicaments de fond

Ils ont pour but de traiter le **terrain**, l'état même de l'organisme face à la maladie.

2 gr une fois par jour :

- *Arsenicum album 5 CH*. Les palpitations sont pires la nuit et après les selles. Faible et maigre, la personne, le plus souvent âgée, fait de l'œdème. *Arsenicum album* concerne autant l'asystolie du cœur droit que du cœur gauche.
- *Carbo vegetabilis 5 CH*. Concerne les cas très aigus, caractérisés par un visage et des extrémités bleutés (cyanose). Le malade, angoissé, est constamment essoufflé, son cœur se débat, il a les veines gonflées. Son corps est pâle, il a des sueurs froides, sur le visage surtout, et ressent une brûlure au cœur.
- *Phosphorus 5 CH*. Le foie est sensible au toucher, on constate des stases veineuses, hépatiques surtout, et un état affaibli du myocarde, principalement du côté droit. Le moindre effort provoque l'essoufflement.

  L'état du malade est aggravé par l'effort, la marche rapide et le froid. La douleur au foie est également plus marquée lorsque le patient est couché sur le côté gauche. Les extrémités sont froides, et il y a des taches jaunes sur l'abdomen.

CŒUR

Organe central s'il en est, le cœur est sujet à des maux qui sont toujours plus difficiles à guérir qu'à éviter.

Il ne faut cependant pas négliger un aspect important, celui de l'**équilibre dans l'effort**. Il est aussi néfaste d'éviter le moindre effort que de faire à l'occasion des efforts démesurés.

Et notre organisme a la sagesse de nous donner les signes indiquant le déséquilibre. Plutôt que des phénomènes gênants dont il faut se débarrasser, l'hypertension, les crampes et les spasmes cardiaques ainsi que d'autres malaises doivent être considérés comme un « langage du corps » qu'il nous appartient d'interpréter pour apporter les remèdes de fond qui s'imposent.

Par ailleurs, les personnes qui souffrent de troubles cardiaques bénins auront avantage à toujours avoir sur elles des raisins secs, qu'elles mâcheront longuement.

- *Arnica*, *Crateagus 5 CH*, *Cactus grandiflorus 5 CH*, *Calcarea carbonica 5 CH*, autant de toniques qui pourront jouer un rôle dans le retour à la normale (3 gr par jour).

LE CŒUR SPORTIF

Les personnes qui font beaucoup de sport, surtout quand elles sont jeunes, ont tendance à « pousser la machine » au maximum, entraînées par un système de compétition que certains entraîneurs et athlètes ont aujourd'hui le courage de dénoncer.

Il faudrait ne s'engager dans certaines activités qu'une fois convenablement préparé, entraîné et informé sur les dangers que l'on court à long terme. Car c'est vingt ou trente ans plus tard que l'on paie la note...

3 gr par vingt-quatre heures :
- *Arnica 5 CH*. Si le mal est fait et que le cœur est déjà forcé.
- *Cactus 5 CH*. Les efforts physiques provoquent des vertiges, la personne ressent une constriction locale et une sensation de poids sur la poitrine, elle a des palpitations.
- *Crataegus 5 CH*. En cas de surmenage et d'hypertrophie du cœur.
- *Rhus tox 5 CH*. Pour le « cœur forcé » des sportifs. Des palpitations surviennent, déclenchent des angoisses. Elles sont aggravées au repos et améliorées au réveil. Le bras et l'épaule gauches sont parfois engourdis.

CYANOSE

Par cyanose, on entend la coloration bleuâtre de la peau et des muqueuses. Elle peut avoir plusieurs origines, de l'insuffisance cardiaque à l'intoxication en passant par l'emphysème.

3 gr une fois par jour:

- *Antimonium tartaricum 5 CH*. La personne a tendance à s'essouffler et à s'assoupir facilement; elle est parfois très faible et tremble intensément. Eprouvant une forte aversion pour le lait, elle est portée vers les aliments acides, comme les fruits acides, qui, en fait, aggravent ses symptômes.
- *Carbo vegetabilis 5 CH*. La cyanose est persistante et chronique. La personne a les extrémités froides, parfois tout le corps, tout en ayant des sensations de brûlures.

  Les produits laitiers, le gras, une température chaude et humide l'aggravent, tout comme la venue de la nuit. En hiver, le froid l'atténue.
- *Pulsatilla 5 CH*. La personne n'a pas souvent soif, et ses symptômes, tant physiques que psychiques, sont très variables. La peau est couverte de petites veines éclatées (varicosités) très apparentes. La personne se sent mieux étendue avec les jambes surélevées. Aussi pour les jeunes filles qui ont des règles irrégulières, les jambes rouges et enflées, et sont mal à l'aise dans une pièce chaude.

EMBOLIE

Un caillot ou une particule graisseuse vient obstruer une artère coronaire, cérébrale ou pulmonaire. Dans le premier cas, voir INFARCTUS. Pour l'embolie cérébrale, voir APOPLEXIE. Pour l'embolie pulmonaire:

- *Arnica 4 CH*, 2 gr toutes les deux heures en attendant le médecin, qui doit être appelé d'urgence. Le malade ressent brutalement une violente douleur dans le thorax. Il étouffe et se met à expectorer des crachats noirs de sang.

HÉMORRAGIES Voir aussi HÉMORRAGIES dans le chapitre TRAUMATISMES, URGENCES ET MALAISES

2 gr par vingt-quatre heures:

- *Cactus 5 CH.* Hémorragies générales. Le sang, noirâtre, coagule rapidement et en gros caillots. La personne perçoit nettement la pulsation à l'endroit de l'écoulement, ainsi qu'une sensation de constriction quand c'est un organe qui est affecté : foie (hématémèse), rein ou vessie (hématurie), thorax (hémoptysie), utérus, ovaires ou vagin (métrorrhagies).
- *China 5 CH.* Dans le cas d'hémorragies importantes. A la suite d'un coup, d'un traumatisme. La personne est très pâle, faible, le pouls est rapide. Elle a des vertiges et elle défaille lorsqu'elle essaie de se tenir debout.
- *Crotalus 5 CH.* L'écoulement est de sang noir, fluide et sans caillots, et il survient le plus souvent dans des états infectieux, hépatiques ou toxiques graves. Il est irritant et d'un odeur désagréable. La personne ressent des palpitations, elle défaille et son corps est froid. Elle est plus prostrée que ce qu'elle devrait, même s'il s'agit effectivement d'un cas grave, qui requiert la présence d'un médecin.
- *Ipeca 5 CH.* Hémorragie. Le sang est rouge vif, brillant et en quantité abondante. Le cas est nettement aggravé par le mouvement. Les nausées ne sont pas soulagées par le fait de vomir, et la personne a tendance à s'évanouir. La langue reste propre. Une hémorragie intestinale n'est pas à exclure.
- *Lachesis 5 CH.* Ecoulement de sang noir coagulé en petits caillots et d'odeur désagréable. Sensation de constriction à l'organe affecté (voir *Coccus cacti*). Celui-ci est douloureux, surtout s'il s'agit du foie. Les lèvres virent au pourpre. Pour les hémorragies qui se produisent à la ménopause ou pour les cas infectieux aigus, qui se traduisent par l'apparition de caillots dans les selles.
- *Phosphorus 5 CH.* La personne est marquée par une tendance aux écoulements abondants et réguliers de sang rouge, survenant au cours d'une maladie aiguë (congestion aiguë, éréthisme circulatoire, défaillance cardiaque ou dégénérescence hépatique). Quand il est couché sur le côté gauche, le malade a souvent envie d'aller à la selle.

HÉMORRAGIE CÉRÉBRALE

A l'origine de la congestion cérébrale, on trouve l'hypertension artérielle. Elle se manifeste dans différentes circonstances, généralement faciles à remarquer.

La personne est vivement contrariée, elle subit une brusque émotion, ou elle a passé trop de temps dans une pièce surchauffée, ou encore elle a trop bien mangé ou bu... Le visage est rouge, les veines des tempes tressaillent, la personne ressent des tressaillements au cœur, elle a mal au cuir chevelu.

Elle est prise de palpitations et de vertiges, sa vue s'embrouille, elle perd parfois la vue complètement. Des bouffées d'angoisse l'envahissent soudain, elle commence à étouffer et à perdre l'équilibre.

Il faut appeler le médecin sans tarder, dégrafer les vêtements trop serrés (chemise, ceinture, corset) et appliquer des compresses froides sur le front. En attendant le médecin, glissez *China 4 CH*, 2 gr sous la langue, puis *Opium 5 CH*, 2 gr un quart d'heure plus tard.

- *Aconit 5 CH.* La tête est chaude, presque brûlante. Le malade a des maux de tête et quand il se redresse, son visage pâlit. Il est agité, anxieux, il a peur de la mort. Son bras gauche est engourdi, il ressent des fourmillements et des douleurs dans les doigts. Son pouls est plein et dur. La chaleur accentue les symptômes, l'air frais les atténue.
- *Belladonna 5 CH.* Ce cas de congestion, qui survient brusquement, fait suite à un refroidissement. Le visage est tellement rouge qu'on a l'impression que tout le sang est monté à la tête. La personne se plaint d'un mal de tête lancinant. Ses yeux sont rouges de sang. Les pupilles sont dilatées.

  Le malade est très sensible au bruit, à la lumière, il recherche la solitude. L'absorption d'un liquide occasionne des spasmes de la gorge. Les symptômes ont la particularité d'apparaître et de disparaître brusquement. La personne se sent mieux quand elle est immobile, silencieuse, la tête penchée vers l'arrière.
- *Gelsemium 5 CH.* La personne est faible, et elle est légèrement paralysée. Elle semble lente, engourdie, autant physiquement

que mentalement. Elle n'a pas soif, elle tremble légèrement, et il faut veiller à la faire bouger chaque fois que son cœur semble fléchir. Le soleil, le tabac, le temps chaud aggravent les symptômes.

- *Glonoïnum 5 CH*. Cette congestion est due aux coups de chaleur. Le visage devient rouge et chaud, les yeux sont injectés. Le malade perd le sens de l'orientation, il a tellement mal à la tête qu'il a l'impression qu'elle va éclater. Son pouls est rapide et dur, il a les mâchoires serrées et les pupilles dilatées. Son état s'aggrave sous l'action du soleil et de l'alcool, et s'améliore au grand air.
- *Lachesis 5 CH*. Son visage est rouge, gonflé, et au moment de la crise le malade délire abondamment, il a le vertige. Il a mal au-dessus des yeux et à la nuque, se sent la poitrine serrée. Il est hypersensible au toucher, dans le cou surtout. L'air frais et le fait de saigner du nez (ou d'avoir ses règles chez la femme) améliorent son état.
- *Opium 5 CH*. En cas de coma ou de sommeil comateux (voir plus haut). La pupille est petite, les yeux sont mi-clos, vitreux, le visage est rouge sombre, la personne a des sueurs chaudes et semble indifférente à tout ce qui l'entoure. Elle a les membres raides.

  Dans les situations moins critiques, la personne est engourdie, comme indolente ; elle ne supporte pas la chaleur, se sent mieux à l'air frais, ou en mangeant et en buvant frais.
- *Veratrum viride 5 CH*. Le visage est rouge mais pâlit dès que la personne essaie de se redresser ; ses yeux sont injectés et elle a mal derrière la tête. Le pouls est lent, et une raie rouge traverse le milieu de la langue.

HÉMORROÏDES

Cette affection fort courante est le résultat de la formation de varices dans le rectum et l'anus, formation qui peut avoir plusieurs origines : une irritation due aux selles, particulièrement lorque celles-ci sont sèches et dures ; la fragilité des veines chez certaines personnes ; ou encore une faiblesse du foie.

Les hémorroïdes peuvent aussi agir comme soupape de sûreté

pour les hypertendus. Ce sera le rôle du médecin d'appliquer le traitement de fond qui convient.

Pour les crises passagères, la pommade et les suppositoires *Aesculus composé* procureront un soulagement. Un régime approprié permet aussi de combattre la constipation qui ne fait qu'aggraver le problème. Evitez de rester assis trop longtemps, prenez des bains tièdes ou frais, et faites des lavements à l'huile d'olive avant d'aller à la selle. *Collinsonia T.M.* en pommade procure aussi un soulagement.

2 gr une fois par jour :

- *Aesculus hippocastanum 5 CH*. Des douleurs brûlantes et piquantes se font sentir au rectum, accompagnées de démangeaisons. Les hémorroïdes saignent peu, ou pas du tout. De couleur pourpre, elles peuvent être aggravées par les règles chez la femme.

  Le sujet est généralement constipé. Il y a aggravation après les selles et après une longue marche ou une station debout prolongée.
- *Aloe 5 CH*. Le ventre est gonflé, les hémorroïdes sont en grappes, gonflées, brûlantes et sensibles au toucher. La personne a tendance à avoir la diarrhée. On constatera une sécrétion de mucus gélatineux une heure environ après les selles, qui parfois sont involontaires. Le sujet a souvent mal à la tête.
- *Collinsonia 5 CH*. Chroniques, les hémorroïdes de *Collinsonia* sont douloureuses, saignantes. La personne ressent comme des aiguilles dans l'anus et elle est généralement constipée. Elle a peine à rester couchée, et elle ressent de fortes démangeaisons et des bouffées de chaleur.

  Les palpitations sont un signe particulier à *Collinsonia*, qui est amélioré par les applications chaudes. Vous pouvez aussi utiliser *Collinsonia T.M.* en pommade.
- *Hamamelis 5 CH*. Le saignement est abondant, le sang foncé et coagulé. La personne a l'impression que les veines gonflées sont meurtries. Le rectum est douloureux, les hémorroïdes, de couleur bleuâtre, sont très sensibles au toucher.

  Ce mal apparaît souvent chez des personnes ayant des varices ; il peut être accompagné de maux de dos et de maux de tête. Les applications froides apportent une amélioration.

- *Ratanhia 5 CH.* Les hémorroïdes sont accompagnées de fissures de l'anus, de sensations de brûlures persistantes. Elles sont aggravées par les selles, d'ailleurs peu abondandes étant donné une constipation fréquente. Les douleurs sont temporairement atténuées par de l'eau froide. Le fait d'aller à la selle aggrave le cas.
- *Nux vomica 5 CH.* Peu ou pas douloureuses, les hémorroïdes ne saignent pas beaucoup. Elles sont caractérisées par des démangeaisons, un besoin non assouvi d'aller à la selle, et la constipation. Par ailleurs, le foie est sensible, et on note que le vin et les spiritueux aggravent les symptômes.
- *Paeonia 5 CH.* Les hémorroïdes sont enflammées, accompagnées de fissures, d'ulcérations douloureuses de l'anus, de suintements constants et de démangeaisons. Le malade souffre beaucoup lors des selles et se plaint d'une aggravation de la douleur en marchant.

HYPERTENSION Voir aussi TENSION

Pour mesurer la tension, un appareil spécial, le tensiomètre, prend la mesure de la pression sanguine au moment où le muscle cardiaque se contracte (la tension systolique, ou Mx), et entre deux contractions (la tension diastolique, ou Mn).

Chez les adultes, la Mx normale est située entre 14 et 17 et la Mn entre 7 et 8. Le plus souvent, la tension augmente avec l'âge. Pour être bonne, la Mn sera égale à la moitié de la Mx plus un. L'Organisation mondiale de la santé (O.M.S.) estime qu'il y a hypertension chez un adulte moyen lorsque les chiffres dépassent 16/9,5.

Surtout après un certain âge, soyez attentif aux signaux donnés par l'organisme : maux de tête, troubles de la vue, bourdonnements d'oreilles, insomnie, vertiges. Sinon, d'autres phénomènes peuvent faire leur apparition : cécité partielle ou complète, saignements de nez, trous de mémoire, paralysie partielle temporaire.

3 gr une fois par jour :

- *Aurum 5 CH.* La personne est frileuse, grasse et congestionnée.

Elle se réveille brusquement en pleine nuit en proie à des battements de cœur qui l'obligent à rester assise, penchée vers l'avant.

Il y a amélioration avec de l'air froid ou même des bains froids. Souvent le visage est rouge, une sensation de constriction et d'oppression règne dans la poitrine, et les bouffées de chaleur s'accompagnent d'anxiété.

- *Aconitum 5 CH.* Le malade est soudainement saisi de palpitations violentes, avec anxiété. Il a mal à la tête, son visage est rouge et il est pris de vertiges lorsqu'il essaie de se lever.
- *Baryta carbonica 5 CH.* Des vertiges, des bourdonnements d'oreilles signalent le trouble, qui s'accompagne de pertes de mémoire (il s'agit dans certains cas d'un vieillard qui fait de l'artériosclérose). La personne sent distinctement son cœur battre, le moindre effort lui donne envie de dormir et ses palpitations s'aggravent lorsqu'elle est couchée sur le côté gauche. Le pouls est lent et régulier.

3 gr tous les 2 jours :

- *Glonoïnum 5 CH.* Congestion et maux de tête violents se manifestent soudain. Le sujet ne se reconnaît plus dans son environnement familier, il est confus mentalement. Son état est aggravé par la chaleur.
- *Strontiana carbonica 5 CH.* Le visage est rouge et cela s'aggrave avec le moindre effort. Un mal de tête se déclenche, surtout le soir, quand la personne se trouve couchée, la tête basse. Elle ne supporte pas le froid, qui aggrave son mal, de même que les efforts.

  Souvent de mauvaise humeur, elle manifeste de l'appétit — sauf pour la viande — et elle ressent une pression sur la poitrine et l'estomac. Les pieds sont froids, avec des crampes aux plantes et dans les mollets. Elle a parfois la diarrhée et des hémorroïdes. Son cas s'améliore en mangeant, et s'aggrave lorsqu'elle marche.
- *Sulfur 4 CH.* Contre la congestion artérielle chronique. Le sujet est nerveux, il manifeste peu d'appétit, il a la tête chaude, avec des sensations d'afflux du sang et de battements. Les symp-

tômes sont aggravés par la chaleur et à la fin des repas, de même que par la station debout et le repos. Avec l'exercice sans excès et l'air sec et frais, l'état du sujet s'améliore.

- *Viscum album 5 CH.* A utiliser en cas de faiblesse cardiaque doublée d'une insuffisance rénale, et lorsque le sujet fait de l'albuminurie (albumine dans l'urine). Le pouls est irrégulier et les efforts, même minimes, déclenchent des palpitations et un essoufflement (dyspnée). Son état est aggravé quand il est couché sur le côté droit.

HYPOTENSION

Lorsqu'elle demeure à l'intérieur de certaines frontières, l'hypotension n'est pas dangereuse (consultez la rubrique HYPERTENSION). Entre 9 et 10, il n'y a habituellement pas de problème. Mais de 8 à 5, divers troubles se manifestent : vertiges, syncope, fatigue. Pour les cas qui se situent dans la moyenne, il peut y avoir perte de vitalité, d'énergie.

Pour contrer le manque de tension artérielle, un verre de vin rouge occasionnel peut aider à la faire remonter. Mentionnons aussi le pollen, le jus de carotte (qui n'a pas les mêmes propriétés que les carottes telles quelles).

2 gr par vingt-quatre heures :

- *Crataegus 5 CH.* La personne a l'impression que son cœur augmente de volume. Son pouls est irrégulier, faible et rapide. Elle ressent souvent des douleurs à la base du cœur, elle est de mauvaise humeur et souffre d'insomnie. Son état, aggravé par un séjour dans une pièce trop chaude, s'améliore en revanche par l'exercice.
- *Rawolfia 5 CH.* Vertiges, aggravés par l'altitude, diminution du désir sexuel chez l'homme, perte d'énergie et d'intérêt, essoufflement et palpitations, voilà les symptômes qui caractérisent *Rawolfia*. Le cas est aggravé par l'effort, amélioré par l'air frais. La personne est presque apathique.

  On note une diminution ou perte complète de l'intérêt sexuel chez l'homme. La personne voit son état s'aggraver par l'effort ou le confinement dans une chambre chaude et non aérée, et s'améliorer au grand air.

INFARCTUS

C'est l'occlusion complète d'une artère coronarienne par un caillot ; un état de crise qui survient au repos, surtout la nuit.

Des douleurs aiguës parcourent le bras gauche jusqu'aux doigts, vers le dos et le cou. La pression artérielle tombe très bas, le pouls est rapide, parfois irrégulier. Le malade est pâle, il a des nausées et des vomissements, il est comme effondré.

En attendant le médecin, qu'il faut appeler d'urgence, donnez *Arnica 5 CH*, 2 gr, puis *Naja 4 CH*, 2 gr, une demi-heure plus tard. Mettez la personne au repos absolu, couchée, le haut du corps soulevé par des oreillers. Dans les cas de gravité moyenne, la personne gardera le lit quelques jours seulement. Il faudra réétudier son régime alimentaire. Ces situations sont du ressort d'un cardiologue.

- *Cactus grandiflorus 5 CH* et *Calcarea Muriatica 5 CH*, 2 gr deux fois par jour.

PÉRICARDITE

Cette inflammation du péricarde, membrane qui enveloppe le cœur et l'origine des gros vaisseaux, se manifeste par une vive douleur irradiant le thorax, aggravée par les plus faibles mouvements, même ceux de la simple respiration.

3 gr par vingt-quatre heures :
- *Aconitum 5 CH*. Dans le cas de la péricardite qui apparaît brusquement : le pouls est accéléré, dur, parfois irrégulier. Le malade, en plus de la douleur dans la poitrine, ressent une oppression, il a l'impression qu'il va s'évanouir. Il est agité, ne peut se coucher sur le côté, doit rester étendu, la tête haute.
- *Bryonia 5 CH*. La personne se sent mieux immobile, couchée sur le côté gauche. Elle a l'impression qu'une syncope la guette. Elle ressent une grande soif, éprouve des vertiges lorsqu'elle se dresse pour s'asseoir.
- *Spigelia 5 CH*. Des douleurs dans la région du cœur s'étendent dans le bras gauche. De violentes palpitations sont visibles même à travers les vêtements. Le malade ressent une vive anxiété.

PHLÉBITE

C'est l'inflammation d'une veine, phénomène très douloureux, qui peut conduire à l'**embolie**.

Une douleur se signale dans une jambe (souvent quelques jours après l'accouchement), puis le membre enfle, devient douloureux et devient blanc. En cas de phlébite aiguë des membres , il faut garder le lit entre six semaines et deux mois pour éviter que le caillot qui obstrue la veine ne se détache et provoque la mort par embolie pulmonaire.

Des compresses d'alcool, et plus encore des cataplasmes d'argile et des maillots à la teinture de millefeuille contribueront à soulager la douleur. Une modification du régime alimentaire peut aider l'inflammation à diminuer beaucoup plus rapidement.

3 gr par vingt-quatre heures :
- *Arnica montana 5 CH*. Lorsque la phlébite succède à un traumatisme. La fièvre est peu élevée, mais la personne a du mal à dormir. Le corps est froid, à l'exception de la tête et du visage.
- *Lachesis 5 CH*. Un préventif contre les risques d'infection (septicémie).
- *Pulsatilla 5 CH*. La phlébite est stabilisée, mais elle s'accompagne encore d'une enflure (oedème) blanche, avec des douleurs intermittentes, une fièvre légère et des frissons. Ces malaises sont aggravés dans une pièce chaude.
- *Vipera 5 CH*. Un gonflement rosé (oedème) très sensible accompagne l'inflammation veineuse. Les douleurs rappellent celles des crampes. La douleur est atténuée lorsque le membre atteint est surélevé, et aggravée quand il est incliné vers le bas.

RYTHME CARDIAQUE (Troubles du)

Palpitations cardiaques

Elles peuvent avoir plusieurs origines. Elles sont dues à la nervosité, à une émotion, comme la peur ou l'inquiétude. L'abus de tabac, la diphtérie, l'hypertension, un rhumatisme articulaire aigu, une tuberculose pulmonaire autant d'autres causes sont possibles.

De toute façon, lorsque les palpitations se produisent, il faut essayer de vivre au grand air et de mener une existence calme, la moins trépidante possible. Supprimez les excitants comme le thé, le café, le tabac, et même le coca-cola, qui contient de la caféine.

Voir aussi PALPITATIONS (Urgences).

La tachycardie paroxystique

Dans ce cas, la personne a des accès répétés, qui commencent et finissent brusquement, et durent quelques minutes ou quelques heures. Le cœur peut alors atteindre 180 et même 220 pulsations à la minute. Si cela vous arrive, et que vous n'êtes pas déjà suivi par un médecin, ne tardez pas à consulter.

Bien entendu, le manque d'exercice, de grand air, peut être à l'origine de troubles divers, comme des vertiges, des maux de tête et même des défaillances cardiaques.

En cas de crise

Des mouvements respiratoires accentués, la personne étendue par terre les bras en croix, peuvent contribuer à soulager les crises. Faites-lui aussi boire un peu d'eau, ou avaler un morceau de pain.

3 gr un fois par jour, ou 2 gr par demi-heure en cas de crise :

- *Aconitum 5 CH*, 2 gr. Quand une peur violente est à l'origine des palpitations, ou de l'irrégularité cardiaque. Quand la personne est anxieuse, qu'elle a peur de la mort, et qu'elle ressent des douleurs dans la poitrine, un engourdissement du bras gauche et des fourmillements dans les doigts.

  Elle doit rester étendue, la tête surélevée par des coussins. Le pouls est rapide et dur. Le visage, qui est rouge, pâlit quand la personne essaie de se redresser.
- *Cactus grandiflorus 5 CH*. La personne a l'impression d'avoir le cœur « pris dans une main de fer », et la sensation s'aggrave quand elle est couchée sur le côté gauche. Les palpitations sont violentes, le cœur accélère son rythme, tandis que le pouls, lui, est faible.

  La personne ressent un poids sur la poitrine, et les palpitations, plus accentuées du côté droit, sont aggravées par le mouvement.

- *Crataegus 5 CH.* C'est le remède de la fatigue cardiaque et des troubles du rythme cardiaque. La personne a souvent l'impression que son cœur augmente de volume, et elle ressent parfois des douleurs sous la clavicule gauche.

  Irritable et de mauvaise humeur, elle connaît des crises de dépression. L'effort physique et une chambre trop chauffée aggravent son état, le repos et le grand air l'améliorent.
- *Digitalis 5 CH.* Le malade essaie de rester immobile, dans la crainte que son cœur ne s'arrête au moindre mouvement. Le pouls est faible et lent. Létat du malade s'améliore avec le repos.
- *Gelsemium 5 CH.* Au contraire de *Digitalis*, la personne a l'impression que son cœur va s'arrêter de battre si elle ne fait pas l'effort de bouger. Une syncope lui paraît imminente. Le pouls est lent, la personne paraît comme abrutie.

  Les symptômes sont les mêmes pour les palpitations dues aux émotions fortes, à l'abus de tabac ou au trac.
- *Glonoïnum 5 CH.* Les palpitations, violentes, s'accompagnent d'anxiété, et la personne a la sensation que le sang afflue brusquement au cœur. Les battements se font sentir par tout le corps, le pouls est lent. Le visage est rouge, la personne a l'impression que la congestion part de son cœur pour aboutir à la tête, qui semble sur le point d'éclater.

  Les veines des tempes et du cou sont gonflées, et dans les cas graves le regard est fixe, comme désorienté. L'alcool, la chaleur et le fait de pencher la tête en avant aggravent l'état du malade, qui s'améliore en revanche au grand air.
- *Ignatia 5 CH.* Parfois, après une contrariété ou une vive émotion, la personne est très nerveuse, son pouls s'accélère, et elle a l'impression d'avoir dans la gorge une boule qui l'étrangle. Parfois dues aussi à la fumée du tabac, les palpitations empirent avec la fumée et les parfums.
- *Spigelia anthelma 5 CH.* Les palpitations sont perceptibles à travers l'étoffe du vêtement, et le malade les entend. Il ressent une douleur au bras gauche et dans la poitrine, du côté gauche surtout. Les palpitations s'aggravent quand la personne boit du café, ou qu'elle est couchée sur le côté, le gauche surtout.

- *Naja 5 CH.* La personne n'arrive pas à parler. Elle tousse, elle a quelquefois le bras gauche engourdi, elle a les jambes faibles, le soir surtout. Les palpitations s'aggravent au réveil et quand la personne est couchée sur le côté droit.
- *Lilium tigrinum 5 CH.* Le sujet se plaint d'avoir le cœur comme pris dans un étau, son bras gauche est douloureux et engourdi. Les bouffées de chaleur le réveillent souvent en pleine nuit. Il a constamment envie d'uriner et les palpitations irradient à partir des parties génitales, de gauche à droite, jusque dans le dos et les bras.

  Psychologiquement, la personne, fébrile, se sent désespérée, accablée.
- *Lycopus virginicus 5 CH.* Le cœur bat rapidement, violemment. La personne, agitée et nerveuse, a tendance à faire de l'hypertension. Ses mains tremblent et on entend distinctement battre son cœur. Les palpitations s'aggravent à la chaleur, quand la personne bouge et quand elle pense à son mal.
- *Spigelia 5 CH.* Ici encore, les palpitations sont suffisamment fortes pour que la personne les sente distinctement, ou les perçoive à travers l'étoffe des vêtements. La douleur irradie du cœur vers l'épaule et le bras gauches. Le fait de bouger rend la personne plus anxieuse et plus opprimée.

  Quand elle est couchée sur le côté gauche ou penchée vers l'avant, il y a aggravation, et le fait d'être couchée sur le côté droit ou d'avoir la tête élevée améliore son état.

SAIGNEMENTS DE NEZ

Si le saignement de nez est abondant, ou s'il dure plus d'une demi-heure, il faut prévenir le médecin.

Glissez 2 gr de *China 4 CH* sous la langue s'il s'agit d'un saignement de nez déclenché par un coup. Faites prendre à la personne des inspirations lentes et profondes, en lui pinçant fermement les ailes du nez.

Rafraîchissez-lui la peau, le front surtout, avec un linge humide. Si la personne est congestionnée à la suite d'un repas copieux, ou si elle se trouve dans un endroit surchauffé, conduisez-la dans un endroit frais et aéré.

S'il y a eu un coup, *China 5 CH*, 2 gr et *Arnica 5 CH*, 2 gr, en alternant toutes les quinze minutes, sont recommandés.

Gardez-vous cependant d'interrompre un saignement de nez exceptionnel, qui durerait quelques minutes seulement, surtout chez une personne qui fait de l'hypertension. En effet, c'est là une « soupape de sécurité » pour l'organisme, une façon d'éliminer le trop-plein : dans ce cas, 2 gr de *Melilotus triiodatus 5 CH*, et, une heure plus tard, 2 gr de *Crotalus 5 CH* suffisent.

3 gr une fois par jour :
- *Aconitum 5 CH*. Quand le saignement de nez a pour effet d'atténuer un mal de tête, ou quand le malade est congestif et angoissé. Il faudra par la suite faire vérifier sa pression artérielle.
- *Hamamelis 5 CH*. Un sang de couleur foncée s'écoule lentement, parfois abondamment. Ce saignement de nez est déclenché par des efforts ou des coups. La personne ressent un mal de tête lancinant autour des tempes, avec une sensation de constriction à la racine du nez.
- *Melilotus 5 CH*. Le sang qui s'écoule est très rouge, le visage est rouge, la personne a mal à la tête, au front surtout. Son état s'aggrave si le temps est orageux, s'il est chaud et lourd, ou variable.

  Son état s'améliore quand elle est couchée, à l'air frais. Elle urine abondamment.

SYNCOPE

Les fameuses « vapeurs » des femmes de la haute société du XVIIIe siècle sont heureusement beaucoup moins fréquentes de nos jours. Défaillance, demi-évanouissement, ou étourdissement passager, la syncope est une perte de connaissance plus ou moins complète, due à des troubles de circulation cérébraux.

Il s'agit le plus souvent du simple évanouissement, à la suite d'une émotion forte ou plus simplement d'un séjour prolongé dans une pièce mal aérée, par exemple.

La véritable syncope, due à l'artériosclérose, à l'hypertension artérielle, aux maladies épuisantes, celle qui se prolonge, exige les soins du médecin. Le pouls est faible, le visage et les lèvres sont pâles, les extrémités sont froides.

En attendant le médecin, dégrafez le linge qui serre et qui étouffe, passez le visage de la personne à l'eau froide et glissez sur la langue deux ou trois granules de *Nux moschata 4 CH* ou de *Veratrum album 4 CH.*

Aussi, si les signes concordent, 3 gr toutes les demi-heures d'*Ammonium carbonicum 5 CH.* La personne qui est sujette à des faiblesses de cet ordre de façon régulière prend froid facilement. C'est souvent le fait de ceux et de celles qui mènent une vie très sédentaire.

VARICES Voir aussi PHLÉBITE

Les stases veineuses, dues à une mauvaise circulation sanguine, sont à l'origine des varices. Les pieds froids, les longues stations debout, l'abscence de mouvement, voilà qui provoque les stases veineuses. C'est souvent au cours des grossesses que se forment les varices, et il ne faut pas les négliger, car elles peuvent entraîner des complications sérieuses, comme des thromboses et des embolies.

Les injections de chlorure de sodium ou de glucose, destinées à mettre la veine atteinte hors d'usage, ne règlent pas le problème, au contraire. En effet, cela suppose une surcharge pour le reste du réseau sanguin qui n'est sans doute pas en bien meilleur état que la veine atteinte.

L'*extrait de marron d'Inde*, l'*Urticalcin*, en fournissant à l'organisme le calcium dont il a besoin, combiné avec *Hyperisan*, permettra une régénération naturelle des veines. Ce traitement est particulièrement nécessaire au cours de la grossesse.

Ce traitement naturel n'agit pas du jour en lendemain : méfiez-vous cependant des méthodes qui portent fruit miraculeusement, car elles sont souvent des médailles à deux faces. Avec la méthode naturelle, vous **commencez par le côté pile**, pour ainsi dire : vous le connaissez, et vous « payez d'avance ».

3 gr une fois par jour :

- *Aesculus hippocastanum 4 CH.* La personne a une sensation de

« plénitude » dans la région affectée. Les varices, douloureuses, laissent une sensation de pesanteur, symptômes aggravés par la chaleur et la marche, atténués par un bain froid. La personne est forcée de s'arrêter en montant un escalier, elle a souvent des hémorroïdes.

- *Calcarea fluorica 5 CH.* Les varices sont causées par une mauvaise alimentation. La peau est recouverte de petites veines éclatées (varicosités) ; la personne souffre souvent de lumbagos et d'entorses dus à une trop grande souplesse articulaire.
- *Hamamelis 4 CH.* C'est le remède le plus courant. La peau est fragile, douloureuse, le moindre coup laisse des ecchymoses, et les hémorragies sont fréquentes : saignements de nez, règles abondantes, présence de sang dans les urines.
- *Pulsatilla 5 CH.* Les extrémités sont rouges, bleutées, la peau est couverte de petites veines éclatées (varicosités) très apparentes. Des douleurs surviennent dans les membres. La personne est toujours mieux étendue avec les jambes surélevées. Aussi pour les jeunes filles qui ont des règles irrégulières, les jambes rouges et enflées, et sont mal dans une pièce surchauffée.

CHAPITRE 5

APPAREIL DIGESTIF

« Nous sommes ce que nous mangeons », dit-on. Et dans une large mesure, c'est vrai. Chaque jour, nous prenons des décisions importantes pour notre santé : le choix de ce que nous mangeons, mais aussi l'importance que nous accordons à notre nourriture, l'ambiance des repas....

AÉROPHAGIE

Faire de l'aérophagie, c'est ni plus ni moins faire des renvois d'air (des déglutitions, ce qu'on appelle communément des rots) en quantité anormale, surtout après les repas. Ces déglutitions sont parfois accompagnées de troubles divers : palpitations, douleurs thoraciques, troubles respiratoires.

Comme moyens préventifs, signalons tout d'abord une gymnastique abdominale, destinée à renforcer la musculature. Ensuite évitez de boire en mangeant, et efforcez-vous de manger dans un endroit calme, en mâchant bien et en évitant de faire autre chose en même temps, comme lire ou regarder la télévision.

3 gr une fois par jour :

- *Argentum nitricum 5 CH.* Les éructations (les rots), très sonores, se présentent en quantité impressionnante. Elles surviennent après les repas, se présentent en chaîne sonore.

  Elles soulagent de façon momentanée, mais accompagnent des palpitations, des douleurs dans la poitrine à gauche, et de la nervosité. La personne mange vite, après quoi elle a l'estomac gonflé.
- *Asa foetida 5 CH.* Comme dans le cas d'*Argentum nitricum*, le

sujet est nerveux, quoique un peu moins. Mais il est plus irritable et mange moins vite. Ses renvois d'air dégagent une odeur désagréable et il y a des flatulences.

- *Cuprum 5 CH.* Des gargouillements se font sentir dans l'estomac.
- *Carbo vegetabilis 5 CH.* Ceux dont la digestion se fait mal. Les éructations ont une odeur désagréable, évoquant celles les aliments avalés. De plus, elles n'apparaissent pas seulement après le repas, mais à n'importe quel moment.

  Le sujet souffre de crampes d'estomac qui s'étendent éventuellement à la poitrine. Il est essoufflé, et il obtient un soulagement temporaire par l'émission de gaz.
- *Ignatia 5 CH.* La personne ressent une douleur au creux de l'estomac, en même temps qu'une fringale inhabituelle en fin de matinée. Elle prend de grandes respirations et bâille constamment. Elle a souvent une boule dans l'estomac, qui lui remonte dans la gorge. *Ignatia* concerne souvent les personnes sensibles, angoissées, que ce soit à ce moment de leur vie ou de façon habituelle.
- *Kali carbonicum 5 CH.* La personne éprouve des difficultés de digestion, et les éructations sont déclenchées par tous les aliments, qu'ils soient solides ou liquides.

  La personne a des nausées dès qu'elle s'étend ; elle se réveille souvent au milieu de la nuit, saisie de palpitations et d'angoisse. Elle souffre de douleurs aiguës dans la poitrine et dans le dos. Elle est déprimée, et n'arrive pas à se concentrer sur son travail.
- *Lycopodium 5 CH.* La personne qui a des problèmes de foie. Les troubles digestifs sont aggravés en fin d'après-midi, et ses éructations lui brûlent la gorge.

  Aussitôt le repas commencé, la personne se sent gonflée, elle n'a plus faim et elle est essoufflée. Les éructations sont brûlantes. *Lycopodium* est souvent recommandé pour ceux et celles qui mènent une vie sédentaire et font peu d'exercice.

ACIDITÉ

Evitez le bicarbonate de soude qui ne soulage que temporairement, tout en provoquant à long terme d'hyperacidité chronique. Les origines possibles de l'acidité sont diverses : les troubles du foie, l'alcoolisme, la constipation, le surmenage, ou encore l'appendicite chronique.

Gardez un régime alimentaire sobre, mangez moins de pain et moins de sucre, et efforcez-vous de manger lentement. Faites la sieste pendant une demi-heure après le repas. Vous pouvez aussi consommer quotidiennement le jus frais d'une pomme de terre, le matin à jeun, le midi et avant de vous coucher. Egalement, des flocons d'avoine crus, mangés secs, sont préférables au bicarbonate.

- *Arsenicum album 5 CH.* La personne a soif. Elle a envie de petites quantités d'eau, de façon répétée.
- *Carbo vegetabilis 5 CH.* Les brûlures sont atténuées par les éructations (voir Aérophagie).
- *Iris versicolor 5 CH.* Les brûlures de l'estomac remontent jusque dans la bouche, irritant la langue et les dents, et ne sont pas soulagées par les liquides froids. Elles peuvent apparaître à tout moment. La personne salive plus que la normale et elle est portée à vomir un mucus visqueux, épais.

  Parfois aussi, le foie est sensible, des diarrhées se produisent, accompagnées de vomissements et de sensations de brûlures de l'anus, de migraines et de maux de tête. L'état s'aggrave la nuit.
- *Robinia 5 CH.* Les éructations, comme les régurgitations et les vomissements, sont acides. Les sensations de brûlure sont présentes jusque dans la gorge, parfois même jusqu'au creux des épaules. La personne souffre de maux de tête, aux tempes ou au front, aggravés par le mouvement.
- *Sulfur acid 5 CH.* Entre les aigreurs et les brûlures d'estomac qui vont jusque dans l'œsophage, le sujet est très faible. Son état s'améliore avec les boissons chaudes. La personne est anxieuse, agitée, et elle a toujours soif.

APPENDICITE

Les signes principaux de l'appendicite sont les suivants : la personne est constipée, elle ressent une vive douleur au ventre, au bas du nombril, à droite. La région est, par ailleurs, très sensible au toucher.

Quand on appuie en relâchant brusquement, la douleur irradie vers la droite. La langue est chargée et la personne éprouve des nausées. La température oscille entre 37,5° et 38°.

Pour les personnes qui veulent **soigner leur appendice**, il est généralement recommandé d'adopter un régime largement végétarien, éliminant les graisses, les sauces et les épices, les fruits acides, le pain frais, les charcuteries et les œufs. Vous aurez aussi avantage à prendre le lit et à faire une cure de jus : de carottes, myrtilles ou raisin, mélangé avec 2/3 d'eau de source.

Appliquez des compresses de lait froid sur le ventre, efforcez-vous de vider les intestins avec un thé laxatif. Complétez avec un traitement homéopathique.

APPENDICITE AIGUË

Il n'est pas sage de refuser l'opération en cas d'appendicite aiguë qui se signale par la fièvre et des vomissements en plus des élancements à l'abdomen (voir APPENDICITE).

En dernier recours et dans le cas où vous disposez de quelques heures avant l'opération, vous pouvez essayez *Ignatia 9 CH*, à raison de trois granules toutes les heures. Si le cas ne s'améliore pas radicalement, c'est qu'il faut se prêter à l'opération, qui ne présente pour ainsi dire aucun risque. Voir la rubrique Intervention chirurgicale.

3 gr toutes les demi-heures :

- *Colocynthis 5 CH*. Si le malade est soulagé lorsqu'il se plie en chien-de-fusil.
- *Belladonna 5 CH*. Si le ventre est chaud, sensible, et que le malade ne supporte ni qu'on y touche, ni la moindre secousse.

CHOLESTÉROL

Dans les cas suivants, il vaut mieux consulter : quand vous entendez des bourdonnements d'oreille, surtout le matin, que vous avez des « mouches volantes » devant les yeux, que votre poids est au-dessus de la normale, avec de l'hypertension, et que vous sentez des fourmillements dans les extrémités.

D'autre part, une augmentation du taux de cholestérol est

parfois signalée par une artère temporale sinueuse et dure. Il faut savoir, par ailleurs, que l'on n'accorde plus au taux de cholestérol la même importance que par le passé.

La recherche a, en effet, permis de constater que, bien plus que le cholestériol en soi, c'est le compte du dosage des lipides et des triglycérides qui est déterminant. Le problème, dans bien des cas, est davantage lié à une insuffisance rénale ou thyroïdienne, une néphrose lipoïdique, ou une contraception hormonale.

De toute façon, il vaut mieux contrôler la quantité de graisses animales que vous mangez, en leur substituant un régime à base de riz naturel, de fromage blanc et de salade. Le tabac et l'abus d'alcool sont également à délaisser.

Consultez aussi la rubrique ARTÉRIOSCLÉROSE.

CIRRHOSE

Pour que l'homéopathie puisse faire effet, il faut absolument commencer par mettre un terme à la consommation d'alcool.

Pour faciliter cette tâche, ajoutez 2 ou 3 gouttes de *Capsicum T.M.* à chaque litre de vin. La personne mangera chaque jour environ 50 grammes de foie de veau peu cuit, qu'elle mastiquera longuement, et 300 à 400 grammes de chou vert, la moitié crue, la moitié cuite.

Elle devra dormir de longues nuits (douze heures), faire deux siestes par jour, une après le repas de midi et une avant le repas du soir, en s'abstenant par ailleurs de toute activité intense.

5 gr une fois par semaine :

- *Aurum metallicum 7 CH.* La personne mélancolique (« La mélancolie d'aurum »).
- *Arsenicum album 7 CH.* La personne est agitée physiquement et mentalement. Elle désespère de jamais pouvoir guérir. Elle est faible physiquement, son corps est froid et son mal s'aggrave après minuit.
- *Ethilicum 7 CH*, à jeun, la personne tremble des mains. Elle manque d'appétit, est irritable, et le matin, à jeun, elle rejette un liquide glaireux. Elle a le visage bouffi, avec des varicosités abondantes sur le nez et les joues.

Son haleine est désagréable, elle souffre de diarrhée avec abondante émission de gaz. Elle ressent parfois une légère paralysie physique des membres inférieurs. La personne est très loquace par moments, parfois jusqu'au délire, avec agitation et des hallucinations effrayantes, d'animaux surtout.

Son état s'aggrave à la chaleur et à jeun, ainsi que par le mouvement ; il y a amélioration au froid et avec le repos.

- *Phosphorus triiodatus 7 CH.* D'abord agitée, la personne connaît une phase de dépression cérébrale et physique, des nausées, des vomissements, des douleurs abdominales et des sueurs. Elle a soif.
- *Spiritus guercus glandius 7 CH.* En combinaison avec le remède le plus semblable aux symptômes (le *Simmilimum*), ce remède est effectif surtout dans la congestion ou la sclérose du foie, chez les alcooliques agités ou abrutis, et dans l'hypertrophie de la rate.

COLIQUES ABDOMINALES

Les coliques ne sont pas nécessairement accompagnées de diarrhées. Ce sont des spasmes, des irritations de l'intestin, qui peuvent être un symptôme de maux plus graves, comme une hernie étranglée, une appendicite, une occlusion intestinale...

Pour soigner vous-même une colique

Assurez-vous qu'elle ne s'accompagne pas d'autres symptômes d'ordre organique : n'hésitez pas à consulter, notamment dans les cas d'un enfant, si le ventre est gonflé, avec constipation et arrêt des gaz, si les coliques arrivent par crises fréquentes, avec des nausées et des vomissements, ou si une fièvre se déclare en plus. Si la colique s'accompagne de **diarrhée**, consultez aussi cette rubrique.

3 gr toutes les demi-heures :

- *Belladonna 5 CH.* En cas de douleur très vive. Le ventre est extrêmement sensible au toucher, la personne ne supporte même pas le contact avec les draps.

  Le visage est rouge, la peau est chaude et les douleurs disparaissent soudainement. L'état est amélioré par le fait d'être couché sur le ventre. La personne est très abattue.

- *Colocunthis 5 CH.* Souvent à la suite d'un coup de froid. Les douleurs sont caractérisées par des crampes intermittentes, où la personne est pliée en deux, parcourue par un frisson, et suivies de périodes de répit marquées. Parfois provoquée par la colère.
- *Cuprum 5 CH.* Le malade perd le souffle au moment des accès, qui sont violents, caractérisés par des spasmes et des crampes, arrivant par intermittence. Le visage est violacé, les lèvres sont bleues.

  Il n'y a pas d'évacuation de selles, mais l'état de la personne est amélioré si elle boit froid. Le ventre est hypersensible, comme dans le cas de *Belladonna*, mais la douleur se situe plus à gauche.
- *Dulcamara 5 CH.* Colique provoquée par un refroidissement contracté par temps froid et humide.
- *Magnesia phosphorica 5 CH.* Souvent indiqué pour les enfants. La douleur est soulagée par la pression (la personne se plie en deux quand on la frictionne) et par la chaleur. Le ventre est gonflé, la personne se sent mieux quand elle dégrafe ses vêtements.
- *Nux vomica 5 CH.* Les coliques sont causées par un repas trop copieux, des mets épicés. La langue est jaunâtre, au fond de la gorge. La personne a envie d'aller à la selle, mais sans résultat.
- *Veratrum album 5 CH.* Comme pour *Cuprum*. Pour les cas très violents. La personne défaille de douleur, elle a des sueurs froides, avec des palpitations et des malaises cardiaques. La peau du ventre est détendue et très sensible.

COLIQUES FLATULENTES

Evitez de boire en mangeant et pratiquez une gymnastique quotidienne pour renforcer les muscles abdominaux. Adoptez un régime sobre, avec suppression des farineux, ou du moins ne les mélangez pas avec du sucre.

3 gr toutes les demi-heures :

- *Aloe 5 CH.* Caractérisées par un ballonnement de l'estomac, les douleurs sont aggravées avant et après les selles.

- *Allium cepa 5 CH.* Habituellement, la personne a eu les pieds mouillés, ou elle a mangé des aliments aqueux, comme des concombres ou de la salade.

  Elle se tient pliée en deux. Le cas est aggravé par la position assise et amélioré en faisant les cent pas. Les gaz sont humides et fétides, parfois accompagnés de diarrhée.
- *Raphanus 5 CH.* Les douleurs sont soulagées uniquement par l'expulsion des gaz. La douleur est aggravée par le fait de toucher l'abdomen, par les vêtements serrés, les secousses, le fait de marcher. Le ventre est gonflé.

  Elle est parfois accompagnée d'une gêne respiratoire. Le malade a la sensation d'une boule montant de l'estomac dans la gorge.

COLIQUES HÉPATIQUES

L'homéopathie n'est pas en mesure de faire fondre les calculs dans la vésicule biliaire. Elle ne peut que prévenir les rechutes douloureuses, à condition de suivre un traitement permanent. La seule alternative, c'est l'opération.

3 gr toutes les demi-heures :
- *Belladonna 5 CH.* Les douleurs apparaissent et disparaissent brusquement. Elles sont aggravées par le bruit et les secousses, et quand la personne est couchée sur le côté droit. Le ventre est tendu et chaud.
- *Bryonia 5 CH.* Les douleurs se font sentir sur le côté droit, en bas de l'abdomen. Elles sont aggravées par le mouvement, et soulagées en appuyant fermement sur l'abdomen. La personne cherche l'immobilité car le moindre mouvement la fait soufffrir.

  Elle a un goût amer dans la bouche, éprouve des vertiges, des nausées et vomit parfois. Le foie est comme gonflé, la langue est couverte d'un enduit épais et jaunâtre.
- *Chelidomium majus 5 CH.* Les douleurs, qui sont ressenties jusqu'à l'omoplate droite, viennent par vagues, alors qu'une sensation d'oppression persiste, avec l'impression d'être serré par une corde ou une ceinture dans le haut du ventre, à tel point que le patient ne supporte pas le pyjama.

Le teint est jaune, la digestion est difficile et les selles sont jaunes.

- *China 5 CH.* Le sujet hypersensible, qui ne peut supporter ni le bruit, ni le contact, ni les secousses. Une pression ferme lui est plus supportable que l'effleurement. Il a le ventre gonflé, mais les gaz n'apportent aucun soulagement.

  Une diarrhée se manifeste, aggravée la nuit et lorque le malade avale quelque chose. Il a très soif, il est fatigué, prostré, et il transpire la nuit.
- *Colocynthis 5 CH.* Les douleurs sont spasmodiques, intermittentes. La personne se plie en deux, ou remonte ses genous sur la poitrine si elle est couchée. La douleur la rend irritable, et la crise est parfois déclenchée par une colère.
- *Magnesia phosphorica 5 CH.* Les crampes sont fulgurantes, violentes, mais elles apparaissent et disparaissent rapidement. Elles sont aggravées par le froid et l'eau froide, mais améliorées par la chaleur et une pression sur le ventre.

  La personne est hypersensible et nerveuse, elle s'agite beaucoup lors des crises.

COLIQUES NÉPHRÉTIQUES

La crise aiguë est due à la formation de calculs (lithiase rénale). Les envies d'uriner sont fréquentes, les douleurs sont différentes de celles des coliques du foie (hépatiques) en cela qu'elles se propagent vers le bas, les cuisses et les parties génitales. La personne a du mal à uriner ; elle a parfois des hémorragies.

Assurez-vous de boire suffisamment, faute de quoi les urines deviennent trop concentrées, formant éventuellement un caillou.

3 gr toutes les demi-heures :

- *Belladonna 5 CH.* Les douleurs, sous formes de crampes, apparaissent et disparaissent rapidement. Le malade ne supporte ni les contacts ni les secousses, il a le ventre distendu et chaud, avec des sensations de brûlures dans les voies urinaires lorsqu'il réussit à uriner, c'est-à-dire assez rarement.
- *Berberis 5 CH.* La personne éprouve des brûlures lorsqu'elle urine, et son urine est parfois teintée d'un dépôt rouge. Les

douleurs ressenties sont comme un bouillonnement ; elles sont aggravées par le mouvement et par les secousses.

- *Calcarea carbonica 9 CH.* Le remède indiqué en situation de crise : 5 gr immédiatement, avec *Pareira brava* et *Berberis*. Pour les personnes qui prennent froid facilement, qui ont des rhumes fréquents et qui sont sujettes aux rhumatismes.

  Elles souffrent de maux de ventre en bas du nombril, à droite, et leur mal s'atténue lorsqu'elles se plient en deux. Ce remède convient aux malades du type « arthritique ».
- *Hydrangea 5 CH.* La région des reins et de la vessie est douloureuse et les urines présentent un dépôt blanc, épais.
- *Lycopodium 9 CH.* De façon typique, le malade de *Lycopodium* est sédentaire, il ne fait guère d'exercice. Après le repas, il a la peau du ventre étirée. Les douleurs aux reins se font sentir en fin d'après-midi.

  Le malade frissonne de tout le corps dès qu'il a fini d'uriner. Ses urines sont claires, mais elles présentent un sédiment rougeâtre. Comme pour *Calcarea carbonica.*
- *Lycopodium* se prend à longs intervalles et à hautes dilutions, associés l'un comme l'autre à *Berberis*, *Nux vomica et Solidago.*
- *Pareira brava 5 CH.* Le malade ressent une douleur aux reins, dans le bas du dos, dans l'urètre, à l'aine et à la cuisse. Il éprouve constamment le besoin d'uriner, ce qu'il ne peut faire qu'accroupi, ou à quatre pattes, avec de violents efforts.
- *Ocimum canum 5 CH.* La colique est accompagnée de vomissements et elle se situe plutôt du côté droit. On observera des dépôts rouges dans l'urine émise après la crise.

CONSTIPATION

La constipation peut trouver son origine dans des troubles nerveux, des erreurs d'alimentation, des troubles psychiques, des ulcères de l'estomac et de l'intestin, ou encore dans des affections cardiaques. Evitez autant que possible les purges, qui violentent le système digestif.

Dans certains cas, le fait de prendre des pruneaux trempés, le matin, à jeun, et avant le coucher, de boire un verre d'eau chaude à jeun le matin pourra suffire à rétablir la digestion.

Vous pouvez aussi faire en sorte de vous créer un meilleur équilibre psychique, en dormant suffisamment, et en vous assurant des moments de détente.

Le travail des reins : essentiel

Pour activer le travail des reins, du foie et de la vésicule biliaire, procédez à des bains de siège émollients aux décoctions de plantes, à des douches chaudes et à une gymnastique respiratoire.

Les habitudes de table : coupables ?

Peut-être devrez-vous procéder à une révision de vos **habitudes de table**, notamment en ce qui concerne les pommes de terre et les friandises. Les jus de carottes et les jus de fruits peuvent être fort utiles, ainsi que les noix. Enfin, pour ceux qui ont des activités sédentaires, il est recommandé, une fois de plus, de vous trouver des occasions ou de vous créer des prétextes pour bouger.

Constipation avec besoins inefficaces et fréquents.

3 gr 3 fois par jour :

- *Anacardium 5 CH.* L'impression d'un bouchon, d'un poids au niveau de l'anus, qui est contracté. On note une amélioration en mangeant.
- *Lycopodium 5 CH.* Constipation d'origine hépatique, caractérisée par des besoins accompagnés de constrictions spasmodiques causant de vives douleurs, souvent du côté droit du ventre, et accompagnée de flatulences.
- *Nux vomica 5 CH.* La constipation est accompagnée d'un spasme anal et d'hémorroïdes. Souvent le cas des sujets sédentaires, parfois irritables aussi. Dans le cas du nourrisson, il fait des efforts en vain et il n'arrive à évacuer que des gaz, en pleurant et en toussant.

Constipation sans désir d'aller à la selle

3 gr 3 fois par jour :

- *Alumina 5 CH.* Le malade fait de grands efforts pour expulser les selles, qui sortent en morceaux. Une difficulté se fait aussi sentir pour uriner. Le fait de manger des pommes de terre déclenche des flatulences et des lourdeurs de digestion.

Souvent le fait des femmes sédentaires, des vieillards et des enfants qui ne songent pas d'eux-mêmes à se présenter à la selle.

- *Bryonia 5 CH.* Les selles sont dures, noires, sèches, glaireuses et volumineuses. Lorsqu'elle avale la moindre particule de nourriture, la personne a l'impression d'avoir une pierre dans l'estomac et le mouvement la fait souffrir : elle ne bouge donc pas suffisamment.

  Elle a des nausées le matin en se réveillant, accompagnées de vertiges.
- *Graphites 5 CH.* Les selles sont glaireuses ; la personne ressent de fréquentes douleurs à l'anus. Souvent le fait des personnes grasses, portées à somnoler, ou encore à la suite d'une maladie éprouvante.
- *Hydrastis 5 CH.* Des selles glaireuses, parfois réunies par des muqueuses. Les nausées surviennent à tout moment de la journée.
- *Opium 5 CH.* Un cas d'inertie intestinale. Les selles sont sèches, dures et noires, comme des billes. La constipation est sans douleur, mais la personne somnole longtemps après le repas : elle est constamment dans un état de torpeur cérébrale. L'enfant, lui, à tendance à trop dormir. *Opium* est souvent indiqué pour les vieillards.

Selles difficiles à expulser

3 gr 3 fois par semaine :
- *Alumina 5 CH.* Les selles sont dures, couvertes de mucus, ou molles, argileuses et adhérentes. Même si elles sont molles, le malade doit faire des efforts considérables pour les expulser.
- *Causticum 5 CH.* Les selles sont laminées, comme un crayon, et elles passent mieux debout.
- *Sanicula 5 CH.* Cette personne est généralement assez maigre, les selles sont volumineuses, peu colorées, dures et sèches.

  Il faut de gros efforts à la personne pour expulser, ce qui est douloureux, et la selle rentre souvent après être sortie en partie. Les selles et les gaz sont d'odeur fétide.

- *Silicea 5 CH*. La selle sort, puis rentre à nouveau, à cause d'une brusque contraction du sphincter. Sont surtout affectés l'enfant qui fait ses dents et la femme lors de ses règles.
- *Sulfur 5 CH*. A prendre avec *Nux vomica*. Comme pour cette dernière, le sujet a l'impression que l'intestin n'est jamais vide. L'anus est rouge, il donne une sensation de brûlure. Le sujet de *Sulfur* est jovial, avec une tendance à l'embonpoint.

En voyage
- *Platina 5 CH*, 3 gr à prendre au réveil et au coucher.
A l'occasion d'un déplacement, d'un changement d'habitudes de vie.

En mer
- *Bryonia 5 CH*, 3 gr une fois par jour.

Pendant ou après les règles
- *Silicea 5 CH*, 3 gr par jour, avant et après les règles.
- *Kali carbonicum 5 CH*, 3 gr par jour pendant les règles.

DIABÈTE

Dans cinquante pour cent des cas, le diabète est d'origine héréditaire. La plupart du temps, il s'agit du *diabète floride*, signalé par une abondante sécrétion d'urine, une soif excessive, la présence du glucose dans l'urine. La personne a toujours faim, sans atteindre le sentiment de satiété.

Maux de tête et perte du désir sexuel, sans compter des troubles cutanés (furoncles, intertrigo, par exemple), complètent ce tableau difficile à assumer pour le diabétique et son entourage. Et pourtant certaines mesures permettent de rendre ce fardeau moins lourd.

Par contre, la présence de sucre dans le sang n'est pas nécessairement due au diabète : elle est parfois passagère, dans le cours d'une grossesse, par exemple. Seul le médecin est en mesure d'établir une thérapeutique.

Des adjuvants

Des douches chaudes prolongées, dirigées sur le ventre, stimulent le pancréas. Essayez de vous procurer du petit-lait acide et d'en boire au moins un demi-litre par jour.

Le régime

Il est essentiel et il permet de rétablir la situation dans les cas bénins. Vous vous abstiendrez de pain, de pâtes, de pâtisseries, de sucre et de sucreries, de légumes et de fruits sucrés, comme le veut traditionnellement l'usage en pareil cas. Une infusion de la tisane de *feuilles de myrtilles* de *feuilles de mûrier noir* et de *feuilles de noyer sauvage*, prise une ou deux fois par jour, complétera à l'action du régime.

Par ailleurs, vous pouvez aussi manger beaucoup de champignons qui renferment, le plus souvent, une substance hypoglycémiante.

Intégrez à votre diète un maximum de légumes crus, des salades garnies d'oignons avec de l'huile de tournesol pressée à froid. Les noix sont reconnues pour leur influence bénéfique sur le foie, de même que les jus de carottes accompagnés de salades d'endives, ou d'autres herbes amères. Mastiquez à fond, avalez lentement. Evitez tous les aliments contenant des albumines (blanc d'œuf) cuites ainsi que des hydrates de carbone.

Remplacez les assaisonnements forts par de fines herbes. Faites un jeûne d'une journée de temps en temps.

A proscrire

Faut-il rappeler la liste classique des abstentions : pâtisseries, sucre, pain, pâtes, légumes et fruits sucrés. Bien entendu, ces précisions ne sont données qu'à titre indicatif et ne remplacent ni la culture personnelle ni des directives professionnelles éclairées sur le cas individuel.

En cas de **diabète et grossesse**, consultez le médecin et assurez-vous d'un suivi médical.

2 gr une fois par jour :

- *Acetic acidum 5 CH.* La personne urine trop (polyurie), elle a très soif, elle est pâle, maigre et faible, et la nuit elle a des sueurs froides. Souvent elle digère difficilement, salive abondamment, et a tendance à faire de l'œdème.

- *Amanita phalloides 5 CH.* Le sujet est maigre. Comme *Acetic acidum*, il a des sueurs froides, et son corps est froid, mais il fait moins d'anémie, a moins soif et manifeste moins d'appétit.
- *Glycérine 5 CH.* Le sujet maigrit, dépérit. Ses urines sont fréquentes mais peu abondantes.
- *Hydrangea arborscens T.M.* Pour calmer la soif.
- *Lactic acid 5 CH.* Comparé avec *Acetic acidum*, la personne urine plus souvent, et elle a souvent des douleurs articulaires ou gastriques.
- *Phosphoric acidum 5 CH.* La personne urine beaucoup, (polyurie), des urines laiteuses et souvent avec élimination excessive des phosphates de calcium (phosphaturique).
- *Uranium nitricum 5 CH.* Malgré un solide appétit, le sujet reste maigre, il ressent une soif intense. Le malaise s'accompagne de flatulences intestinales. Parfois, l'urine présente des reflets verdâtres, et elle dégage une odeur qui rappelle le poisson. La personne est de mauvaise humeur et semble dépressive, surtout le matin au lever.
- *Uranium arsenicum 5 CH.* La personne est maigre. Elle a souvent soif, elle fait de la boulimie, avec une tendance aux œdèmes, mais pas d'anémie, des flatulences. La personne a mal au ventre, sauf quand elle mange.
- *Uranium composé 5 CH.* En voyage.

DIARRHÉE

La diarrhée est une indisposition qui survient fréquemment à la suite d'un repas qui ne convient pas, d'un changement de régime ou de température, d'un refroidissement. En cas de diahrrée aiguë, on gardera le lit, tenant l'abdomen au chaud par une ceinture de flanelle.

Régime

Mieux vaut observer un régime alimentaire d'eau bouillie, de bouillons de légumes et de tisanes chaudes. Le remède homéopathique vise avant tout à guérir plus rapidement, à éviter les complications.

Commencez par vous abstenir des aliments qui favorisent la diarrhée, comme les fruits, les sucreries, les légumes crus, les choux crus ou cuits. Pour éviter la fermentation, ne mangez pas des fruits et des légumes au même repas. Efforcez-vous de bien mâcher et saliver. Buvez du lait nature, mangez de l'avoine, du fromage frais, du fromage doux.

Diarrhée enfantine

Pour faire passer la diarrhée des enfants et des nourrissons, servez-leur de la *pomme finement râpée* ou un *biberon* de *flocons d'avoine*, à l'exclusivité de toute autre nourriture pendant un certain temps. Vous pouvez également, dans certains cas plus sérieux, limiter le régime à des *infusions* de *sauge* ou de *feuilles de myrtille*.

Administrez également du *kaolin* pour neutraliser les corps toxiques qui favorisent la diarrhée par leur action irritante. Si la diarrhée s'accompagne de **fièvre**, la situation exige la compétence d'un médecin.

3 gr une fois par jour :

- *Aloe 5 CH.* Le remède le plus général, qui correspond aux diarrhées banales sans vomissements mais avec douleurs coliques avant et pendant la selle. Les besoins sont urgents, et il arrive au malade de laisser échapper des matières liquides au moment où il croit uriner ou émettre des gaz.
- *Antimonium crudum 5 CH.* La diarrhée, mi-solide, mi-liquide, qui survient après avoir fait trop bonne chère : pâtisseries, vin, acides. La personne a soif d'eau froide, elle est somnolente et prostrée. La langue est recouverte d'un enduit blanc très épais.
- *Argentum nitricum 5 CH.* Les selles sont verdâtres, mêlées de lambeaux de muqueuses intestinales. La diarrhée est aggravée aussitôt que le malade a mangé ou bu.

  On l'observe notamment chez les enfants et les bébés qui ont mangé beaucoup de sucreries.
- *Arsenicum album 5 CH.* La diarrhée de l'intoxication alimen-

taire, provoquée par l'ingestion d'aliments douteux : viandes avariées ou gibier par exemple. Les selles dégagent une odeur fétide, et elles provoquent des brûlures à l'anus et au rectum, parfois accompagnées de saignements.

Voir aussi DIARRHÉES DE L'ENFANCE.

S'il y a fièvre avec agitation

- *Arsenicum album 5 CH.* Convient à l'enfant, s'il a un air maladif, intoxiqué, des selles nauséabondes, et que les extrémités — parfois tout le corps — sont froides.
- *Calcarea phosphorica 5 CH.* Diarrhée de dentition chez le nourrisson.
- *Chamomilla vulgaris 5 CH.* Dans le cas où les selles ont l'aspect d'œufs brouillés mélangés avec des épinards. Elles sont chaudes, très visqueuses, dégagent une odeur fétide, irritent l'anus et sont souvent accompagnées de coliques. Recommandé également pour les nourrissons lors de la dentition.
- *China 5 CH.* Une diarrhée sans douleur, des selles jaunâtres ou vertes, avec des aliments non digérés, accompagnée de gaz. Elle est provoquée par la bière, le lait et les fruits. L'abdomen est gonflé et le malade est épuisé. Aggravée la nuit et après les repas.
- *China rubra 5 CH.* La diarrhée n'est pas douloureuse, mais elle provoque un gonflement de l'abdomen et une sensation de faiblesse après les selles, dans lesquelles on observe des particules d'aliments. Souvent déclenchée après avoir mangé des fruits.
- *Cistus 5 CH.* La diarrhée provoquée par le café.
- *Dulcamara 5 CH.* Diarrhée provoquée par le froid, précédée par des douleurs autour du nombril, de gaz, accompagnée de l'émission de mucus visqueux et de flatulences.

  Dans les cas aigus, le sujet a une soif intense d'eau froide et des frissons dans le dos.
- *Colocynthis 5 CH.* Pour calmer les douleurs abdominales, très vives, qui ne sont atténuées que lorsque la personne se plie en deux.

Celle-ci est agitée et son état survient souvent à la suite d'une violente colère. Amélioré par la pression forte et la chaleur.

- *Gelsemium 5 CH.* Les selles sont abondantes et jaunâtres, et elles surviennent à la suite d'un chagrin ou d'une vive préoccupation, comme à l'idée de faire un discours en public.
- *Mercurius solubilis 5 CH.* Diarrhée due à des troubles des voies biliaires, de l'intestin grêle ou du gros intestin.

La langue est sale, chargée d'un enduit jaunâtre qui garde la trace des dents. Les selles sont visqueuses et verdâtres, parfois sanglantes, accompagnées de douleurs abdominales.

- *Natrum sulfuricum 5 CH.* La diarrhée est indolore, les intestins sont gonflés par les gaz. Les selles, expulsées comme par un siphon, sont jaunes. Par temps humide, la personne ressent une douleur sourde dans l'abdomen.
- *Mercurius corrosivus 5 CH.* Pour les cas plus graves, accompagnés de douleurs intenses et de brûlures au niveau des voies urinaires.
- *Phosphorus 5 CH.* Un cas sérieux. Les selles, nauséabondes, striées de sang, sont involontaires, car l'anus est ouvert. Accompagnées d'émissions de gaz et de saignements, elles laissent le sujet complètement épuisé. Il a soif continuellement.
- *Podophyllum peltatum 5 CH.* Une diarrhée qui survient surtout au petit matin, vers cinq heures. Les selles sont aqueuses, jaunâtres et abondantes, inodores ou, au contraire, d'odeur extrêmement désagréable.

Elles sont fréquemment suivies de sensations de creux, de faiblesse, dans l'abdomen et le rectum. Ce dernier a tendance à s'affaisser. Amélioration quand le sujet est couché sur le ventre.

- *Veratrum album 5 CH.* Une diarrhée profuse accompagnée de vomissements, avec un état général affaibli et des défaillances.

Le sujet a de violentes coliques, il reste prostré, son visage est pâle, froid et couvert de sueur. Sa température corporelle est très basse (hypothermie), il ressent des spasmes intenses et de violentes coliques qui le laissent très faible.

Chez l'enfant, notamment, l'effort pour vomir persiste une fois qu'il a fini. Il a le teint livide, et son corps est couvert d'une fine sueur froide.

DIGESTION DIFFICILE

Une bonne digestion dépend d'un ensemble de facteurs, qu'il s'agisse de notre humeur, de nos conditions de vie, de notre type d'activité physique, ou, bien entendu, de ce que nous mangeons.

Lorsque des difficultés de digestion chroniques se font jour, il est toujours utile d'examiner nos habitudes de vie, du moins celles sur lesquelles nous avons un pouvoir. Dans bien des cas, notre propre ignorance et notre inertie sont malheureusement les plus grands obstacles sur le chemin d'une meilleure condition physique et morale.

Le **motivation** et le désir d'apprendre sont nos premiers outils, nos premiers pas, sans lesquels nous demeurons de passifs consommateurs de médicaments, à la merci de maux parfois faciles à éviter.

Pour faciliter la digestion, assurez-vous que votre régime est adapté à votre constitution et à vos conditions de vie. Il n'y pas de règle universelle, c'est à chacun de se connaître, d'étudier son corps et ses réactions.

Consultez aussi les rubriques ALIMENTATION, APPÉTIT, LONGÉVITÉ.

Mieux manger pour mieux vivre.

Il est cependant des constantes utiles à garder à l'esprit. La **bonne humeur**, par exemple, facilite la digestion et diminue nos besoins alimentaires. Les discussions orageuses et les sujets pénibles sont des sources souvent méconnues de troubles digestifs. Par ailleurs, la simple **présentation des mets**, si elle est agréable, peut contribuer à l'assimilation et la digestion.

Le fait de **prendre le temps** de savourer et de bien mastiquer joue aussi un rôle inestimable. Après le repas, recherchez la détente, en évitant la position assise, penché en avant. Au réveil et avant le repas du soir, livrez-vous à des exercices de gymnastique abdominale.

Evitez de manger **trop vite ou trop chaud** : cela provoque des catarrhes* des muqueuses, prélude à la formation d'ulcères d'estomac. Ceux-ci se signaleront par des crampes. En ce cas consommez du jus de pomme de terre crue dilué dans de l'eau chaude. Lorsque l'estomac présente des problèmes vous pouvez le mettre quelques temps au régime à la crème d'avoine.

De même, les **grains d'avoine** non décortiqués servent à préparer une boisson calmante, utile pour contrer les inflammations des muqueuses. Par ailleurs, *les vitamines A, B1* et *C* stimulent la digestion, ainsi que certains *aromates*, comme la sauge, le persil, le thym, le laurier, le cerfeuil, le céleri, la ciboulette. C'est également le cas de l'oignon, de l'ail et de l'échalote (à utiliser selon la tolérance personnelle).

La régularité, une vertu

Prenez les plats acides et les protéines au début des repas, et mangez à heures fixes dans la mesure du possible. Vous pouvez également inclure du *thym* à votre alimentation et en boire sous forme de tisane. D'autre part, le fait de boire un verre à madère de *vin tonique à la sauge* (100 g de sauge macérés dans un litre de vin) facilite aussi la digestion.

Estomac paresseux ?

En cas d'estomac paresseux, de pesanteur et de somnolence, quand le repas « ne passe pas » (dyspepsie, atonie stomacale) ou si vous ressentez des douleurs, des aigreurs, des brûlures ou des fringales, ne buvez qu'entre les repas, plutôt qu'en mangeant (même de l'eau minérale). N'abusez pas du pain au cours du repas, c'est ce qui crée des difficultés de digestion où vous avez le ventre gonflé (« dyspepsies à ventre ballonné »).

* Catarrhe : inflammation aiguë ou chronique des muqueuses avec hypersécrétion.

2 gr une fois par jour :

- *Abies canadensis 5 CH.* L'estomac paresseux (atonie). La personne frileuse qui maigrit et ressent constamment une faiblesse au creux de l'estomac. Tout en ayant un gros appétit, elle ne tolère pas les repas copieux ni les écarts de régime.

  Elle sent souvent ses forces lui manquer, surtout si le repas tarde. Le désir se fait souvent sentir de viandes et d'aliments très nutritifs, même s'ils sont indigestes. Des flatulences et des palpitations apparaissent souvent après les abus alimentaires.
- *Abrotanum 5 CH.* Caractérisé par un amaigrissement chronique qui commence par le bas du corps. La personne conserve un appétit vorace. Elle a mal à l'estomac au cours de la digestion. Elle tolère relativement bien les gros repas.
- *Arsenicum album 5 CH.* Pour les intoxications alimentaires. Ceux qui ne se sont pas vraiment remis à la suite d'une intoxication peuvent bénéficier d'*Arsenicum album*, même longtemps après.

  Ce remède est également recommandé pour leurs douleurs qui se déclarent juste à la fin des repas ou au milieu de la nuit, ainsi que pour les brûlures attenuées par les boissons chaudes.
- *Bryonia 5 CH.* La digestion difficile, lourde et lente. L'estomac est sensible et la personne a l'impression qu'il est trop plein, qu'elle a comme une pierre dans le ventre.
- *Carbo vegetabilis 5 CH.* Les aliments fermentent dans l'estomac et l'intestin, créant du ballonnement abdominal, des douleurs au creux de l'estomac, de l'essoufflement et des palpitations.

  Des renvois d'air (éructations) rances soulagent temporairement les symptômes.
- *Lycopodium 5 CH.* Le remède général en cas de digestion lente. De même quand la digestion est lourde, avec des brûlures. La personne perd l'appétit et elle souffre de diarrhée après les repas.
- *Natrum muriaticum 5 CH.* Une sensation de vide au creux de l'estomac se fait sentir le matin, entre dix heures et midi. La personne est obligée de manger peu et souvent, elle a soif, éprouve des sensations de lourdeur, est déshydratée, et les gros repas la font somnoler.

- *Nux vomica 5 CH.* Des douleurs ou des pesanteurs se font sentir une demi-heure après les repas, et la pression sur l'estomac est douloureuse, d'où le fait que la personne desserre ses vêtements.
  Le fond de la langue est couvert d'un enduit blanchâtre. Recommandé en cas d'indigestions dûes à des excès.
- *Oleander 5 CH.* La personne ressent constamment un vide au creux de l'estomac. Elle se précipite à table, sans que cette sensation soit atténuée, même à la fin du repas. Elle a des flatulences fétides et son esprit est lent, comme engourdi. Son état s'améliore lorsqu'elle boit de l'alcool.
- *Pulsatilla 5 CH.* La digestion lente, difficile à la suite d'excès, ou d'une intolérance aux graisses. La bouche est sèche, amère, avec une mauvaise haleine. La langue est couverte d'un enduit épais, sale, blanc-jaune.
  Des éructations et des régurgitations rances ou charriant le goût des aliments ponctuent la digestion, qui est accompagnée de sensations de pesanteurs gastriques.
  Le cas est aggravé par la chaleur, les aliments et les liquides chauds.
  La personne est souvent affectée de nausées, de diarrhées, et elle a le ventre tendu, très sensible au toucher. Il y a parfois une légère fièvre accompagnée de frissons.

DOULEURS DE DIGESTION

La douleur est un signe qu'il est bon de savoir interpréter, plutôt que d'essayer à tout pris de l'étouffer. On essaiera donc d'en reconnaître les causes. Les douleurs de l'intestin et de l'estomac, si elles ne se reportent pas à une affection précise, peuvent correspondre aux remèdes suivants.

N.B. Les remèdes sont à prendre à raison de deux granules toutes les demi-heures en cas de douleurs intenses, puis espacez les doses au fur et à mesure qu'il y a amélioration.

Douleurs des intestins

- *Cuprum 5 CH.* La douleur se manifeste par des spasmes intestinaux qui apparaissent et disparaissent brusquement. L'abdomen est dur, tendu, très sensible au toucher. Aggravé par le froid, le cas est amélioré par le chaud à l'extérieur et le fait de boire froid.

Il est souvent accompagné d'une sensation de coup de poignard planté à travers le ventre. Diarrhée, difficulté à uriner. Nausées et vomissements violents.

- *Dioscorea 5 CH.* Inflammation intestinale fréquente, avec flatulences abondantes. Au moment où les douleurs sont à leur paroxysme, la personne ressent le besoin d'aller à la selle et parfois d'uriner. Elle est affectée d'une diarrhée matinale épuisante.

  Si le cas se prolonge ou devient chronique, il s'accompagne parfois d'hémorroïdes douloureuses et suintantes. Quand elles s'accompagnent de diarrhée, le malade a l'impression qu'on lui tord les intestins, et il souffre toujours davantage quand il est penché vers l'avant. Les selles sont jaunâtres et suivies d'une grande fatigue.
- *Ipeca 5 CH.* Les douleurs se situent autour du nombril, vont de gauche à droite, et sont accompagnées de diarrhée, de nausées constantes et de vomissements qui ne soulagent pas. Ce cas s'observe surtout à l'automne quand le sujet a pris froid. La langue est toujours propre.
- *Mercurius 5 CH.* La douleur abdominale située surtout à droite, avec troubles des reins, accompagnée de diarrhée ou de constipation. Le ventre est distendu, dur, le malade a le hoquet, la nausée, il régurgite sa nourriture et a des brûlures d'estomac.

  La langue, recouverte d'un enduit jaunâtre, garde la trace des dents.
- *Plumbum 5 CH.* La personne a la sensation que ses intestins sont noués et tirés vers le dos. Les muscles de la paroi intestinale sont durs et gonflés, la douleur est aggravée par le toucher, elle est atténuée par la position pliée en deux, ou par les pressions larges, profondes, progressives et prolongées.
- *Veratrum album 5 CH.* Douleurs violentes accompagnées de vomissements et de diarrhée abondante qui se manifestent surtout la nuit, avec des sueurs froides (au front notamment).

  Elles sont suivies de faiblesses. Le malade a souvent une sensation de froid dans le ventre. La langue est sèche, décolorée.

Douleurs de l'estomac

- *Dioscorea 5 CH.* En cas de crises aiguës de spasmes viscéraux.

La personne ressent une pesanteur douloureuse ou une défaillance à l'estomac.

La douleur, ponctuée de paroxysmes intenses, est aggravée quand le sujet reste couché et quand il est penché vers l'avant. Elle est soulagée par le fait de bouger, de marcher, de se cambrer et de se renverser vers l'arrière. Les fréquentes éructations soulagent aussi.

- *Belladonna 5 CH.* Des douleurs abdominales d'une extrême violence, accompagnées de fièvre. Les symptômes apparaissent et disparaissent de façon brusque, le malade recherche l'immobilité, il ne supporte ni le contact ni le mouvement.

  Il a le ventre distendu, chaud et sensible, et la lèvre supérieure souvent rouge et enflée.
- *Chamomilla 5 CH.* Comme pour Belladonna, la douleur est accompagnée de fièvre ; le ventre est distendu, mais il n'est pas chaud.

  Le malade ne cherche pas à éviter le mouvement ; il a des gaz qui provoquent de violentes coliques. Le visage est rouge et chaud. Les selles, aqueuses et brûlantes, évoquent l'odeur des œufs pourris.
- *Bryonia 5 CH.* Le malade ressent comme une pierre dans l'estomac. Le moindre geste le fait souffrir, mais lorsqu'on appuie fermement sur son estomac, la douleur est atténuée. La toux aggrave la douleur.

  Le malade a la langue blanche et ressent une soif inextinguible, des nausées ; il souffre de constipation. Les compresses d'eau froide améliorent son état.
- *Nux vomica 5 CH.* Le ventre est tendu. Les douleurs surviennent après les repas et au réveil. Le ventre gonfle une heure après le repas ; l'estomac est plein de gaz qu'il est difficile d'évacuer. *Nux vomica.* Est souvent le fait des individus qui absorbent trop de nourriture et qui se font vomir par la suite. La constipation qui va de pair avec *Nux vomica* est accompagnée de besoins inefficaces.
- *Magnesia phosphorica 5 CH.* Les douleurs brusques qui reviennent à intervalles réguliers, avec des paroxysmes intenses qui obligent le malade à se pencher vers l'avant, à rester immobile, le ventre appuyé contre un objet dur.

L'expulsion des gaz ne provoque aucun soulagement. Les douleurs sont améliorées par la chaleur et la friction.

EMPOISONNEMENTS

En attendant le médecin, essayez de faire vomir la personne, en chatouillant la luette au fond de la gorge. Le spécialiste est indispensable pour déterminer le traitement complet.
Voir aussi la rubrique Empoisonnements dans le chapitre Traumatismes, urgences et malaises.

ESTOMAC

Différents maux peuvent affecter notre estomac et troubler notre digestion.
N.B. Les remèdes sont à prendre à raison de 2 granules toutes les demi-heures en cas de douleurs intenses, puis espacez les doses au fur et à mesure qu'il y a amélioration.

La sensation d'avoir un corps étranger dans l'estomac

- *Abies nigra 5 CH*. La sensation survient juste après le repas, souvent chez une personne qui manifeste peu d'appétit au réveil, mais beaucoup plus au moment des grands repas, et des fringales douloureuses au milieu de la nuit.

La sensation d'avoir le ventre gonflé

- *Cajuputum 5 CH*. La sensation est accompagnée de flatulences, manifestée par des spasmes presque spontanés. Pendant la digestion, des palpitations et des douleurs au cœur se font sentir.

  La constipation est un symptôme supplémentaire fréquemment observé.
- *Bovista 5 CH*. Quand la sensation est plus forte au réveil.

FISSURE ANALE

Très douloureuse, surtout au moment des selles, la fissure anale est une petite plaie qui prend différentes formes et dont le fond est blanchâtre. Elle est souvent accompagnée d'hémorroïdes.
- **Traitement local** : pommade au *Ratanhia TM*, *Paeonia T.M.*,

ou *Crème homeodora*. Procédez à une toilette locale après chaque selle.

3 gr une fois par jour :

- *Graphites 5 CH*. La fissure est accompagnée de constipation, d'hémorroïdes, de croûtes d'eczéma. Les selles, quand il y en a, sont larges et entourées de mucus.
- *Nitricum acidum 5 CH*. La personne a l'impression d'avoir des échardes dans l'anus. Les douleurs persistent longtemps après la selle. La fissure s'accompagne d'hémorroïdes très sensibles et de constrictions anales, de suintements.

  La personne ressent des brûlures et des envies continuelles d'aller à la selle (ténesme).
- *Paeonia 4 CH*. La fissure, accompagnée d'hémorroïdes, suinte constamment. L'anus, enflé, est toujours humide. La douleur, très vive, se fait sentir avant et après chaque selle, et elle est aggravée en marchant.
- *Ratanhia 4 CH*. L'anus est contracté, sec, les douleurs sont lancinantes. Temporairement soulagées par les applications d'eau froide ou les bains de siège froids. Il y a souvent des vers.
- *Silicea 5 CH*. Lorsque la personne va à la selle, elle souffre de contractions, de spasmes incessants qui rendent les selles difficiles à évacuer : elles sortent, puis rentrent dans l'anus.

FISTULE ANALE

Il n'est pas toujours bon de faire opérer les fistules anales, ces ulcérations suintantes et désagréables qui se déclarent souvent chez des personnes atteintes de tuberculose. En effet, on risque alors de voir se déclencher une autre affection, car la fistule est souvent une réaction de défense de l'organisme, un moyen pour celui-ci d'évacuer des déchets toxiques.

- *Berberis vulgaris 5 CH*. La fistule anale alterne avec des symptômes pulmonaires, comme une respiration difficile, par exemple, ou une douleur dans la cage thoracique.

  Il y a de l'eczéma autour de l'anus, aggravé lorsque la personne se gratte, et amélioré par les applications froides.
- *Fluoric acid 5 CH*. La personne présente souvent des varicosités

aux membres inférieurs. Elle ressent des démangeaisons autour des orifices, surtout l'anus, aggravées par la chaleur. Les fistules dégagent du pus d'odeur fétide qui irrite la plaie.

- *Nitricum acidum 5 CH.* L'état chronique de *Nitricum acidum* a tendance à démoraliser la personne qui en est affectée.

  Les douleurs, piquantes comme des aiguilles, subsistent longtemps après la selle, même si celle-ci est molle.
- *Silicea 5 CH.* La fistule prend l'aspect d'un abcès. Un spasme du sphincter anal rend l'excrétion difficile ; la selle, à moitié expulsée avec des efforts considérables, remonte dans l'anus.

FLATULENCES

Le travail contre les flatulences commence à table.

Prévention

Abstenez-vous, par exemple, de boire en mangeant, et de mélanger le sucre (surtout le sucre des fruits) avec les farineux, si vous êtes porté aux flatulences. Abstenez-vous aussi du chou cuit. Quant aux autres légumes, assaisonnez-les de sarriette lors de la cuisson.

N.B. Les remèdes homéopathiques sont à prendre à raison de 2 granules toutes les demi-heures en cas de douleurs intenses, puis espacez les doses au fur et à mesure qu'il y a amélioration.

- *Abies canadensis 5 CH.* Pour les flatulences qui s'accompagnent de palpitations.
- *Aloe socotrina 5 CH.* Lorsque les gaz sont chauds ou qu'ils se présentent pendant une diarrhée.
- *Arsenicum album 5 CH.* Lorsque les gaz ont une odeur fétide.
- *Butrucum acidum 5 CH.* Les flatulences sont pires la nuit.

  Les douleurs tiennent la personne éveillée. Elle transpire abondamment des pieds. Ces derniers dégagent une odeur forte. La paresse intestinale et hépatique est à l'origine du problème.
- *Cajuputum 5 CH.* Flatulences avec ballonnement intestinal, pires la nuit, mais sans odeur fétide.
- *Carbo vegetabilis 5 CH.* Pour les simples flatulences.
- *Kali carbonicum 5 CH.* Avec ballonnement abdominal et des douleurs aggravées vers trois heures du matin.

- *Lycopodium 5 CH.* Lorsque le fait de relâcher des gaz semble atténuer la flatulence.
- *Sulfur 5 CH.* Douleurs abdominales avec gaz fétides plus abondants le soir et la nuit.

FOIE Voir aussi COLIQUE HÉPATIQUE

Le foie. Voilà un agent essentiel, s'il en est, de notre état physique et moral. Mentionnons ses fonctions de digestion, de transformation des sucres, de formation des globules rouges. En outre le foie est à un carrefour, entre l'influence que nos attitudes, nos émotions exercent sur notre corps, et celle que notre alimentation peut avoir sur notre état d'esprit.

Des symptômes multiples

Etes-vous porté à somnoler entre les repas, avez-vous souvent des nausées, des vertiges, la migraine, des démangeaisons, de l'urticaire ? Les sucreries vous répugnent, les fritures vous indisposent, vous avez toujours soif et vous éprouvez une répugnance insurmontable à l'égard des aliments cuits avec de la graisse ? Alors il se peut fort bien que vous souffriez d'une insuffisance hépatique.

De la même façon, le foie peut être à l'origine de certaines formes d'abattement moral. La joie vous fuit, vous voyez tout en noir et votre entourage vous trouve insupportable ? Là encore, il y a lieu de vous demander si votre foie n'est pas en cause dans ces troubles, qui paraissent pourtant relever de réalités complètement différentes.

Avant de décrire les remèdes possibles pour contrer les troubles du foie, il peut être utile de passer en revue quelques moyens qui vous permettront de combattre les origines possibles d'une éventuelle insuffisance hépatique.

Commencez par soigner votre... alimentation

Dans le cas d'une légère indisposition hépatique, procédez à une réévaluation de vos habitudes alimentaires. Mangez-vous gras, beaucoup de viandes, des plats en sauce, bien arrosés, suivis de sucreries, de crème, par exemple ? Peut-être avez-vous un choix à faire.

Si vous avez le courage de modifier vos habitudes, vous pouvez exercer une action décisive sur votre état de santé. Et pour ceux qui suivent des traitements de fond, un régime approprié sera un puissant complément des remèdes. Et n'oubliez pas qu'un régime équilibré apporte sa propre récompense : un sentiment de bien-être.

Le radis noir...
Vous pourrez commencer par prendre du jus de radis ou de radis noir (le jus de radis noir se présente sous forme d'ampoules buvables de *Raphanus sativus*). Bien entendu, il faudra diminuer la quantité d'aliments riches en cholestérol : plus de poisson, moins de viande, et le moins possible d'huiles végétables.

Consommez librement tous les fruits frais et des fruits secs comme les pruneaux, raisins et figues, les légumes verts, les poissons maigres, le céleri, les pommes de terre, la choucroute, le riz et les salades, le yogourt. En saison, manger des huîtres à tous les repas, et en tout temps consommez le plus possible d'artichauts, de céleri et de carottes. Le jus de carotte exerce lui aussi une action bénéfique, soutenue en cela par des herbes amères en salade, comme l'endive et la dent de lion.

Les huiles non hydrogénées
Choisissez de préférence les huiles de tournesol et de sésame, pressées à froid. L'huile de sésame en particulier est utile dans le cas d'affections du foie et de la vésicule biliaire. Les graines de sésame stimulent en outre les fonctions du cœur et sont un tonique des nerfs.

Bien entendu, ces indications sont d'ordre général : pour atteindre et conserver la santé, il vous faudra compléter cette information par la recherche et l'expérience. Vous pourrez ainsi identifier les aliments et les combinaisons alimentaires qui vous sont le plus favorables.

La bonne humeur fait la bonne table
Si le fait de veiller à notre alimentation est un aspect vital de notre santé, il n'est cependant pas le seul : ce n'est pas unique-

ment ce que nous mangeons qui importe mais aussi comment nous le mangeons. En effet, si nous sommes constamment assaillis de problèmes, de contrariétés et de soucis, notre foie peut s'en ressentir.

C'est pourquoi il est important de veiller à l'atmosphère des repas. Autant que possible, évitez de ramener vos soucis à table. Ce n'est pas non plus le lieu des règlements de comptes. Tâchez de manger en prenant le temps de mastiquer. Gardez aussi les journaux, les informations télévisées et radiodiffusées pour un temps plus propice.

La bonne humeur

Autrement dit, évitez l'agitation mentale et les contrariétés à l'heure des repas. Faites-en un moment privilégié de détente et de communication agréable, consacrez-vous aux plaisirs de la table. Vous trouverez qu'il s'agit là d'un excellent exercice. Enfin, il est bon d'accorder à l'organisme une journée de repos de temps à autre, en faisant un jeûne.

Après quelques années, vous constaterez que la bonne santé, c'est bien autre chose qu'une question de **morale**. D'un point de vue pratique, c'est la meilleure façon de profiter pleinement de ce que la vie nous offre dans notre jeunesse et d'économiser du temps et des efforts pénibles en vieillissant.

Crise de foie

Un état de malaise chronique du foie est entrecoupé à l'occasion de crises aiguës, qui se déclarent sur un fond de santé qui paraît bon par ailleurs. On dit que neuf fois sur dix la cause de la crise est d'origine émotive : vexation, chagrin, discussion.

La crise de foie (congestion hépatique aiguë) se manifeste par une migraine. Le sujet recherche l'obscurité, il a parfois des troubles de la vue. Il ne veut voir personne, a constamment la nausée, sans vomir pour autant. Quant à la région du foie, plutôt qu'une véritable douleur, elle est le siège d'une pesanteur, une gêne.

Le mieux est de se résoudre à ne boire que de l'eau, avec du *petit lait* pendant vingt-quatre heures, puis de se mettre au bouillon de légumes et aux jus de fruits pendant quelques temps.

La crise aiguë

En cas de crise aiguë, pour soulager le malade imédiatemment, administrez-lui 5 gr d'*Ignatia 7 CH*, ou *Phosphorus triiodatus 5 CH*, et *Nux vomica 5 CH* en alternant jour après jour avec *Chloroformum 5 CH*, 2 gr de chaque. Ajoutez à cela *Podophyllum 4 CH*, et *Berberis 4 CH*, 2 gr de chaque, une fois par jour.

Remèdes de fond

Ces remèdes sont destinés à renforcer le terrain lui-même, c'est-à-dire à susciter une réorganisation de la part de l'organisme pour modifier de façon permanente sa réaction.

3 gr une fois par semaine :

- *Chelidonium majus 7 CH*. Le remède le plus général. La personne ressent une douleur irradiante qui va de la région du foie à l'omoplate droite.

  Elle a le teint jaune, sa digestion est difficle, mais elle est améliorée par les boissons chaudes. Ses selles sont jaunes or et flottent sur l'eau.
- *Lachesis 7 CH*. Pour les affections du foie d'origine infectieuse. La personne se sent mal, elle a des vomissements bilieux, des diarrhées, la peau et les muqueuses ont par endroit une légère coloration jaunâtre.

  Des bouffées de chaleur l'incommodent, de même que les vêtements et les draps, dont elle ne supporte pas le contact. Elle se sent toujours plus mal après avoir dormi.
- *Lycopodium 7 CH*. Se manifeste par une pesanteur du côté droit, vis-à-vis du nombril, suffisante pour que la personne ne puisse se coucher sur le côté droit. Elle a des taches jaunâtres aux tempes et manifeste une bonne faim, mais est rassasiée dès les premières bouchées, avec une sensation de plénitude, suivie d'éructations qui brûlent la gorge de façon persistante.

  Des hémorroïdes douloureuses apparaissent. Faites appel à *Lycopodium* dans le cas d'insuffisance fonctionnelle du foie, quand la personne maigrit, et que ses sécrétions (transpiration et urines) sont hyperacides.

  Mais associez-lui toujours un autre remède, comme *Phos-*

phorus, surtout en haute dilution (7 à 9 CH), ou à un autre traitement de fond, faute de quoi l'organisme fera face à une aggravation due au rejet brutal des toxines.

- *Phosphorus 7 CH*. Quand la région du foie est comme gonflée, douloureuse, sensible au toucher. Les selles sont décolorées, difficiles à expulser, avec parfois, au contraire, des selles abondantes, graisseuses, qui sont expulsées en jets, dégageant une odeur fétide.
- *Podophyllum 7 CH*. Congestion ou insuffisance chronique du foie : troubles de la sécrétion biliaire, avec diarrhée abondante, jaune brunâtre ou jaune verdâtre, tôt le matin ou après les repas. Alternance de diarrhée et de constipation, avec selles décolorées et maux de tête.

  Les douleurs abdominales sont calmées par les massages et les frictions, et les maux de tête se dissipent quelque peu avec l'apparition de la diarrhée.
- *Sulfur 5 CH*. Souvent indiqué pour les convalescences. La personne sent une fringale en fin de matinée, calmée dès qu'elle mange, mais avec une soif fréquente, un goût pour les sucreries, des gaz à l'odeur d'œufs pourris, constipation ou au contraire diarrhée matinale, fatigue, bouffées de chaleur.

  Le visage est congestionné, les lèvres et les oreilles sont rouges. Atténué par les éruptions.

Différents troubles du foie

- *Berberis 5 CH*. Quand le lobe gauche est affecté. La douleur apparaissant brusquement, est aggravée par les secousses et est assez intense pour forcer la personne à se plier en deux. Elle irradie jusque sous les fausses côtes gauches, traversant le foie d'avant en arrière.

  Egalement en cas de douleur perçante au foie, aggravée également par le mouvement, mais accompagnée d'une douleur à la vésicule biliaire, avec mauvaise digestion et constipation.
- *Chelidonium 5 CH*. Le foie est douloureux, surtout du côté droit, et une douleur perçante dans le dos, arrivant juste au-dessous de l'omoplate droite. Le foie est sensible au toucher, la

langue est pâteuse et jaunâtre, elle a les bords rouges et elle garde l'empreinte des doigts.

La personne a un goût amer dans la bouche. Son mal est aggravé par le mouvement, la pression et le simple toucher, et atténué par le fait de manger et de boire chaud, comme par le fait d'être assis et penché en arrière. La digestion est lente, accompagnée de bâillements et de somnolences. L'urine est couleur jaune or et le pouls est lent.

- *Juglans cinera 7 CH.* La douleur au foie va jusqu'à l'épaule droite ou jusque sous l'omoplate gauche. Elle est accompagnée d'un mal de tête situé en haut de la nuque, de nausées matinales, de démangeaisons, de diarrhées brûlantes et d'insomnie après trois heures du matin.
- *Lachesis 7 CH.* Pour la douleur qui affecte l'alcoolique.
- *Nux vomica 7 CH.* La congestion chronique du foie. Celui-ci est sensible au toucher, même au simple contact des vêtements. La personne est constipée, elle a une tendance aux hémorroïdes, l'arrière de sa langue est chargée d'un enduit blanc jaunâtre.

Il s'agit le plus souvent d'une personne hypernerveuse, irritable, et son cas est aggravé par les repas, (surtout si la nourriture est trop riche) le café, l'alcool.

GASTRITE Voir aussi ESTOMAC, BRÛLURES D'ESTOMAC, DOULEURS D'ESTOMAC

Les principaux signes de la gastrite sont aisément reconnaissable : des nausées, des rots, une digestion difficile (voir ce mot) et des vomissements qui peuvent s'accompagner d'hémorragies.

Ces troubles se manifestent après les repas s'il y a eu abus, ou à cause d'intolérance à certains aliments. Ils trouvent leur cause dans une inflammation de la muqueuse de l'estomac.

Régime

Il faudra vous donner un horaire très strict de repas, vous obliger à bien mastiquer. Cessez également de fumer et adoptez un régime alimentaire approprié. L'idée consiste à éviter les aliments qui pourraient provoquer l'irritation des muqueuses gastro-intestinales, et une excitation indue du système nerveux.

Vous éviterez ainsi les viandes grasses, les abats, les charcuteries — sauf le jambon maigre — les fruits de mer, à l'exception des huîtres, les anchois, les sardines, les conserves de viande, de poisson et de crustacés, les bouillons de viande gras, le chocolat et le cacao, les condiments forts.

Buvez du vin avec modération, évitant ceux de Champagne et de Bourgogne tout comme les bières fortes. Eliminez les thés et cafés forts, les fromages forts, les œufs et, dans une moindre mesure, les épinards, les haricots, les lentilles, l'oseille, et les pois.

Ecartez aussi les sucreries et le café au lait, faites des promenades — à pied — avant et après les repas, et cherchez en général à créer une atmosphère qui soit propice à la détente.

Dans le cas de bien des **gastrites chroniques**, la consommation excessive de bicarbonate de soude, voire d'eaux minérales est en cause, tout comme l'usage continuel de certains laxatifs. Vous serez sage de vous abstenir de consommer ces remèdes aux effets secondaires douteux.

3 gr une fois par jour :

- *Argentum nitricum 5 CH.* Dans le cas de sujets qui agissent à la hâte, qui sont anxieux, dont le mal est aggravé par les sucreries, qui ont des régurgitations et des éructations bruyantes après les repas. La douleur, qui irradie jusque dans les fausses côtes gauches, est atténuée par la chaleur.

  La personne a des rots fréquents, surtout lorsqu'elle est contrariée.
- *Arsenicum album 5 CH.* La gastrite provoquée par une intoxication alimentaire. La douleur brûlante à l'estomac est atténuée par la chaleur. La personne est allergique à la vue de la nourriture et elle a soif de petites quantités d'eau.
- *Phosphorus 4 CH.* La douleur à l'estomac, accompagnée d'une sensation de vide et de défaillance, est parfois atténuée en mangeant et en buvant des liquides froids, souvent renvoyés sitôt réchauffés dans l'estomac.

La personne souffre de nausées et de vomissements et elle a faim après les repas.

HÉPATITE VIRALE

L'hépatite virale, c'est ce qu'on appelait autrefois la jaunisse. Comme son nom l'indique, elle est causée par la présence d'un virus dans l'organisme.

La personne est comme grippée, avec un début de fièvre. Elle est fatiguée, perd l'appétit, souffre de maux de tête et de troubles digestifs. Ses urines, qui se présentent en moins grande quantité, prennent une couleur plus foncée. La rate augmente parfois de volume.

C'est dans un deuxième temps qu'apparaît souvent **l'hépatite aiguë**, l'ictère (voir ce mot).

Un régime sévère

Gardez le lit pendant deux semaines et interrompez vos occupations pour une durée de six semaines au moins. Tout votre environnement ou celui de la personne malade devra être bien nettoyé (désinfection des W.C., vaisselle nettoyée à part) et veillez à votre hygiène personnelle ainsi qu'à celle de votre entourage (propreté des mains et des ongles).

Pour un exposé plus complet du régime alimentaire, consultez la rubrique de l'Ictère.

- *Phosphorus triiodatus 7 CH*, 5 gr, tous les 10 jours.
- *Phosphorus triodatus 5 CH, Lycopodium clavatum 5 CH*, 2 gr un jour l'un, un jour l'autre.
- *Nux vomica 5 CH, Bryonia alba 5 CH, Berberis vulgaris 4 CH*, chaque jour, à raison de 2 gr par jour.

Consultez également la rubrique de l'ICTÈRE.

HOQUET

Le hoquet, cette affection banale et souvent désagréable, n'est ni plus ni moins qu'une contraction spasmodique du diaphragme, produisant un appel d'air assez fort pour faire vibrer les cordes vocales : d'où son bruit caractéristique.

Si vous n'arrivez pas à vous en débarrasser rapidement en retenant longuement votre souffle, vous prendrez le remède le plus indiqué, tous les quarts d'heure :

- *Cuprum metallicum 5 CH* (pour les cas les plus généraux) 2 gr que vous sucerez lentement. Si la crise ne passe pas, même après deux autres granules, prenez 5 granules.
- *Cyclamen creosotum 5 CH*, 2 gr par 24 heures. Pour la femme enceinte, en plus de *Cuprum metallicum*, et avec *Kreosotum 5 CH*, 2 gr par 24 heures également.
- *Hyosciamus niger 5 CH*, 2 gr. Quand le hoquet accompagne des maux de ventre.
- *Ignatia amara 5 CH*, 2 gr. Le hoquet en rapport avec des troubles nerveux, aggravé par le tabac et le café. Egalement quand la personne bâille beaucoup, ou qu'elle a des nausées, qui passent en mangeant. Egalement pour le hoquet des enfants.
- *Moschus 5 CH*, 2 gr. Recommandé pour les personnes hypersensibles, sujettes à une excitation sexuelle considérable, et chez qui le hoquet est déclenché par les stimulants, l'alcool, le café.
- *Nux vomica 5 CH*, 2 gr. Le hoquet qui fait suite à des excès de boisson ou de nourriture. Le hoquet de *Nux vomica* apparaît aussi après avoir bu du liquide froid.
- *Teucrium marum verum 4 CH*, 2 gr. Le hoquet du nourrisson après la tétée.
- *Veratrum viride 5 CH*, 2 gr. Le hoquet s'accompagne d'un mal de tête intense, en début d'après-midi. La langue et les lèvres sont sèches, le visage est rouge.

ICTÈRE Voir HÉPATITE VIRALE pour la description des premières phases de l'ictère.

Un refroidissement, une vive contrariété, une émotion forte ou une intoxication alimentaire peuvent être à l'origine de l'ictère. Les causes profondes sont cependant à chercher du côté des maladies de sang, d'obstacles sur les voies acheminant au foie, ou du foie lui-même.

Des causes multiples

D'autre part, un empoisonnement par des produits industriels ou domestiques, une intoxication par produits chimiques ou une intoxication alimentaire (champignons) sont parfois responsables d'ictères. Il arrive également que certaines drogues pharmaceutiques soient en cause (anovulatoires, anesthésiques, antibiotiques, anticoagulants, antituberculeux, sédatifs, sulfamides, cortisone et dérivés).

Après l'apparition des symptômes décrits dans la rubrique HÉPATITE AIGUË (maux de tête, fatigue, perte de l'appétit, troubles digestifs, urines foncées et en quantité moindre, langue chargée), on assiste à l'émergence de l'ictère proprement dit.

Tandis que l'épiderme et les muqueuses prennent une coloration jaunâtre, la température augmente. Les urines deviennent encore plus foncées alors que les selles se décolorent. Il arrive souvent aussi que la personne ait des nausées. Elle refuse la nourriture, et se sent mal, avec des démangeaisons.

Il faudra commencer par prendre un repos complet au lit. Les soins dans la plupart des cas durent entre quatre et six semaines et il vaut mieux laisser la maladie suivre son cours plutôt que de chercher à la contrer brutalement. Ce qui ne veut pas dire qu'il ne faille rien faire, loin de là.

Que faire, quoi manger...

Buvez du jus de carotte frais chaque jour, un décilitre au moins. Douchez la région du foie, à l'eau chaude, alternez les compresses de chou avec les maillots d'argile, et buvez des tisanes diurétiques (prèle, chiendent, bouleau, cynorhodon), et ce, même une fois la guérison achevée. Le radis, la chicorée et les artichauts ont sur le foie un effet bénéfique.

Eliminez de votre alimentation les viandes grasses, les abats, les charcuteries — sauf le jambon maigre — les fruits de mer (à l'exception des huîtres), les anchois, les sardines, les conserves de viandes de poissons et de crustacés, les bouillons de viande gras, le chocolat et le cacao, les condiments forts.

Supprimez aussi les sucreries, le café au lait. Buvez du vin avec modération, évitant ceux de Champagne et de Bourgogne, tout comme les bières fortes. Abstenez-vous des thés et cafés forts, des fromages forts, des œufs, et dans une moindre mesure, des épinards, haricots, lentilles, oseille et pois.

Si l'ictère s'accompagne de troubles gastro-intestinaux (comme de la diarrhée, des vomissements), de troubles nerveux (confusion, délire et abattement successifs), d'hémorragie, il faut absolument prévenir le médecin d'urgence.

3 gr 3 fois par jour :

- *Berberis 5 CH.* Les douleurs sont piquantes, perçantes, comme un couteau qui pénètre les chairs dans la région du foie et des reins. L'urine est trouble, de couleur rougeâtre. Le malade ressent de vives démangeaisons, et il est constipé malgré des envies fréquentes.
- *Bryonia alba 5 CH.* La douleur au foie s'accompagne d'une sensation de lourdeur ou de pesanteur, d'élancements. Le foie est sensible au toucher, et les douleurs, plus fortes après les repas, empirent avec le mouvement et en poussant, et la personne est constipée.

  Il y a amélioration lorsque l'on applique une pression large et soutenue, la personne étant couchée sur le côté droit, le flanc bien appuyé sur le lit.

  Souvent la bouche est sèche, avec un goût amer, des nausées se déclarent, aggravées par le mouvement. La personne peut aussi éprouver des maux de tête, devenir irritabe et de mauvaise humeur.
- *Chelidonium 4 CH.* La principale caractéristique de Chelidonium est une douleur constante à l'angle inférieur de l'omoplate droite, accompagnant les douleurs au foie. La langue, jaunâtre, garde l'empreinte des dents, et la personne a un goût amer et salé dans la bouche.

  Le foie gonfle, la constipation apparaît et les selles sont blanchâtres. La personne recherche les aliments et les liquides chauds, manifeste du dégoût pour les aliments et les liquides froids.

- *Colocynthis 5 CH.* Les douleurs sont assez vives pour que la personne soit pliée en deux. Ses urines sont troubles, elle a un goût amer dans la bouche. Le froid aggrave la douleur, le chaud l'améliore.
- *Digitalis 4 CH.* Le pouls est très lent, faible et irrégulier. Le foie est enflé et douloureux. La personne a les extrémités gonflées (œdème), ses urines sont rares et troubles, elle a facilement des défaillances.

  Le signe distinctif de *Digitalis* est une nausée qui empire à l'odeur des aliments.
- *Nux vomica 5 CH.* Comme *Bryonia alba*, *Nux vomica* est accompagnée d'une sensibilité locale du foie, et de constipation (avec faux besoins cependant).

  Mais il n'y a pas d'amélioration avec la pression, et l'aggravation après les repas est plus marquée, accompagnée de somnolence. La moitié arrière de la langue est chargée, très jaunâtre.
- *Myrica 4 CH.* Le pouls est lent (moins cependant que pour *Digitalis*), la peau semble presque bronzée, l'urine, rare, est jaune et pleine d'écume, alors que les selles sont molles et décolorées. La personne ressent de violentes douleurs dans la région thoracique devant le cœur.
- *Phosphorus 5 CH.* Dans le cas d'ictères graves. Le foie est enflé, le malade ne peut rester couché sur le côté droit. Il peut être atteint soit de diarrhée, indolore mais fatigante, avec des particules graisseuses, soit de constipation, avec des selles petites et blanchâtres.
- *Podophyllum 5 CH.* Un remède caractéristique de troubles digestifs sérieux. Tout ce que la personne avale est rejeté. Elle est affectée d'une diarrhée de couleur jaune clair, surtout le matin, parfois accompagnée d'une chute de l'anus (prolapsus). La personne se frotte surtout le ventre.

  Son état est aggravé par le mouvement et le toucher, amélioré par le fait de manger et de boire chaud, la position assise et penchée en arrière.

  La digestion est lente, accompagnée de bâillements et de somnolences. L'urine est couleur jaune or et le pouls est lent.

- *Juglans cinera 5 CH.* La douleur au foie va jusqu'à l'épaule droite ou jusque sous l'omoplate gauche. Elle est accompagnée d'un mal de tête situé en haut de la nuque, de nausées matinales, de démangeaisons, de diarrhée brûlante et d'insomnie après trois heures du matin.
- *Lachesis 5 CH.* Pour la douleur qui affecte l'alcoolique.
- *Nux vomica 5 CH.* La congestion chronique du foie. Celui-ci est sensible au toucher, même au simple contact des vêtements. La personne est constipée, elle a une tendance aux hémorroïdes, l'arrière de sa langue est chargée d'un enduit blanc jaunâtre.

  Il s'agit le plus souvent d'une personne hypernerveuse, irritable, et son cas est aggravé par les repas, et surtout par la nourriture trop riche, le café, l'alcool.

INDIGESTION Voir aussi COLIQUE, DIARRHÉE, DYSPEPSIE, GASTRO-ENTÉRITE, INTOXICATION ALIMENTAIRE, INTOLÉRANCE ALIMENTAIRE

A l'origine de l'indigestion, on trouve les excès ou les incompatibilités alimentaires. Elle se manifeste par un malaise général, des chaleurs, des sueurs froides, le hoquet et une nausée, des crampes ou des vomissements, parfois des coliques avec une diarrhée.

Vous pouvez commencer par soigner le mal en vous douchant longuement le ventre à l'eau chaude (à défaut de douche, procédez à des enveloppements humides et chauds). Vous couvrirez ensuite votre abdomen, qui sera alors d'un rouge vif, d'un cataplasme aux oignons crus hachés (vous pouvez remplacer l'oignon par des feuilles de chou).

Gardez cependant présent à l'esprit que les intoxications alimentaires et les appendicites se déclarent sensiblement de la même façon que l'indigestion.

Toutes les demi-heures, selon le cas :
- *Amygdalus 5 CH*, 3 gr. L'enfant qui vomit tout ce qu'il mange ou boit. Il n'a pas de diarrhée, et son état général est bon, mais il a des nausées matinales, et, signe caractéristique, il a le bout et les bords de la langue rouge.

- *Antimonium crudum 4 CH*, 3 gr. L'enfant qui court au-devant des indigestions (« glouton et grognon ») parce qu'il engloutit plutôt qu'il n'avale. Lorsqu'il vomit, c'est bien après le repas, ses rots ont l'odeur des aliments et sa langue est couverte d'un enduit blanc.
- *Bismuthum 5 CH*, 3 gr. De vives douleurs d'estomac accompagnent des crampes, avec parfois des vomissements abondants et des haut-le-cœur. Les douleurs sont atténuées quand la personne boit un liquide froid ou qu'elle se penche en arrière.
- *Calcarea muriatica 5 CH*, 3 gr. Les personnes qui ont une tendance marquée pour les indigestions. D'une part, il y a celles qui ont la digestion lente et difficile, même avec un régime normal. Elles vomissent après les repas, sont constipées.

  D'autre part, il y a celles qui souffrent d'indigestion à la suite d'excès alimentaires : elles vomissent alors tout liquide qu'elles boivent, et elles ont tendance à faire de la diarrhée.

  Dans les deux cas, on remarque souvent un manque de vitalité musculaire, une faiblesse générale. *Calcarea muriatica 9 CH*, 4 gr une fois par semaine est indiqué dans les cas chroniques.
- *China 5 CH*, 3 gr. La personne souffre de flatulences et elle a souvent le ventre gonflé, l'estomac est sensible au toucher. Il y a aggravation après les repas, et avec certains aliments comme le lait et les fruits contenant beaucoup d'eau.
- *Ipeca 5 CH*, 3 gr, pour contrer les vomissements. Quand la langue est propre. Après des abus de viandes grasses.
- *Kali muriaticum 5 CH*, 3 gr. La personne qui manifeste surtout une intolérance aux graisses. Les vomissements sont épais et visqueux, la langue est chargée, blanche ou grise.
- *Nux vomica 5 CH*, 3 gr. Après des excès de vin ou d'alcool. Quand l'arrière de la langue est recouvert d'une couche jaunâtre épaisse, que des nausées suivent les repas et que des douleurs et une pesanteur surgissent trois heures environ après les repas. Le malade n'arrive pas à vomir, et il rote fréquemment.
- *Pulsatilla 5 CH*, 3 gr. Utile notamment pour les enfants, après les excès de pâtisseries, de glaces. Dans le cas de personnes ne supportant pas la nourriture grasse : sauces, charcuteries, fritures, charcuteries.

- *Senna 5 CH*, 3 gr. Lorsque des coliques accompagnent des vomissements, que la personne (ou l'enfant) s'assoupit très facilement, qu'elle a des nausées, est un peu pâle.

INTOLÉRANCES ALIMENTAIRES

Ce n'est pas nécessairement une question de psychologie : certains aliments, qu'on les aime ou non, « ne nous reviennent pas », comme on dit, et c'est encore plus vrai en cas de maladie.

Repas copieux en prévision ?

Avant un repas dont vous pensez qu'il pourrait être difficile à digérer, prenez *Nux vomica 5 CH*, 2 gr.

Vous pouvez aussi consulter la liste qui suit afin de trouver les médicaments pour les aliments précis qui « ne passent pas ». Prenez-en alors deux granules, avant ou après le repas (s'il n'y a pas d'indication spécifique).

2 gr toutes les demi-heures, selon le cas :

- *Argentum nitricum 5 CH.* Les confitures, le miel, le sucre.
- *Calcarea ostreica 4 CH.* Pour les huîtres.
- *China 4 CH, Bryonia 4 CH, Ipeca 4 CH.* 2 gr de chaque une heure avant de manger des fruits.
- *Ferrum metallicum 5 CH.* Pour les œufs et la viande.
- *Ignatia 5 CH.* Pour le café.
- *Lac vaccinum 4 CH.* L'intolérance au lait.
- *Lycopodium 4 CH.* Pour les carottes, les huîtres, les oignons.
- *Nitricum acidum 5 CH.* Pour le lait.
- *Nux vomica 5 CH.* Pour l'alcool.
- *Peptone d'œufs 4 CH.* Pour les œufs.
- *Peptone de poisson 4 CH.* Pour le poisson.
- *Ptelea 5 CH.* Pour le fromage.
- *Pulsatilla 5 CH.* Pour le beurre, les glaces, les pâtisseries, le gras, le porc.

INTOLÉRANCES ALIMENTAIRES DE L'ENFANT ET DU NOURRISSON

Cette rubrique est notamment consacrée aux problèmes alimentaires que l'on rencontre chez les nourrissons et les jeunes enfants. Il faudra être prudent face aux vomissements et s'assurer qu'il ne s'agit pas là d'une autre maladie, comme une gastro-entérite, ou une appendicite, ou encore une intoxication alimentaire.

Posologie pour le nourrisson

Faites dissoudre 5 granules de 5 CH pendant 24 heures dans 50 grammes d'une eau minérale neutre (après 24 heures, utilisez un nouveau mélange), que vous donnerez au nourrisson par cuillerées à café, de façon plus ou moins rapprochée selon l'intensité des crises.

Pour les jeunes enfants utilisez des granules de 5 CH, à raison de deux environ par heure. Interrompez la médication dès qu'il y a amélioration.

- *Aethuasa cynapium 5 CH.* Dans le cas du nourrisson qui rejette aussitôt son lait sous forme de lait caillé.
- *Antimonium tartaricum 5 CH.* L'enfant qui ne supporte pas le lait, avec prédominance de vomissements.
- *Bismuthum 5 CH.* Ici aussi, les liquides sont rejetés immédiatement, avec des rots bruyants, d'odeur aigre. Le bébé se met à pleurer après avoir mangé.
- *Cuprum 5 CH.* Les vomissements, violents, sont expulsés en jets. L'enfant se tord de douleur sous l'effet des spasmes d'estomac. La diarrhée accompagne souvent les vomissements.
- *Magnesia phosphorica 5 CH.* Les spasmes gastriques se reflètent sur le visage de l'enfant, qui semble aller mieux quand vous le tenez à plat ventre, votre main appliquée contre son ventre.
- *Magnesia carbonica 5 CH.* L'enfant qui ne supporte pas le lait. Il le vomit en caillots, et il souffre d'une diarrhée qui peut prendre différentes formes : elle est décolorée, d'odeur aigre, ou verdâtre et mousseuse, d'odeur aigre, ou encore elle contient des substances épaisses et sanguinolentes.
- *Natrum carbonicum 5 CH.* L'enfant qui ne supporte pas le lait.

La diarrhée, aigre, est expulsée en jets bruyants, et elle est aggravée par temps chaud.

- *Natrum phosphoricum 5 CH.* Comme *Aethusa cynapium*, mais dans les cas de diarrhées encore plus acides.
- *Nux vomica 5 CH.* L'enfant est nerveux, irritable, il est mal après les repas, et souffre de constipation : malgré ses efforts et ses larmes, il n'arrive pas à expulser.
- *Sepia 5 CH.* L'enfant vomit, il est triste et maussade.
- *Silicea 5 CH.* L'enfant maigre et frileux, qui vomit fréquemment.

INTOXICATION ALIMENTAIRE

Le plus souvent le corps répond à l'intoxication alimentaire par une diarrhée, qui succède à des douleurs abdominales prononcées, accompagnées de fièvre. Cette réaction est d'ailleurs souhaitable, et si elle ne se manifeste pas, il vaut mieux provoquer l'évacuation par des purgatifs, des lavements ou des laxatifs. Ceci afin d'éliminer toute substance toxique en vidant l'intestin.

Nettoyez-vous...

Une fois la purge complétée, faites un jeûne, que vous romperez par des potages en crème et des jus de carottes, pour soulager le foie. Pour voir les choses de façon positive, ditez-vous que vous en profitez pour nettoyer votre organisme. Votre estomac devrait supporter la nourriture à partir du moment où la faim réapparaîtra.

Par ailleurs, vous prendrez la précaution de toujours veiller à la fraîcheur de la viande que vous consommez, et à bien choisir les établissements où vous mangez. De même, rejetez résolument les boîtes de conserves ne serait-ce que légèrement bombées.

Plus les viandes sont travaillées, transformées (saucisses, andouillettes, rillettes), plus elles sont facteur de risque, et notez que les viandes bouillies sont moins dangereuses que les viandes rôties, dont la température centrale n'excède pas 45°.

- *Arsenicum album 5 CH*, 2 gr, trois fois par jour, si vous ne vous êtes pas remis d'une intoxication alimentaire, même ancienne.

- *Calendula T.M.* Ajoutez une ou deux cuillerées à café dans un verre d'eau que vous avalerez le plus vite possible, en vous rinçant la bouche. Un quart d'heure plus tard, vous prendrez :
- *Botulinum 7 CH*, 3 gr, suivi un quart d'heure après de :
- *Pyrogenium 5 CH*, 5 gr, et encore un quart d'heure plus tard de :
- *Arsenicum album 5 CH*, 5 gr.

Intoxication alimentaire par les champignons

Si la personne souffrante a mangé des champignons dans un récent repas, aux symptômes décrits plus haut s'ajouteront les suivants : des brûlures d'estomac, des sueurs et une soif intense.

Vous préviendrez alors le médecin sans tarder et surtout sans attendre les signes suivants : la personne est abattue, elle semble perdre ses facultés mentales, et elle se refroidit... Il n'y a alors pas une seconde à perdre.

En attendant le médecin, faites boire à la personne affectée de petites quantités d'eau salée glacée, à raison d'une cuillerée à café de sel (marin si possible), par verre d'eau.

IVRESSE

- *Aconit 5 CH*, 10 gr dans un verre d'eau permet de vous dégriser rapidement. Ajoutez une cuillerée à café toutes les cinq minutes.

Mieux vaut parfois **prévenir que guérir** : prenez 4 ou 5 granules d'*Ethyllicum 5 CH* une heure avant un repas où vous pressentez qu'il sera difficile de ne pas faire quelques excès. Une demi-heure avant, prenez 4 ou 5 granules de *Paulina 5 CH*, et vous pourrez répéter ce remède après le repas.

NAUSÉE

2 gr par heure :

- *Antimonium crudum 5 CH*. Pour la nausée déclenchée par les excès de table. La langue est couverte d'un dépôt blanchâtre. Aussi indiqué pour la nausée qui s'atténue en mangeant.
- *Bryonia 5 CH*. Pour la nausée qui augmente en mangeant, ou celle qui s'atténue en bougeant.

- *Cocculus indicus 5 CH.* Pour les nausées accompagnées de vertiges, pour celles que l'on ressent après un coup de froid ou en voyage.
- *Colchicum 5 CH.* Quand la simple odeur des aliments provoque la nausée.
- *Ipeca 5 CH.* Si la nausée devient un état permanent, persistant, et que les vomissements ne soulagent pas. La personne salive abondamment.
- *Nux vomica 5 CH.* Quand on a fait un peu trop bonne chère... la nausée de *Nux vomica* se déclare après le repas. L'arrière de la langue est couverte d'un enduit jaunâtre. Aussi pour la nausée déclenchée en fumant.
- *Symphoricarpus 4 CH.* La nausée de *Symphoricarpus* est aggravée avec chaque mouvement.

PARASITES INTESTINAUX

Il arrive que certaines personnes hébergent des parasites intestinaux pendant des années, voire des dizaines d'années sans qu'elles ne s'en rendent compte. Il faudrait qu'elles s'interrogent sur les causes de leur état maladif et anémié et sur la provenance des cernes qu'elles ont autour des yeux...

Si le traitement homéopathique ne peut garantir une efficacité à toute épreuve dans l'élimination des parasites intestinaux ni même des parasites en général, il est quand même bon de procéder à une tentative d'évacuation homéopathique et naturelle de ces hôtes pour le moins gênants et indésirables.

Il faut parfois hésiter

Dans le cas de l'enfant, livrez-vous à plusieurs essais avant de vous résoudre à recourir aux vermicides de la médecine allopathique. Ces produits toxiques sont parfois pires que le mal car l'organisme de l'enfant ne les supporte pas nécessairement, même aux doses indiquées.

Ce que l'homéopathie est en mesure de faire, c'est d'abord d'atténuer les malaises dus à l'action des parasites et de neutraliser les phénomènes toxiques déclenchés par les vers, particulièrement au niveau du système nerveux.

Mais surtout, l'homéopathie travaille **le terrain**, c'est-à-dire qu'elle rend la personne plus résistante aux intrusions. Car, là encore, un bon système immunitaire — ce qu'on appelle « une bonne santé » — est encore notre meilleure sauvegarde.

C'est pourquoi, même si vous décidez d'adopter le traitement allopathique, vous aurez avantage à poursuivre les remèdes homéopathiques, qui ne peuvent en aucune façon faire obstacle au traitement, bien au contraire. Les brèves descriptions qui suivent vous permettront de distinguer et d'identifier les parasites les plus répandus.

Les parasites

Certains parasites, comme **l'ascaris lumbricoïdes**, remontent de l'intestin aux poumons, où ils provoquent parfois une bronchite, avant de redescendre par les voies digestives (en passant par la bouche, à la faveur de la toux). Ils y atteindront entre 15 et 25 centimètres.

Les **oxyures**, les parasites intestinaux les plus répandus, mesurent entre 2 et 12 millimètres, et les femelles pondent leurs œufs dans les replis du rectum.

Les toxines dégagées par les vers provoquent aussi d'intenses démangeaisons anales, qui sont souvent à l'origine de recontaminations, puisque l'enfant se gratte, ramassant des œufs sous ses ongles.

C'est pourquoi en période de cure il faut veiller tout spécialement à l'hygiène personnelle et à la propreté des draps et de la chambre pour éviter la recontamination.

Le ver solitaire, ou taenia, peut atteindre 5 à 10 mètres, sa larve se trouve dans la viande de porc. La personne affectée maigrit malgré un appétit exagéré, souffre de vertiges, de malaises et de changements d'humeur. Le traitement, de longue haleine, est à base de *Cuprum oxydatum nigrum* (consulter la liste des remèdes plus bas).

La trichine est un petit ver (entre 2 et 4 millimètres) transmis par la viande de porc. Les troubles commencent par une gastroentérite, marquée d'une éruption de taches rouges sur la peau, suivie après dix jours de douleurs musculaires.

Les signes

- *Le visage porte des taches jaunes irrégulières.*
- *La personne est irritable, elle pique des colères disproportionnées.*
- *Un sommeil agité, entrecoupé de réveils fréquents, de grincements de dents.*
- *Un visage pâle, marqué de cernes bleuâtres autour des yeux et de la bouche.*
- *Une haleine acide et fade à la fois.*
- *Des crises abdominales douloureuses.*
- *Des démangeaisons de l'anus et du nez, surtout la nuit.*
- *La nuit, des grincements de dents.*
- *Une salivation abondante.*
- *Dans le cas d'oxyures, de fréquents raclements de gorge.*
- *Les parasites peuvent être à l'origine de troubles du caractère. Ascaris : caprices, tristesse, anxiété, inaptitude au travail, tendance à s'évanouir. Oxyures : irritabilité.*
- *Les paupières sont agitées de spasmes, et parfois un strabisme apparaît.*
- *Malgré tous ces signes, une ou plusieurs analyses de laboratoire sont parfois nécessaires pour connaître la présence des parasites, de leurs œufs ou de leurs kystes.*
- *Aussi étonnant que celui puisse paraître, ces symptômes sont plus marqués au moment des nouvelles ou des pleines lunes.*

Précautions

Evitez les viandes crues pouvant être contaminées. Quant à la viande de porc, faites-la cuire une demi-heure. Lavez soigneusement les fruits et légumes pouvant être souillés par des engrais. Lavez la salade avec application dans l'eau salée et rincez-la. Gardez les ongles courts et nettoyez-les avant chaque repas.

Dans la cuisine des aliments, utilisez beaucoup de ciboulette, d'ail et d'ail des bois au printemps (l'ail des bois purifie le sang, le foie et la bile, et il est recommandé pour les personnes souffrant d'artériosclérose et d'hypertension).

La papaye, un préventif naturel

Un bon moyen de rendre l'organisme résistant aux parasites consiste à mastiquer un morceau de feuille de *Papaye* à la fin de chaque repas ou d'avaler une cuillerée à café des graines noires de ce fruit. Vous pouvez aussi vous procurer des *granulés Papayasan* pour les enfants et des *dragées Papayasan* pour les adultes.

D'autre part, malheureusement nos animaux domestiques sont aussi parfois en cause : il suffit qu'un chien nous lèche les mains pour nous transmettre le ver solitaire du chien.

- *Cina 4 CH*, 2 gr deux fois par jour. Le plus souvent recommandé en homéopathie pour lutter contre les parasites, et notamment chez les sujets hypersensibles, susceptibles, insupportables. La personne manifeste tous les signes décrits plus haut. Les démangeaisons de l'anus, auxquelles s'ajoutent celles des narines, empirent la nuit.

  L'appétit est inégal, la langue est propre, et il arrive parfois que la personne urine la nuit de façon involontaire.
- *Cuprum 4 CH*, 2 gr trois fois par jour. On observe des spasmes.
- *Cuprum oxydatum nigrum 1 X* (1re Décimale), en paquets de poudre de 0.25 g, à raison d'un paquet matin et soir pendant six semaines, pour combattre le ver solitaire : des douleurs au creux de l'estomac, un appétit démesuré, des vertiges et des malaises, une humeur changeante, tels sont les signes par lesquels on reconnaît le plus souvent la présence de cet hôte indésirable.

Egalement pour combattre les trichines.
- *Granatum 4 CH*, 2 gr deux fois par jour. Les signes sont accompagnés de maux de ventre.
- *Granatum 4 CH*, 3 gr deux fois par jour. Pour combattre tous les vers.
- *Helmintochorton T.M.* (remarquez qu'il s'agit de teinture mère). Pendant huit jours, prenez-en chaque jour 10 gouttes, dans un peu d'eau.
- *Indigo 5 CH*, 2 gr trois fois par jour. Les malaises sont atténués lorsque la personne bouge.
- *Natrum phosphoricum 5 CH*, 3 g trois fois par jour. Des maux de ventre se manifestent.
- *Sabadilla 5 CH*, 2 gr trois fois par jour. La personne qui souffre de maux de ventre et de démangeaisons dans les oreilles.

L'enfant est nerveux et frileux, ne manifeste pas de mauvaise humeur exceptionnelle. Il se met à tousser dès qu'il est couché.

- *Spigelia 5 CH*, 2 gr trois fois par jour. Le signe distinctif de *Spigelia* : les palpitations, qui vont de pair avec la toux, une haleine nauséabonde, des maux de ventre et des démangeaisons dans la région anale. Combat les ascaris comme les oxyures.
- *Stannum 4 CH*, 2 gr par jour pendant 10 jours. Si on observe des convulsions, des raideurs, des défaillances, de la mélancolie. Un remède contre le ver solitaire.
- *Teucrium marum 5 CH*, 2 gr quatre fois par jour. Pour combattre les oxyures comme les ascaris. Les démangeaisons des narines et de l'anus s'aggravent à la chaleur du lit. La personne est nerveuse, irritable et agitée la nuit.
- *Viola odorata 4 CH*, 2 gr quatre fois par jour. Très efficace pour renforcer la résistance de la personne aux parasites, combattre leur présence et modifier les conditions du terrain parasité.
- *Viola odorata 5 CH*, 2 gr une fois tous les deux jours. Rend la vie défavorable aux parasites et permet de débarrasser l'organisme de leur présence, de façon radicale.

PARESSE INTESTINALE Voir aussi ATONIE DIGESTIVE, CONSTIPATION, DIGESTION DIFFICILE

Pour vaincre la paresse intestinale, une bonne méthode consiste à prendre chaque matin une soupe préparée à partir de *grains de blé fraîchement moulus*. Ajoutez-y un petit oignon coupé, une gousse d'ail écrasée, et, une fois la cuisson terminée, du persil haché fin ainsi qu'une cuillerée d'huile d'olives.

Quand les laxatifs ne semblent pas produire d'effet, ayez recours au remède suivant. Préparez une infusion de feuilles ou de gousses de séné, ou d'une autre plante purgative, à laquelle vous ajoutez une petite pomme de terre crue avec la peau, coupée en dès, une cuillère à café de son et une de graines de lin. Faites cuire pendant un quart d'heure. Vous boirez cette préparation le matin, et aussi le soir dans certains cas.

REINS Voir aussi COLIQUE NÉPHRÉTIQUE

Les reins constituent un filtre qui peut nettoyer près de 60 litres de liquide par jour. Leur activité est indispensable à la survie de l'organisme, car il suffit qu'ils cessent de fonctionner quarante-huit heures pour voir apparaître une **urémie**.

Un grossissement de la prostate est le signe le plus sûr de ce problème, auquel il faut remédier dans les plus brefs délais. Si le mal, qui atteint surtout les hommes d'âge mûr, ne passe pas par des compresses chaudes de plantes dans les vingt-quatre heures, il faut alors procéder par sondes, ce qui cause évidemment des désagréments considérables

Dans le cas de calculs rénaux obstruant l'urètre (le canal par lequel l'urine est évacuée), des bains chauds accompagnés de légers massages peuvent donner d'excellents résultats.

Pour stimuler le fonctionnement des reins d'une façon générale, prenez soin d'ajouter du *persil haché* dans la soupe ou aux sandwiches. Evitez le sel et mangez moins de viande, d'épices fortes et de sucre raffiné. Dès que les problèmes apparaissent, prenez d'ailleurs soin d'éliminer les aliments à base de sucre.

Des infusions comme le *Solidago*, aussi connue sous le nom de *verge d'or*, la *prêle*, le *chiendent* activent aussi le bon fonctionnement des reins, de même que les compresses d'oignon.

D'autre part, certaines **précautions** comme boire les boissons glacées lentement, protéger les reins contre le froid peuvent aider à éviter les complications.

Troubles des reins

2 fois par jour :

- *Berberis vulgaris 4 CH*, 2 gr. Des douleurs irradiant la hanche, la cuisse ou l'aine, des sensations de brûlure à la vessie ou à l'urètre en urinant sont deux symptômes fréquents de *Berberis vulgaris*.

Les reins, traversés de douleurs bouillonnantes, sont très sensibles au toucher, et les urines, peu abondantes, sont foncées avec un dépôt sablonneux grisâtre ou rouge brique.

3 fois par jour :
- *Cantharis 5 CH*, 2 gr. Les symptômes sont sensiblement les mêmes que pour *Berberis vulgaris*, mais la personne semble nettement plus agitée et la douleur affecte les reins de façon plus tranchante.
- *Hydrangea 5 CH*, 2 gr. La douleur se fait sentir plutôt à gauche et au col de la vessie. Fait caractéristique, l'urine contient des traces de sang et des sédiments blanchâtres.
- *Pareira brava 4 CH*, 2 gr. Dans ce cas, la douleur part des reins et se répercute dans les cuisses. Le besoin d'uriner se fait sentir presque à chaque moment mais des efforts violents obligent alors la personne à s'accroupir.

ULCÈRES

L'ulcère d'estomac, cette plaie ouverte à même l'intestin, est en quelque sorte une maladie de civilisation. Elle accompagne un mode de vie où le stress et des repas avalés à la hâte finissent par avoir raison de notre résistance naturelle.

C'est pourquoi **l'opération chirurgicale** ne peut résoudre qu'un problème de surface. Si vous ressentez des douleurs vives, très localisées, quatre heures après les repas, il y a des mesures à prendre pour éviter l'intervention, souvent trop radicale sans être réellement efficace.

Bien entendu, soyez à l'affût des **signes suivants :** un estomac contracté dur comme du bois, une douleur en coup de poing déclenché brusquement, des selles noirâtres qui indiquent une hémorragie et parfois des vomissements. Ils indiquent qu'un drame abdominal est en train de se produire. Le chirurgien doit alors pouvoir opérer dans les six heures.

Mais vous pouvez éviter ces situations de crise, en vous pliant à un régime de vie plus compatible avec les besoins de votre organisme. Essayez de considérer votre nouveau mode de vie comme un bienfait dicté par le corps plutôt qu'une punition, et vous observerez qu'il rapporte bien plus que la suppression du mal, puisque vous vous sentirez mieux en général. La vraie santé, c'est bien autre chose que l'absence de maladie.

Au départ, **prenez votre temps pour manger**, et abstenez-vous de lire ou de regarder la télévision pendant les repas, ce qui a un effet perturbateur sur la digestion, tout comme la glace engloutie à la hâte au dessert. Mangez donc lentement et mastiquez bien vos aliments.

Evitez les mets épicés, boissons gazeuses, les potages et les liquides bouillants, cela va de soi. Coupez également votre consommation de sel. L'aspirine et les dérivés de la cortisone sont à déconseiller formellement.

Prenez régulièrement des jus de pomme de terre et de chou frais avant les repas. Si leur goût vous paraît par trop amer, ajoutez-les à votre soupe, sans les faire cuire cependant. Vous aurez aussi avantage à prendre une cuillerée de charbon de bois diluée dans un verre d'eau chaude à la fin du repas. Un remède naturel aux brulûres d'estomac (voir cette rubrique) consiste à mâcher des flocons d'avoine crus.

3 gr deux fois par jour :

- *Argentum nitricum 5 CH.* La douleur, située sous les fausses côtes, est aggravée par les sucreries qui semblent en plus frôler l'obsession. Cette douleur se propage dans le dos, et le fait de manger ou d'appuyer sur l'estomac l'aggrave.

  Les renvois d'air bruyants et les flatulences, de même les nausées, sont constantes. On observe une diarrhée verdâtre.
- *Arsenicum album 5 CH.* La personne est dans un état fébrile. Les douleurs, brûlantes, apparaissent après le repas. signe particulier : elles sont atténuées par l'application de compresses chaudes.
- *Bismuthum 4 CH.* La douleur se manifeste immédiatement après le repas, tantôt au creux de l'estomac, tantôt au fond de la gorge. Le malade se penche en arrière pour atténuer la douleur.

  Il ne supporte pas l'eau, à laquelle il préfère le vin, il régurgite des aliments longtemps après les avoir avalés. Des maux de tête alternent avec des douleurs qui traversent le ventre à la hauteur du nombril et empirent en marchant.
- *Kali bichromicum 5 CH.* Les douleurs, pesantes, s'accompagnent de sensation de pression et de pesanteur, elles irradient jusqu'aux épaules. En plus des malaises pendant les repas dus à un excès d'acidité, le malade a des nausées brusques, très acides.

Une constipation fréquente s'accompagne de brûlures dans l'anus et le rectum. La langue est rouge et sèche.

- *Lycopodium 5 CH.* La personne se met à table avec une faim de loup, mais après trois bouchées elle est rassasiée ; elle a des renvois d'air accompagnés de brûlures de la gorge qui durent des heures.

  Des gaz se manifestent aussi, avec pour effet de soulager la personne, tandis que les selles sont dures, difficiles à expulser. Le foie est douloureux, sensible au toucher.

- *Nux vomica 5 CH.* La personne qui s'est laissée aller à des abus de table, d'alcool et de gras notamment. Elle fait souvent preuve d'irritabilité. La douleur se manifeste une demi-heure après le repas, sous forme de crampes.

  La personne ressent le besoin de desserrer ses vêtements à la taille. Elle a l'arrière de la langue chargé.

VÉSICULE BILIAIRE Voir aussi COLIQUE HÉPATIQUE

La vésicule biliaire, réservoir membraneux situé à la face inférieure du foie, contient la bile, comme son nom l'indique. Une inflammation de la vésicule peut être provoquée par un choc émotif, des excès de table ou des efforts physiques inhabituels. Il faut prévenir le médecin.

De toute façon, ce trouble traduit la présence plus que probable de **calculs biliaires**. En attendant, pour atténuer les douleurs, appliquez des compresses de lait froid (trempez un linge dans du lait froid) que vous changerez à mesure qu'elles se réchauffent au contact de la peau.

VESSIE (Trouble de la) Voir CYSTITE

Cet organe creux en fibres musculaires peut contenir trois quarts de litre de liquide. La vessie est elle aussi sujette à des inflammations. En ce cas, l'envie d'uriner est fréquente même s'il ne s'agit que de quelques gouttes, émises avec beaucoup de difficulté. Si cela vous arrive, buvez une infusion de baies de genièvre.

VOMISSEMENTS Voir COLIQUE HÉPATIQUE, CONSTIPATION, DIGESTION DIFFICILE, INDIGESTION, INTOLÉRANCE ALIMENTAIRE, IVRESSE, NAUSÉE

Les causes des vomissements peuvent être fort nombreuses, du mal de mer à l'ulcère en passant par la constipation. Les vomissements peuvent également être l'unique signe d'un infarctus chez une personne âgée.

Toutes les demi-heures :

- *Aethusa cynapium 4 CH* (voir la Posologie du nourrisson). Pour le nourrisson qui vomit aussitôt son lait sous forme de lait caillé. Il est constamment assoupi, semble de plus en plus maigre et faible. A prendre avec *Calcarea carbonica 4 CH* pour combattre l'acidité du tube digestif.
- *Antimonium crudum 5 CH*, 2 gr. La langue du malade est toujours chargée d'un enduit d'un blanc laiteux et les vomissements surviennent après des excès de table ou d'alcool.
- *Bryonia alba 4 CH*. La personne vomit de l'eau ou de la bile juste après le repas. Elle est anxieuse et agitée et elle boit de petites quantités d'eau. Parfois le résultat de l'absorption d'aliments avariés.
- *China 4 CH*. La langue est jaune, la personne a un goût amer dans la bouche et se sent faible après avoir vomi. Ces troubles sont causés par des fruits trop verts.
- *Iris versicolor 4 CH*, 2 gr après chaque vomissement. Dans le cas de vomissements bilieux. La personne ressent des brûlures d'estomac, même dans la gorge et dans tout le tube digestif jusqu'à l'anus. De fréquents maux de tête accompagnent *Iris versicolor*.
- *Ipeca 4 CH*, 2 gr. Vomissement d'origine alimentaire. La langue du malade est propre et il a tendance à s'assoupir. Le fait de vomir n'apporte aucun soulagement et une salive abondante oblige la personne à la ravaler sans cesse.
- *Nux vomica 4 CH*. La langue est couverte d'un enduit jaunâtre. La personne ressent une lourdeur dans l'estomac et son état s'améliore quand elle dort. L'abus de café, d'alcool est à l'origine du malaise.

- *Pulsatilla pratensis 5 CH*. Le visage est pâle, la bouche pâteuse et la langue jaunâtre sans que se manifeste une soif excessive : la personne a mangé trop de pâtisseries ou d'aliments gras.
- *Sulfuric acidum 5 CH*, 2 gr toutes les heures. Dans ce cas les vomissements sont tellement acides que le malade sent les dépôts d'acide sur ses dents. Le plus souvent le fait des alcooliques.

Vomissements de sang

- *Ipeca 4 CH*, 2 gr toutes les deux heures. Le sang est rouge brillant. Le malade a constamment la nausée, il a tendance à s'assoupir.
- *Kreosotum 4 CH*, 2 gr toutes les deux heures. La personne a la sensation d'avoir de l'eau glacée dans l'estomac et une gorgée d'eau laisse un goût amer.
- *Millefolium 4 CH*, 2 gr. Quand le sang est noir et coagule facilement, que le malade est prostré.

CHAPITRE 6

APPAREIL GÉNITO-URINAIRE

ACCOUCHEMENT Voir aussi GROSSESSE, ALLAITEMENT

La médecine homéopathique peut être d'une grande utilité pour les futures mères (voir à ce sujet la rubrique GROSSESSE), notamment pour réduire les douleurs de l'enfantement.

Pendant la grossesse

Prenez soin de marcher chaque jour, de bouger suffisamment pour que l'enfant ne devienne pas trop gros. Ensuite, du point de vue alimentaire, salez de moins en moins vos aliments pendant les quinze derniers jours avant l'accouchement, jusqu'à éliminer le sel complètement.

Préparation à l'accouchement

Au cours des deux mois précédant l'accouchement, vous aurez pris *Nux vomica 7 CH*, 3 gr par jour, pour favoriser un accouchement sans douleur.

Pendant le dernier mois de la grossesse, *Caulophyllum 12 CH*, 5 gr une fois par semaine, prépare l'utérus à une contraction efficace des muscles.

Pendant les quinze derniers jours, prenez *Arnica 5 CH*, 2 gr matin et soir, en vue de préparer un accouchement plus régulier, des contractions plus efficaces, et d'éliminer les risques d'infection.

Sur un autre plan, mais qui a aussi son importance, la mère désireuse de se débarrasser de la « culotte de cheval » — les hanches et les cuisses alourdies par la grossesse — prendra *Natrum sulfuricum 9 CH* et *Thuya 9 CH*, 5 gr, en alternance, tous les quinze jours avant de se coucher, pendant plusieurs mois.

Cette prescription homéopathique n'éliminera cependant pas la nécessité de se livrer à un minimum d'exercices physiques et de soins dans le choix de son alimentation après la grossesse, même si beaucoup de mères éprouvent de la difficulté à observer certaines règles alimentaires au cours de cette période.

Pendant l'accouchement

- *Actaea racemosa 4 CH*, 2 gr toutes les deux heures, facilite l'accouchement en rendant plus efficaces les contractions utérines. Il atténue aussi la surexcitation nerveuse, bien compréhensible, que certaines femmes ressentent au moment d'accoucher.
- *Arnica 5 CH.* Au cours de l'accouchement, 2 gr toutes les heures en alternant avec *Cimicifuga 4 CH. Arnica* prévient les risques d'hémorragie et permet également de lutter contre les contractions trop pénibles et les risques d'infection après l'accouchement.

  Prenez 2 gr toutes les deux heures, en commençant 12 heures avant la naissance de l'enfant.
- *Calcarea acetica 4 CH*, 2 gr toutes les demi-heures, si le travail se prolonge.
- *Caulophyllum 4 CH.* Quand le col est rigide, que les contractions sont tellement courtes qu'elles ressemblent plutôt à des frissons.
- *Chamomilla 5 CH*, alterné avec *Coffea 4 CH*, 3 gr toutes les demi-heures. Si de grandes douleurs intolérables se manifestent.
- *Cimicifuga 4 CH*, 3 gr. Répété toutes les heures, hâte la dilatation du col si celui-ci se fait attendre, ce qui rend les douleurs de travail inefficaces.
- *China 4 CH*, 3 gr toutes les demi-heures ou tous les quarts d'heure, en cas d'écoulement de sang prolongé ou abondant.
- *Coffea 5 CH*, 2 gr une fois par heure. Pour la femme qui parle et se plaint sans arrêt pendant l'accouchement. Elle a les yeux brillants, la figure rouge et gonflée. Le col est à peine dilaté.
- *Kali carbonicum 5 CH*, 2 gr toutes les demi-heures. Les douleurs se répercutent jusque dans les cuisses et les fesses, le travail n'avance pas.
- *Gelsemium sempervirens 5 CH*, 2 gr par demi-heure. Le visage

congestionné, la femme est obsédée par le désir d'être seule. L'accouchement ne démarre pas, le col demeure rigide.

- *Opium 5 CH*, 2 gr par demi-heure. Le visage congestionné, la femme est parcourue de soubresauts et de convulsions sans que le travail ne progresse pour autant.
- *Sepia 5 CH*, 2 gr par demi-heure. Quand le travail est lent, accompagné de douleurs lancinantes allant du dos jusqu'aux jambes, et que des taches jaunes apparaissent sur le nez et sur le corps. *Sepia* sert également pour contrer les accès de dépression fréquents dans les jours qui suivent l'accouchement.

ALLAITEMENT

Des recherches menées en Suède portant sur plusieurs générations indiquent qu'un enfant nourri au sein court moins de risques d'être diabétique. C'est déjà une bonne raison pour nourrir le nourrisson de façon « naturelle ».

Mais, en plus, l'enfant reçoit par le lait de la mère — notamment le premier lait, le colostrum qui monte trois ou quatre jours après l'accouchement — quantité de sels minéraux, de vitamines et d'anticorps qui vont le protéger contre la maladie dans ses premiers pas dans la vie.

En outre, ce geste rapproche la mère et l'enfant, donnant à l'enfant la première expérience d'un rapport intime, harmonieux et gratifiant, avec un autre être humain.

Enfin, on signale les effets bénéfiques d'une musique douce sur la lactation.

Des mélanges à éviter

L'alcool et les médicaments allopathiques sont à éviter (surtout les antidépresseurs, et même les simples aspirines) dans la mesure du possible ; de même que le tabac, surtout dans les premières semaines après l'accouchement.

Allaitement pénible

En cas de sensibilité excessive du mamelon, avec ou sans fissures, préparez et appliquez des pansements à la crème *Homéodora* entre les tétées.

Si le lait diminue en quantité ou en qualité
La mère s'assurera de boire suffisamment de liquides, de manger des farineux (pommes de terre, lentilles, haricots par exemple), du pain complet, du miel, des fruits, des carottes, du fenouil, de la levure de bière, des oranges.

Régime d'allaitement
Le régime de la mère qui allaite sera riche en protéines, avec des grillades, des poissons maigres, des œufs, des fromages à pâte ferme. A cela elle ajoutera chaque jour un verre de jus de carotte et les vitamines A, C, D, E, L2.

Rapprochez les tétées, donnez les deux seins, et espacez à nouveau les tétées quand la situation se rétablit.

L'enfant et la mère sont... branchés
Enfin il est bon de savoir que beaucoup d'émotions passent dans le lait maternel. Des émotions fortes comme la colère et la frayeur rendent le lait mauvais pour l'enfant (voyez, dans ce cas, *Chamomilla*). Gardant ceci à l'esprit, on cultivera — plus encore qu'à l'accoutumée — le calme et la sérénité dans le foyer du nourrisson.

Remèdes homéopathiques en cours d'allaitement

Toutes les trois heures :

- *Arnica 4 CH*, 3 gr. Les premiers jours de l'allaitement, la mère a le bout des seins endolori, elle se sent courbatue, et elle a le visage et la tête chauds, tandis que le nez et le reste du corps sont froids.
- *Bryonia 5 CH*, 2 gr. Quand les seins de la mère qui allaite sont engorgés.
- *Calcarea carbonica 9 CH*, 2 gr. A prendre dès l'accouchement, pour la mère qui veut allaiter. Egalement quand les seins sont distendus et douloureux, et que la femme, le plus souvent du type blond et bien en chair, avait souvent du retard dans ses règles avant la grossesse.
- *Chamomilla 5 CH*, 2 gr. Pour la mère nerveuse et agitée, qui a

le bout des seins rouge et très sensible au contact. Signe particulier, cette femme éprouve des crampes dans l'utérus quand l'enfant prend le sein.

- *China rubra 5 CH*, 2 gr. Quand la mère est fatiguée par l'allaitement.
- *Dulcamara 4 CH*, 2 gr. Lorsque l'arrêt de sa sécrétion de lait survient à la suite d'un coup de froid, et que les seins sont gonflés sans être douloureux.
- *Phellandrum 5 CH*, 2 gr. La mère ressent des douleurs au sein pendant la tétée.
- *Pulsatilla 5 CH*, 2 gr. Quand le lait se présente en quantité excessive.

AMÉNORRHÉE

En dehors de la grossesse et de la ménopause, les règles s'interrompent parfois pour différentes causes. Il peut s'agir d'une insuffisance ovarienne, thyroïdienne, ou autre. Des troubles du système nerveux, ou une tuberculose peuvent aussi être en cause.

Dans le cas de jeunes filles, il peut s'agir de troubles psychologiques qui s'apparentent à l'anorexie. Par ailleurs, un simple voyage en avion peut, à l'occasion, perturber le cycle menstruel.

Prenez une *infusion de marjolaine* et *d'armoise* chaque soir et une cuillerée de *blé germé* au début des deux repas principaux. Supprimez les épices, l'alcool, le café, le thé, les sauces. Intégrez un peu de culture physique et de gymnastique respiratoire à votre emploi du temps.

2 gr trois fois par jour :

- *Aconitum 5 CH*. Quand les règles sont interrompues à la suite d'un coup de froid, d'une frayeur. Pour la femme qui est agitée, anxieuse.
- *Bryonia 6 CH*. Quand la douleur et la sensibilité du bas-ventre sont aggravées par le mouvement et atténuées par une pression forte et soutenue. L'interruption des règles se déclare généralement à la suite d'un refroidissement ; par temps chaud, elle s'accompagne fréquemment de saignements de nez et de maux de tête.

Egalement pour les aménorrhées qui se reproduisent en voyage.
- *Calcarea carbonica 5 CH.* Convient surtout aux jeunes filles pâles, qui transpirent facilement et souffrent d'acidité gastrique et intestinale. Elles ont aussi des pertes laiteuses en urinant. Egalement dans le cas des règles interrompues à la suite d'un bain froid.
- *Kalium carbonicum 5 CH.* Indiqué pour la jeune fille anémique dont les règles se sont interrompues depuis plusieurs mois. Fatiguée et déprimée, elle souffre de courbatures et de douleurs dans le dos, surtout au milieu de la nuit. L'effort la fait tout de suite transpirer. Elle prend froid facilement et son pouls est faible, irrégulier.
- *Lachesis 5 CH.* Les règles s'installent difficilement et s'accompagnent de troubles circulatoires. Également quand les règles disparaissent à la suite d'un gros chagrin, provoquant parfois une ménopause prématurée.
- *Lilium tigrinum 5 CH.* L'arrêt des règles s'accompagne de vertiges.
- *Opium 5 CH.* L'arrêt des règles est attribuable à une frayeur.
- *Pulsatilla 5 CH*, 2 gr. Convient aux femmes de tempérament doux, dont les règles se sont interrompues par suite d'anémie, de faiblesse nerveuse ou encore quand la personne a eu les pieds mouillés. Elles supportent mal la chaleur et digèrent mal les graisses, les pâtisseries et les fritures.
- *Sanguinaria 5 CH.* L'arrêt des règles est accompagné de bouffées de chaleur et de maux de tête, concentrés autour des tempes.

AVORTEMENT SPONTANÉ

Cet événement pénible est généralement dû à un choc, à un traumatisme ou à un accident. La femme est en état de choc, elle sent des courbatures partout. Dans tous les cas elle peut prendre de la vitamine E sous forme de germe de blé ou d'*Ephynal*.
- *Arnica 5 CH*, 5 gr. A prendre immédiatement.
- *Caulophyllum 4 CH*, 3 gr toutes les demi-heures. La fausse couche due à une faiblesse utérine, avec des hémorragies pas-

sives et de fausses douleurs. Ce type d'avortement spontané se présente en fin de grossesse.

- *China 4 CH*, 5 gr. À prendre immédiatement après l'avortement.
- *Kali carbonicum 5 CH*, 3 gr toutes les trois heures. Après l'avortement, pour la femme qui manque de forces et souffre de maux de dos.
- *Millefolium 4 CH*, 3 gr toutes les demi-heures. Quand une abondante hémorragie apparaît, à la suite d'un exercice ou d'un effort astreignant. Il n'y a peu ou pas de douleurs.
- *Sabina 4 CH*, 3 gr par heure. Le remède le plus souvent recommandé pour l'avortement spontané. Cela commence par un peu de sang qui suinte, puis c'est la perte d'un sang rouge brillant, fluide et mêlé de caillots. Une douleur apparaît dans le bas du dos, augmente d'intensité, pour s'étendre jusqu'au pubis. L'hémorragie augmente avec chaque mouvement.
- *Secale cornutum 4 CH*, 3 gr toutes les demi-heures. Dans le cas de la femme maigre, fragile, qui a subi des accidents ou des traumatismes dans les premiers ou les derniers mois de la grossesse.

  Cela commence par des douleurs de travail, puis survient une hémorragie. Le sang est noir. Le cas empire à chaque mouvement. La femme a les yeux tirés, fatigués, et elle a des fourmillements dans les extrémités.
- *Viburnum 4 CH*. Des crampes abdominales brusques caractérisent *Viburnum*, qui appaisent les douleurs spasmodiques et les crampes utérines.

BARTHOLINITE

Cette infection des glandes Bartholines, qui lubrifient le vagin, se manifeste généralement par une inflammation douloureuse sur le côté du vagin. L'inflammation augmente de volume rapidement, et en quelques jours il faut généralement opérer pour drainer le pus accumulé, à moins que le traitement homéopathique ait des résultats rapides.

Il est préférable de consulter un médecin pour éviter l'éclatement de la glande, et une infection généralisée. De toute façon, poursuivez le traitement homéopathique, pour éviter la rechute, toujours possible, et pour accélérer la guérison.

- Prenez des *vitamines C* et *A*. Prenez aussi des *bains de siège à l'eau de son*, ou à la *décoction de racines de guimauve* pendant trois minutes, trois fois par jour. Vous pouvez également avoir recours à des *douches vaginales*, en utilisant la solution aromatique suivante : *Thuya occidentalis T.M.*, 2 g, *Hydrastis canadensis T.M.*, 2 g, *Sabina 6 X* (6e décimale), *Essence de cèdre*, 2 g, *Essence de cyprès*, 2 g, *Alcool à 90°* q.s.p. 250 c.c.

Aussi, 3 gr trois fois par jour :
- *Hepar sulfuris calcareum 5 CH* et *Pyrogenium 5 CH.*

BLENNORRAGIE

Cette maladie infectieuse microbienne des organes génitaux-urinaires (vulgairement appelée « chaude-pisse ») contagieuse, est transmise sexuellement. Il s'agit d'une inflammation du canal qui véhicule l'urine de la vessie aux organes génitaux (l'urètre).

On reconnaît la blennorragie à une sensation de brûlure en urinant qui apparaît quelques jours après la contamination. Un écoulement plus ou moins purulent, chez l'homme, ainsi que des douleurs abdominales et un écoulement de pus par le vagin, chez la femme, tels sont les symptômes complémentaires.

Le mieux est de laisser faire la médecine allopathique, qui prescrira de la pénicilline, puis d'avoir recours au traitement homéopathique qui seul peut nettoyer l'organisme des toxines gonococciques. L'homéopathie est utile surtout pour venir à bout des cas tenaces, qui résistent aux traitements allopathiques répétés.

Abstenez-vous un temps de rapports sexuels, sauf avec des préservatifs. Lavez-vous soigneusement les mains après avoir uriné. Prenez de grands bains tièdes, évitez l'effort physique prolongé.

3 gr trois fois par jour :
- *Cantharis 9 CH.* La personne ressent une vive douleur, tranchante comme un rasoir avant, pendant et après avoir uriné. Les

urines, peu abondantes, peuvent être d'un rouge foncé, elles contiennent parfois des sédiments.

Dans certains cas la personne est agitée, voire excitée sexuellement, avec des érections douloureuses.

- *Capsicum 5 CH.* La personne éprouve souvent le besoin d'uriner, ce qui lui donne des sensations de brûlures, (comme dans le cas d'une grande absorption de poivre) à la vessie et à la sortie des urines (le méat).

  Elle présente des écoulements blanchâtres et crémeux. Autres symptômes fréquents : un prépuce enflé et des frissons immédiatement après avoir bu.
- *Gonotoxinum 9 CH.* Médicament de base, que vous pouvez combiner avec un autre remède homéopathique, selon les symptômes.
- *Mercurius corrosivus 6 CH.* La douleur, très vive, brûlante, s'aggrave la nuit et à la chaleur. Chez l'homme le pénis est enflé, mais n'est pas sensible au toucher.

CYSTITE

Cette infection urinaire est reconnaissable à des douleurs aiguës, des élancements et des douleurs dans l'urètre au moment d'uriner. Au cours de la phase inflammatoire, l'urine est trouble, laisse des dépôts visqueux et elle est parfois teintée de sang. L'examen par un médecin est indispensable.

Les femmes sont le plus souvent touchées par ce mal, ordinairement déclenché par le froid, et qui trouve son origine dans l'action d'un colibacille d'origine intestinale. Quand c'est le cas, des *bains de siège très chauds* (37°-38°) d'une demi-heure sont recommandés.

Prévention

En guise de prévention, comme la bactérie est souvent d'origine intestinale, on recommande que l'essuyage après la selle se fasse d'avant en arrière. Le fait de ne pas boire suffisamment favorise aussi la prolifération des bactéries, puisque l'élimination est moins fréquente. Il est donc préférable de s'habituer à boire des liquides régulièrement. Pour la cystite chronique, consultez votre médecin.

3 gr une fois par jour :

- *Cannabis indica 5 CH.* La personne a du mal à uriner, et cela la fait souffrir, avant, pendant et après. Quelques gouttes s'écoulent après. La personne éprouve une sensation de boule à l'urètre ou au périnée entre l'anus et les parties génitales.

  On constate un certain degré d'excitation générale et d'excitation sexuelle. Les hommes ont des érections douloureuses.
- *Cannabis sativum 5 CH.* La tension est douloureuse, avec une sensation de brûlure et des envies continuelles d'uriner, presque toutes les demi-heures, et le fait d'uriner déclenche de vives douleurs.

  Un écoulement jaunâtre se produit, et l'urine contient du pus. L'urètre et, chez les hommes, le pénis, sont très douloureux au toucher, assez pour qu'ils doivent souvent marcher les jambes écartées. Ils ont des érections très douloureuses et des douleurs dans les testitules.
- *Cantharis 5 CH.* Les signes de *Cantharis* sont très proches de ceux de *Cannabis indica*, mais l'urine est moins abondante, les douleurs sont plus brûlantes et plus tranchantes.

  L'urine s'écoule lentement, par gouttes, le jet est interrompu par la douleur. *Cantharis* est souvent accompagné d'excitation sexuelle, avec érections douloureuses chez l'homme et nymphomanie chez la femme.
- *Equisetum 5 CH.* La personne a mal à la vessie, qui lui donne l'impression d'être toujours pleine, sensation qui n'est pas soulagée par le fait d'uriner. Les envies sont urgentes et impérieuses, accompagnées de douleurs piquantes dans l'urètre.

  Les urines sont troubles et pleines de mucus. Souvent les douleurs sont pires en finissant d'uriner, et la vessie est très sensible au toucher. On constate parfois la présence de pus dans les urines.
- *Mercurius corrosivus 5 CH.* Caractérisé par la présence d'albumine dans les urines, et une sensation intense et presque constante de brûlure et envie continuelle d'uriner (ténesme*). Le malaise est aggravé la nuit et par la chaleur.

* Ténesme : tension douloureuse et douleur produite par l'excitation des sphincters (anus, col de la vessie).

Les urines sont peu abondantes, accompagnées d'une sensation de brûlure à l'urètre, tellement pénible que le malade transpire à grosses gouttes.

- *Pareira brava 5 CH.* Le besoin d'uriner est constant. L'urine s'écoule goutte à goutte, et le malade est obligé de se mettre à quatre pattes. De couleur sombre, l'urine est mêlée de sang et de mucus.
- *Sarsaparilla 5 CH.* La personne ressent souvent le besoin d'uriner, mais son envie n'est pas toujours satisfaite. Lorsqu'elle y parvient cependant, elle ressent une vive douleur, surtout si elle est assise.

  Elle urine plus facilement et moins douloureusement debout. Les urines sont troubles, ou elles présentent des sédiments. L'enfant se met à pleurer avant d'uriner.
- *Terebentina 5 CH.* Toujours la même sensation de brûlure en urinant, mais l'urine, peu abondante, est cette fois très sombre, quelquefois noire comme du café, avec beaucoup de sang. Elle présente une odeur proche de celle de la violette. La langue est rouge, sèche, lisse et douloureuse.

DYSMÉNORRHÉES

Les femmes qui ont des règles douloureuses — et il y en a beaucoup — se voient handicapées dans leur vie quotidienne plusieurs jours par mois. Que ce soit à la maison ou au travail, des règles douloureuses représentent toujours un souci supplémentaire dont il n'est pourtant pas impossible de se défaire.

En cas de crampes fréquentes. essayez le *Petasite* sous forme de comprimés de *Petadolor*. Pour calmer les douleurs vous pouvez avoir recours à différents remèdes homéopathiques selon les symptômes.

- *Actaea racemosa 5 CH.* 2 gr toutes les deux heures, sauf contre-indication. Les règles sont irrégulières, épuisantes, avec des caillots noirs. Elles sont accompagnées d'une douleur sous le sein gauche. Fait caractéristique, plus les règles sont abondantes, plus les douleurs, lancinantes et davantage marquées à gauche, sont fortes.

- *Belladonna 4 CH*, 2 gr tous les quarts d'heure, pour la femme qui a ses règles en avance, d'un sang rouge vif, abondant. La douleur semble entraîner les organes vers le bas.
- *Borax 5 CH*. Pour la femme agitée et hypersensible, surtout au bruit. Ses règles sont en avance et précédées de pertes couleur blanc d'œuf, acides, chaudes et abondantes.
- *Caulophyllum 5 CH*. Quand les douleurs intermittentes et spasmodiques ressemblent à celles de l'accouchement.
- *Chamomilla 6 CH*. La nervosité et la mauvaise humeur, habituelles chez ce type de femme, augmentent pendant et avant les règles. Celles-ci sont abondantes, le sang est foncé et coagulé, précédées et accompagnées de vives douleurs abdominales. Le café a pour effet d'aggraver les symptômes.
- *Colocynthis 5 CH*. La douleur est assez forte pour que la femme se plie en deux et s'enfonce les poings dans l'abdomen. Elle est nerveuse, irritable.
- *Magnesia muriatica 4 CH*. Le cas de la femme nerveuse, irritable, dont le sang des règles est foncé avec des caillots. L'écoulement est plus abondant quand elle est au repos, et elle ressent une douleur dans la région des reins.
- *Magnesia phosphorica 4 CH*, 2 gr tous les quarts d'heure, quand des membranes sont mélangées avec un sang foncé. La femme souffre de douleurs aux ovaires, du côté droit surtout.

  Le premier jour des règles est le plus douloureux, et la douleur est atténuée lorsque la femme est pliée en deux.
- *Platina 5 CH*. Les règles, avec de gros caillots noirs, sont accompagnées de troubles nerveux spasmodiques. La femme est portée à la mélancolie.
- *Pulsatilla 5 CH*. Les règles sont en retard, peu abondantes, intermittentes et souvent accompagnées de diarrhées. La femme ou la jeune fille frissonne, à tendance à pleurer, souffre de maux de tête et de maux de ventre.

ÉNURÉSIE

Après l'âge de trois ans, le fait de faire «pipi au lit » devient une anomalie, pénible à supporter autant pour l'enfant que pour les parents. Mieux vaut être discret sur cette difficulté éprouvée dans le cheminement de l'enfant vers la maturité. Vous risquez d'aggraver les choses si cela devient de notoriété publique.

On vous l'a sûrement déjà dit : inutile de culpabiliser ou de menacer l'enfant qui souffre d'énurésie. Ce problème d'ordre psychologique peut céder devant un traitement homéopathique, associé à un traitement psychothérapeutique. Mais les résultats ne se produiront pas nécessairement du jour au lendemain. Il faut parfois plus d'un an à un homéopathe chevronné pour libérer l'enfant, et les parents du même coup, de ce mal.

En attendant, profitez de cette occasion pour exercer votre patience, et soyez attentif au comportement de l'enfant. Car derrière ce comportement aberrant, quelqu'un essaie de vous parler, de dire quelque chose. Il s'agit souvent d'enfants de constitution nerveuse, émotive, qui n'arrivent pas facilement à exprimer leurs émotions.

Au coucher :

- *Belladonna 5 CH*, 2 gr. L'enfant a un sommeil agité, il parle et crie en dormant et dans ses rêves il se rend compte qu'il urine.
- *Benzoicum acidum 5 CH*, 2 gr. Les urines présentent une odeur forte, caractéristique.
- *Cina 4 CH*, 2 gr. Le sommeil est agité, entrecoupé de cauchemars. L'enfant a plutôt mauvaise mine, avec les yeux cernés et les pupilles dilatées. Il se frotte souvent le nez et l'anus. Vérifiez si vous n'êtes pas en présence d'oxyures (voir PARASITES INTESTINAUX).
- *Hyosciamus niger 5 CH*, 2 gr. L'enfant qui perd à la fois ses urines et ses matières en dormant. *Eupatorium purpureum 4 CH*, 2 gr. Tous les soirs au coucher.
- *Kreosotum 5 CH*, 2 gr. L'enfant se relâche dans la première partie de la nuit. Il est très difficile à réveiller, et pendant qu'il urine, il rêve qu'il se trouve au bon endroit pour ce faire. L'adulte, lui, se réveille trop tard et n'arrive pas à sortir du lit assez vite.
- *Pulsatilla 5 CH*, 2 gr. Le soir au coucher, pour les filles et les garçons plutôt timides. Egalement pour ceux et celles qui éprouvent sans arrêt le besoin d'uriner quand ils se couchent, s'endorment épuisés, et se relâchent.

EXCITATION SEXUELLE

En soi, l'excitation sexuelle n'est pas un problème. Cependant, elle n'est pas toujours la bienvenue, quand il n'y a pas de partenaire adéquat disponible, ou que l'excitation survit à la masturbation ou à un rapport sexuel normalement satisfaisant.

En outre, une pensée sexuelle obsédante menace l'équilibre psychique, et entraîne quantité de comportements que la personne est susceptible de regretter par la suite. Mieux vaut parfois prendre des mesures, car tout excès finit par nous porter préjudice.

Le travail c'est la santé...

La cure de travail physique, poussée jusqu'à la fatigue, des activités sportives menées au grand air si les circonstances s'y prêtent, contribuent à ramener le désir sexuel à la normale. Le régime alimentaire sera aussi végétarien que possible (voir le régime exposé à la rubrique GASTRITE).

3 gr trois fois par jour :

- *Calcarea phosphorica 6 CH*. Quand l'excitation sexuelle survient au cours des règles et pendant l'allaitement.
- *Cantharis 9 CH*. En cas d'excitation sexuelle et érotique exagérée, à la fois physique et psychique, qu'on observe notamment chez les sujets excitables, agités et hypersensibles. Pour l'homme cela se traduit par des érections violentes, longues et douloureuses (priapisme).

  La femme, pour sa part, ressent des spasmes utérins, pires pendant les règles. Il se peut aussi que la personne fasse beaucoup de rêves érotiques et soit portée à tenir des propos obscènes.
- *Cannabis indica 6 CH*. Les symptômes sont les mêmes que pour *Cantharis*, mais avec en plus une bonne dose d'excitation cérébrale, aggravée par le café et les liqueurs.
- *Kali carbonicum 5 CH*. La personne est constamment excitée sexuellement, mais les rapports sexuels l'épuisent.
- *Platina 5 CH* avec *Murex purpurea 5 CH*, 2 gr par jour en alternance, pour l'excitation sexuelle féminine.

- *Staphysagria 7 CH* avec *Bufo 7 CH*, 2 gr de chacun pris le matin en alternance, pour les cas les plus courants chez l'homme.
- *Stramonium 9 CH*. Cas qui touche plus souvent une femme. Le cas est aggravé avant et pendant les règles, qui sont abondantes et pendant lesquelles la femme est mentalement surexcitée et parle beaucoup.
- *Veratrum album 6 CH*. Pour les cas d'excitation sexuelle prononcée lors des règles ou de la grossesse.

GROSSESSE Voir aussi ACCOUCHEMENT, AVORTEMENT SPONTANÉ, VACCINS, VARICES

Comme l'homéopathie est une science basée sur une conception de la santé qui va bien au-delà de l'absence de maladie, ce chapitre sur la grossesse est plus volumineux qu'à l'accoutumée. Il s'agit, après tout, de faire l'impossible pour assurer à une personne le maximum de bienfaits que la vie est prête à lui offrir.

Les conseils et les remarques qui suivent ne sont pas destinés à remplacer un médecin compétent, qui suivra l'évolution de la future mère comme aucun livre ne peut prétendre le faire. Simplement ces indications peuvent mettre un certain savoir à votre disposition. Elles n'excluent jamais l'usage de votre jugement personnel.

Remèdes préventifs pour le fœtus

Ces remèdes sont destinés à permettre à l'enfant de bénéficier dès le départ, c'est-à-dire lors de sa vie intra-utérine (la vie avant la vie, en quelque sorte) de tous les bienfaits de l'homéopathie.

- *Hyperisan* est un extrait de *Millepertuis*, de *Millefolium* et *d'Arnica montana*, auquel on ajoute une concentration homéopathique de *Pulsatilla pratens* (anémone pulsatille). Cette préparation combat les congestions (stases) veineuses, les varices, les hémorroïdes et elle régularise la circulation.

3 gr une fois par jour :

- *Calcarea phosphorica 9 CH*, une dose par semaine, servira à reminéraliser la mère, et l'enfant par la même occasion.

- *Sepia 5 CH et Nux vomica 5 CH*, 3 gr chacun au réveil dans le cas de la future mère qui présente un visage à la peau terreuse, tachée de jaune, surtout autour des ailes du nez.
- *Sulfur 5 CH*. Particulièrement indiqué lorsqu'un des parents souffre d'asthme, d'hémorroïdes, d'eczéma, de troubles digestifs.

Troubles nerveux

Ces remèdes sont indiqués pour compenser certains changements d'humeur, qui, pour être normaux, ne sont pas nécessairement souhaitables.

3 gr une fois par jour :
- *Actaea racemosa 5 CH*. La femme qui craint constamment que tout aille mal, qui s'inquiète des moindres signes, pensant qu'il s'agit de symptômes fatals (hypocondrie).
- *Ignatia 5 CH*. La femme d'humeur un peu fantasque. Elle a des humeurs paradoxales, ne peut manger un jour et fait bombance le lendemain.
- *Sepia 5 CH*. La femme quelque peu indifférente, parfois carrément catastrophée, à l'idée d'être enceinte.

Nausées et vomissements

3 gr une fois par jour :
- *Cocculus 4 CH*. La nausée qui survient lors des déplacements : voiture, train ou avion. La personne a des gaz et ses pieds s'engourdissent facilement lorsqu'elle reste assise.
- *Ignatia 5 CH*. Quand les nausées disparaissent en mangeant. Mais à la fin du repas, la femme vomit. Elle est du type nerveux, facilement agacée ou contrariée, ce qui provoque chez elle des nausées et des vomissements. Traitement de fond des vomissements de la grossesse : *ignatia 9 CH*, près d'une fois par semaine, puisque son action dure environ une semaine.
- *Ipeca 4 CH*. Le plus souvent recommandé. Une salivation intense accompagne la nausée, et les vomissements n'apportent aucun soulagement. La langue reste nette et propre, mais l'estomac est à l'envers.

- *Nux vomica 4 CH*, 2 gr. Fera cesser les vomissements dès le premier jour. Sinon, tournez-vous vers *Ipecacuanha 3 CH* ou *Apomorphinum 4 CH.*

Pertes de sang

- *Sabina 4 CH*, 2 gr toutes les deux heures. En cas d'hémorragie pendant la grossesse (metrorragie), indiquant la possibilité d'une fausse couche imminente (consultez aussi la rubrique Avortement spontané, en attendant le médecin).

Alimentation de la future mère

Vous comprendrez aisément que l'alimentation que vous choisissez au cours de la grossesse jour un rôle essentiel dans la constitution de l'enfant à venir. Quel que soit le régime que vous choisissez, assurez-vous de bien mastiquer, de façon à bien mélanger la salive aux aliments. Ceux-ci seront bien assimilés, au lieu de « passer tout droit ». C'est pourquoi il n'est pas nécessaire de manger pour deux, comme c'était autrefois la coutume. La ration augmentera cependant au cinquième mois.

Buvez peu de café, décaféiné de préférence. Régime reminéralisant : chou, épinards, carottes, persil, crus, hachés en hors-d'œuvre. Salades, fruits frais. Mangez plutôt votre viande rôtie ou grillée. Mangez moins de sauces grasses, de poisson (sauf s'il est très frais), de farineux, de féculents, de pâtes et de pâtisserie.

La liste complète des aliments à éviter est la même que pour la **Gastrite**, affection digestive (voir cette rubrique).

Le lait et le fromage apportent du calcium et des protéines. Ils peuvent éviter les crampes et la carie dentaire. Un peu de foie de temps à autre permet à l'enfant de se constituer un stock de fer.

Pour mettre toutes les chances de votre côté, et de celui de votre enfant, cessez de boire de l'alcool au cours de la grossesse. D'autre part, la nicotine absorbée par la mère se retrouve quelques heures plus tard dans son lait, c'est donc dire que le fait de fumer pendant la grossesse ne peut qu'avoir une influence négative sur la santé du nourrisson.

Activité physique

De l'oxygène, encore de l'oxygène ! Quoi de plus naturel que notre respiration ? direz-vous. Et pourtant, nous respirons souvent à moitié. La future mère doit respirer suffisamment, en faisant de l'exercice, en plein air si possible. Des promenades dans les champs ou au grand air sont l'idéal, bonnes pour le moral comme pour le physique.

Vous pouvez maintenir un bon niveau d'activité physique selon vos habitudes, jusqu'au troisième mois. En dehors des exercices prénataux, ce n'est pourtant par le moment d'entreprendre des activités nouvelles, si ce n'est des cours de « gymnastique douce », aussi appelée Antigymnastique, où on tiendra compte de votre état. Quant à la marche, faites-vous en une amie et une compagne le plus longtemps possible au cours de la grossesse.

Intervenants chimiques et autres : le moins possible...

Chaque fois que vous le pourrez, vous emploierez des médicaments naturels, qui présentent moins de risque de complications pour le fœtus. Evitez entre autres les « **tranquillisants** », certains antibiotiques, les anticoagulants, et même, dans les dix jours précédant l'accouchement, la banale aspirine : elle peut augmenter légèrement la durée de la grossesse et du travail.

D'autre part, **radiographies et radioscopies** présentent des dangers au cours des trois derniers mois. Certains auteurs recommandent à la future mère de passer peu de temps devant la télévision. La vaccination est aussi contre-indiquée pendant cette période.

Les vaccins homéopathiques

D'autre part, il est une série de vaccins homéopathiques (des *Nosodes*) qui sont à même de prémunir l'enfant contre différents maux héréditaires. Consultez à ce sujet la rubrique VACCINATION.

Le dernier mois

Cinq à six semaines avant terme, en guise de préparation à l'accouchement : *Actaea racemosa 5 CH*, 3 gr au réveil, et *Caulophyllum 5 CH*, 3 gr au coucher.
Consultez aussi la rubrique ACCOUCHEMENT.

Remarque
Tous ces soins ne sont pas d'un grand secours s'ils se déroulent dans un climat fébrile et anxieux. L'homéopathie est une raison de plus de faire confiance à la nature. Enfin, ce qui donne encore le plus de force à l'enfant naissant, c'est l'attention et l'affection des parents, pour lui et entre eux.

LEUCORRHÉE

On désigne par ce terme tous les écoulements, les pertes vaginales subies par les femmes et les jeunes filles, en dehors du sang des menstruations. Cela se présente aussi parfois chez la fillette. En ce cas, il se peut qu'un corps étranger se trouve dans le vagin. Un spécialiste pourra recourir à une échographie pour résoudre la question.

La jeune fille, pour sa part, subit normalement des pertes, qui se déclarent quelque deux ans avant le début des règles, au moment où les ovaires se mettent à sécréter. Par ailleurs, des premières menstruations à la puberté, certaines pertes sont inévitables et même normales. Cela ne veut pas dire qu'il faille négliger l'hygiène et la toilette habituelle de cette région (toilette et injection vaginale).

Les pertes blanches

Ce sont les vraies pertes, les leucorrhées vaginales pathologiques infectieuses. Elles affectent les muqueuses et peuvent survenir après une exposition au froid, ou au cours d'un surmenage. Quand des bactéries nocives prennent pied dans l'organisme, celui-ci réagit en dégageant ces mucosités qu'on appelle les « pertes blanches », qui sont plus épaisses, jaunâtres, de mauvaise odeur, et brûlantes.

Comment réagir

Pour combattre ce problème, préparez une infusion de *camomille* à laquelle vous ajouterez 3 à 4 cuillerées de *Molkosan*, un acide lactique naturel. Il peut remplacer le milieu acide des muqueuses dévasté par les pertes.

Prenez aussi des bains de siège aux herbes (du thym ou du

genièvre sous forme de *Juniperisan*) à 37°, deux ou trois fois par semaine, pendant une demi-heure chaque fois. En procurant une bonne circulation du sang dans l'abdomen, ils permettent une meilleure réaction de l'organisme.

Côté régime, voir la rubrique GASTRITE, dans les affections digestives. Assurez-vous de faire le plein de vitamines A, B2, B3, C.

Procédez à un **examen cytobactériologique**.

Anti-bios = Contre la vie

Le problème avec les antibiotiques, solution moderne et facile, c'est qu'ils détruisent les bactéries utiles comme les bactéries nuisibles, ce qui rend très difficile la régénération de la flore bactériologique. Gardez aussi présent à l'esprit que les bactéries nuisibles se reproduisent beaucoup plus facilement. Commencez donc par appliquer consciencieusement le traitement homéopathique.

3 gr trois fois par jour :

- *Alumina 5 CH*. Les écoulements sont très abondants, transparents, acides et corrosifs. Ils apparaissent brusquement au milieu de la journée et sont soulagés par les lavages à l'eau froide.

  Les parties génitales sont enflammées, avec des sensations de brûlure et des démangeaisons, alors que la peau et les muqueuses sont desséchées. Les règles sont peu abondantes. La femme est maigre, faible et déprimée.
- *Borax 5 CH*. Leucorrhée à l'aspect de blanc d'œuf (albumineuse), coulant comme un liquide chaud le long des cuisses, accompagnée d'une sensation de chaleur dans le vagin. La femme manifeste beaucoup de nervosité. Ses règles sont abondantes et douloureuses.
- *Cubeba 5 CH*. La leucorrhée crémeuse et irritante, épaisse, qui se manifeste surtout chez les petites filles. Ces pertes s'accompagnent souvent de brûlures du vagin ou de la vulve en urinant.
- *Kreosotum 5 CH*. Les pertes sont irritantes et jaunâtres. Elles tachent le linge, sont d'odeur désagréable et provoquent des douleurs piquantes et brûlantes entre les cuisses et les lèvres. Les

règles sont en avance et arrivent par intermittence. La malade n'a pas de force dans les jambes.

- *Mercurius 5 CH.* Les pertes, plus marquées la nuit et en urinant, sont verdâtres, brûlantes. Elles provoquent des démangeaisons intenses, qui augmentent après avoir uriné, mais qui sont atténuées par un lavage à l'eau froide.

  Les règles sont de sang noir, abondantes et douloureuses, avec des caillots. La malade a mauvaise haleine, elle transpire la nuit.
- *Nitricum acidum 5 CH.* Les pertes sont abondantes, brunes, filantes et visqueuses, avec du sang. La femme a tendance à faire des hémorragies, ses règles sont en avance, abondantes et ont l'apparence d'une eau roussie.
- *Pulsatilla 5 CH.* Pertes des petites filles, douces et passives surtout. Indolores et non irritantes, elles sont souvent aggravées par temps froid et quand la personne est couchée. Les règles sont en retard, peu abondantes et passent rapidement.
- *Sepia 5 CH.* Les leucorrhées sont jaunes, acides, ont la consistance du lait sont plus marquées avant les règles qui sont en retard. La femme est triste, elle recherche la solitude.

MÉNOPAUSE

La ménopause est une période de transition difficile que la femme doit traverser avant d'accéder à une période de la vie qui, dit-on, est une des plus sereines des différents âges de l'existence.

Bouffées de chaleur, maux de tête, bourdonnements d'oreilles, sensation de brouillard et de mouches volantes devant les yeux, oppression respiratoire et troubles du caractère, tristesse, irritabilité et même dépression, voilà l'essentiel des troubles qui peuvent se manifester au cours de la ménopause.

Ce n'est pas là un cortège inévitable cependant : il est des femmes pour qui la ménopause passe pour ainsi dire inaperçue.

Quand ces difficultés se présentent, il est sage de consulter un médecin, pour empêcher les complications possibles. Mais dans certains cas bénins et tolérables, vous pouvez commencer par prendre les choses en main vous-même.

Une saine réaction

Commencez par le corps. Les exercices au grand air, des promenades faits en inspirant profondément pourront améliorer la situation de beaucoup. Prenez des bains de siège (avec des fleurs de foin et des décoctions de *fleur de foin* ou *d'alchémille*). Frictionnez-vous tous les jours.

Evitez les grandes fatigues et les gros efforts, de même que le thé et le café, l'alcool. Essayez de mettre pareilles boissons de côté au cours de cette période. Buvez des tisanes de *thym de marjolaine et de romarin*.

Plus votre sommeil sera serein et réparateur, mieux votre humeur et l'état de vos nerfs s'en porteront.

3 gr trois fois par jour :

- *Aconitum 7 CH*. Pour les bouffées de chaleur.
- *Actaea racemosa 5 CH*. La femme qui est triste, qui a peur de perdre la raison à cause de l'incohérence qu'elle observe dans ses pensées. Elle est très loquace.

  Mais si ses règles reprennent, les symptômes, psychiques surtout, s'estompent.
- *Glonoïne 5 CH*. La malade de *Glonoïne* ressent des battements dans tous les vaisseaux sanguins, supporte mal la lumière. Son pouls est rapide, parfois dur, parfois mou, irrégulier.
- *Ignatia 5 CH*. La femme très sensible, très émotionnelle, de caractère instable, souvent triste et mélancolique. Elle ressent des pulsations intenses, surtout aux tempes. Elle a mal à la tête, et ressent des vertiges quand elle se tient debout. La chaleur, surtout autour de la tête, semble aggraver le mal.

  Elle ne supporte pas les odeurs, particulièrement celle du tabac.
- *Lachesis 7 CH*, une fois par mois seulement. Vertiges, maux de tête et cauchemars, insomnie et bouffées de chaleur. Egalement alternance d'élans verbaux et de désespoir. Parfois accompagné d'hémorroïdes, d'hémorragies, de saignements de nez.

  Il se pourrait que *Lachesis* réactive les règles, en plus de « replacer » le caractère.
- *Sepia 5 CH*. Bouffées de chaleur, fatigue et légères syncopes

(lipothymie). Cette femme est triste, portée à l'indifférence, au repli dépressif.
- *Sulfur 5 CH.* Une femme troublée de dépressions périodiques, de maux de tête, de bouffées de chaleur, qui a trop chaud dans son lit et ressent le besoin de grand air. Elle est fatiguée, surtout en fin de matinée, au point qu'elle a peine à se tenir debout. Ses lèvres et ses oreilles sont rouges, elles souffre de démangeaisons. Un remède général, avec *Lachesis.*
- *Thuya 5 CH.* La femme qui ressent le début d'un vieillissement, qui constate qu'elle commence à avoir des idées fixes.
- *Ustilago maïdis 5 CH.* Ses bouffées de chaleur, subites, donnent à cette femme l'impression que de l'eau lui coule dans le dos. Elle tolère mal la chaleur de la chambre, qui la fait même défaillir par moments. Elle est dépressive et irritable.

  Son état s'améliore quand elle se met en mouvement, quand elle marche. Elle supporte mal la douleur.

MÉTRORRAGIES

Le sang s'écoule de la matrice en dehors de la période des règles. Les métrorragies sont parfois annonciatrices d'un cancer (quand elles sont faibles et constituées par du sang sale). Mais le plus souvent elles n'indiquent que des troubles hormonaux ou des ulcérations bénignes. Seul un médecin peut trancher la question.

Quant aux **ménorragies**, il s'agit d'un surcroît de sang qui survient au cours des règles, généralement provoqué par une tumeur dans l'utérus (fibrome). Au quel cas l'intervention d'un médecin compétent est nécessaire.

En attendant le médecin

Restez au lit, les pieds surélevés, sans oreiller ni traversin sous la tête. Gardez une vessie de glace sur le ventre, par-dessus une couverture de flanelle.

3 gr toutes les heures :
- *Bovista 4 CH.* Dans le cas d'un traumatisme. L'écoulement de sang est noirâtre avec des caillots, souvent précédé et accompagné de diarrhées, ou précédé et accompagné de pertes (leu-

corrhées) semblables à du blanc d'œuf. La femme saigne lorsqu'elle se mouche.

- *Erigeron 3 CH*. Le sang est rouge vif, sans caillots. L'hémorragie sort en jets et s'aggrave avec le mouvement.
- *Sabina 5 CH*, 2 gr toutes les deux heures. Le sang est rouge vif, sans caillots, expulsé en jets. Egalement pour l'hémorragie qui se produit chez la femme enceinte, quand une fausse couche paraît imminente.
- *Thlaspi 4 CH*. Quand l'hémorragie est marquée de sang noir, coagulé. Les crampes utérines sont soulagées quand la femme se penche en avant. S'il y a des leucorrhées avant ou après les règles, elles contiennent du sang, sont brunâtres, et ont mauvaise odeur.
- *Trillium 4 CH*. L'hémorragie montre un sang rouge, brillant.
- *Ustilago 4 CH*. Si le sang est foncé, avec des caillots noirâtres, et parfois une mauvaise odeur. Ces hémorragies ne sont pas douloureuses et elles suintent ou coulent lentement. La femme est dépressive et irritable, ses règles qui sont en avance sont abondantes et longues.

ORGANES GÉNITAUX FÉMININS

Congestion de l'utérus

Au départ, vous pouvez procéder à des applications d'eau et prendre des bains de siège prolongés une ou deux fois par semaine.

En cas de douleurs survenant **en dehors des règles**, utilisez *Aesculus hippocastanum 5 CH*, 3 gr par jour. Egalement recommandé si vous ressentez des battements derrière le pubis, si vous avec des pertes (leucorrhées) de couleur jaune foncée, épaisses, gluantes et irritantes, qui empirent après vos règles.

Dans les cas de **congestion chronique**, de durcissement de l'utérus, mais sans tendance à l'hémorragie, essayez *Aurum muriaticum natronatum 6 CH*, 3 gr par jour. Tournez-vous plutôt vers *Aurum muriaticum 6 CH*, 3 gr par jour si cette congestion s'accompagne de **leucorrhées** jaunâtres, brûlantes et irritantes, et vers *Aurum muriaticum kalinatum 6 CH*. 3 deux fois par jour, si ce durcissement est accompagné d'**hémorragies**.

Douleurs survenant au cours des règles

Voir DYSMÉNORRHÉE

Douleurs des ovaires

3 gr deux fois par jour :

- *Naja 6 CH.* Quand la douleur, pire avant les règles, se manifeste du côté gauche. Elle semble irradier jusqu'au cœur et les vêtements serrés l'empirent.
- *Colocynthis 9 CH.* Également pour la douleur de l'ovaire gauche, mais il s'agit d'une douleur spasmodique, provoquée par la colère ou la contrariété.
- *Platina 7 CH.* D'un côté comme de l'autre. Les douleurs, sous formes de crampes, s'aggravent avec les règles. Les organes génitaux sont douloureux au toucher.
- *Lycopodium 7 CH.* Dans le cas de douleurs de l'ovaire droit.

Hypersensibilité des organes génitaux

Pour le cas d'hypersensibilité des organes génitaux féminins en général (que ce soit au cours des relations sexuelles, par le toucher ou au simple contact des vêtements) utilisez *Platina 6 CH*, 3 gr deux fois par jour. Également si vous avez l'impression que vos règles sont imminentes ou qu'elles vont revenir tout de suite, que vous faites des insomnies accompagnées d'excitation sexuelle. Employez *Staphysagria 6 CH* dans le cas où l'obsession sexuelle est forte et si vous êtes d'humeur irritable.

ORGANES GÉNITAUX MASCULINS

Congestion de la prostate

Sabal serrulata composé. Dix gouttes trois fois par jour. Pour l'inflammation de la prostate, accompagnée d'érections nocturnes douloureuses, de pertes nocturnes et d'une certaines faiblesse sexuelle. Sans faire diminuer le volume de la prostate, *Sabal* permet de faire disparaître les ennuis qui viennent avec ce problème.

Le zinc...

N.B. Il est un nutriment qui est essentiel au bon fonctionnement des organes sexuels masculins, c'est le **zinc**. Le zinc permet aussi de prévenir les désordres de la prostate.

Hypersensibilité des organes génitaux

3 gr deux fois par jour :

- *Staphysagria 6 CH.* Pour l'hypersensibilité des parties génitales, accompagnée parfois d'une excitation sexuelle, d'obsession, qui n'est atténuée ni par les abus sexuels ni par la masturbation.

Inflammation de l'urètre

L'urètre est le canal qui conduit l'urine de la vessie au bout du pénis. Quand cette affection, qui s'accompagne d'écoulements, est d'origine vénérienne, il faut faire appel aux antibiotiques. Mais s'il s'agit d'une urétrite non vénérienne, on peut recourir au traitement homéopathique.

3 gr trois fois par jour :

- *Petroselinium 5 CH.* L'écoulement s'accompagne de démangeaisons ou d'un besoin irrésistible d'uriner.
- *Pulsatilla 5 CH.* L'écoulement est de couleur jaune.
- *Mercurius Solubilis 5 CH.* L'écoulement est de couleur verte.
- *Kalium bichromicum 5 CH.* Quand il y a des filaments de mucus dans l'urine.

SEINS

Dans le cas où le sein présente un durcissement par endroits (mastose), il faut ne pas tarder à consulter le médecin. Vous pouvez procéder vous-même à un examen rapide, (quatre ou cinq jours avant les règles), ce qui est recommandé après l'âge de quarante ans surtout. Votre médecin peut vos donner les indications pertinentes à ce sujet.

Il ne s'agit pas de vous faire du « mauvais sang » (et l'expression populaire traduit bien le caractère néfaste de cette attitude) une fois par mois, mais bien de vous assurer que vous ne vous cachez pas votre situation.

Cachez ce sein...

Pour raffermir les seins, vous pouvez procéder par des moyens naturels, qui ne sont pas dangereux et ne demandent qu'un effort de volonté.

D'abord l'**hydrothérapie froide**. Pressez une éponge imbibée d'eau froide sur les seins, à plusieurs reprises. Puis frictionnez-les à l'eau de Cologne à 90°. Une gymnastique appropriée (étirements des bras en arrière, etc.) peut aider à développer une poitrine ferme, mais attention aux sports qui violentent les seins.

La posture joue également un rôle important. Le plus possible, tenez-vous droite, les épaules en arrière. Cela donne un meilleur galbe à la poitrine. Portez un soutien-gorge ajustable, qui respecte la configuration de votre poitrine. Il est vrai que nous ne savons pas toujous bien nous tenir, notre corps nous est souvent étranger. Et ce n'est pas nécessairement une question de muscles : nous devons parfois modifier l'équilibre de notre colonne vertébrale **avant** de nous muscler le dos. Des cours d'antigymnastique seront la plus sûre méthode pour acquérir une bonne posture.

Enfin un **régime sobre**, mais hautement vitaminé, est préférable (à ce sujet, reportez-vous au régime préconisé pour la Gastrite).

Douleurs aux seins

3 gr une fois par jour :

- *Chimaphila umbella 4 CH*. Quand les seins sont exagérément développés (hypertrophie), qu'ils durcissent et sont légèrement douloureux au toucher. Convient pour la femme dont le poids est au-dessus de la normale, qui a du mal à uriner.
- *Chimaphila umbella 7 CH*. Les seins ne sont pas très développés, ils durcissent par endroits et sont douloureux. Dans le cas de la jeunes fille prédisposée aux affections de la peau, ou de la femme âgée et maigre.
- *Conium 5 CH*. Les seins commencent par grossir légèrement, puis ils diminuent et deviennent flacides. En cas de kystes du sein ou de nodule bénin.
- *Conium maculatum 5 CH*. Pris au début d'un ramollissement

du sein, *Conium maculatum* peut aider à prévenir ce type d'évolution.

- *Belladonna 5 CH*. Pour l'abcès du sein à ses débuts. La peau est rouge, la femme ressent des douleurs battantes.
- *Bellis perennis 5 CH*. Dans le cas de douleurs des seins dues à des contusions.
- *Bryonia 4 CH*. Les seins sont gonflés, durs et chauds, plus pâles qu'à l'accoutumée. Ils semblent lourds et les secousses et le mouvement, de même que le toucher, aggravent la douleur. Mais fortement bandés ou sous une ferme pression, la douleur s'atténue.

  Egalement en cas de douleurs à chaque période menstruelle, particulièrement accompagnées de soif.
- *Clematis erecta 6 CH*. Les seins sont gonflés, durcis. Sensibles au toucher, ils présentent des douleurs lancinantes. La douleur s'aggrave la nuit, mais il n'y a pas d'écoulements.
- *Phellandrium 5 CH*. Pour les seins qui font mal au cours de la tétée.
- *Pulsatilla 5 CH*. Les seins sont engorgés et on observe des veines dilatées sous la peau au cours de la période des règles. Celles-ci sont souvent en retard, intermittentes, de sang noir, épais et caillé.

Les crevasses du sein

En cas de crevasses des seins, ou de gerçures, procédez à l'application locale d'une pommade faite avec un mélange de 2 grammes de *Castor equi* et de 20 grammes de *Vaseline pure stérilisée*. Préparez une compresse stérilisée, que vous placerez sur le sein avec un peu de cette pommade.

SEXUALITÉ

Pour résoudre les difficultés d'ordre sexuelle vous pouvez recourir aux conseils d'un spécialiste : psychologue, psychothérapeute, sexologue. Mais, autant que possible, cela n'exclut pas une recherche honnête de votre part par des lectures, des échanges informels ou des ateliers dirigés.

L'autonomie acquise et les progrès que vous arrivez à réaliser par vous-même ne peuvent que s'ajouter au soutien d'une aide professionnelle éventuelle.

D'autre part, à l'intérieur d'un couple, la communication entre partenaires demeure un facteur essentiel d'épanouissement de nos facultés sensuelles et sexuelles. Enfin, dans bien des cas, le remède homéopathique peut être d'un grand secours.

Des aliments... stimulants

L'algue Kelp est un excellent stimulant naturel de l'activité sexuelle. Vous pouvez l'ajouter à vos salades, sous forme de granules, ou l'absorber directement en tablettes. On en trouve dans les magasins d'aliments naturels.

D'autre part, la *Vitamine E*, vitamine anti-stress fondamentale, est aussi reconnue pour son action de régénération et de stimulation des fonctions sexuelles et reproductives, celles des hommes commes des femmes. Elle est aussi réputée pour avoir vaincu plusieurs cas d'impuissance masculine et de frigidité féminine.

Enfin certains aliments courants tombent dans la catégorie des **aphrodisiaques** : le citron, l'asperge, l'avoine, le caviar, le céleri, les huîtres, les oignons et les truffes, par exemple.

Troubles de la sexualité féminine

a) Continence

En cas de continence sexuelle prolongée, 3 gr deux fois par jour :

- *Conium 7 CH*. Quand cet état s'accompagne de dépression à tendance mélancolique.
- *Thuya 7 CH*. S'il y a tendance à transpirer des parties génitales (ou avec des sécrétions jaune verdâtres, irritantes).

b) Douleurs

Quand le coït est douloureux, suivi de saignements, utilisez *Argentum nitricum 5 CH*.

c) Frigidité

On entend par là la difficulté, pour la femme, à éprouver du plaisir sexuel et à atteindre l'orgasme. Il ne faut pas oublier que la qualité d'une relation ne se mesure pas au nombre et à la fréquence des orgasmes, même si une relation, pour être complète et équilibrée, doit être satisfaisante du point de vue sexuel.

Plutôt que d'attendre que les choses s'arrangent d'elles-mêmes — auquel cas elles ne font bien souvent que se détériorer — il faut parfois se décider à de réels efforts, à se compromettre, démarche personnelle à l'appui, pour arriver à quelque chose. Les transformations personnelles sont de celles qui demandent le plus de motivation (lisez aussi, un peu plus haut, le paragraphe « Des aliments stimulants »).

Rien à craindre... que la peur elle-même

Dans certains cas il peut être utile de commencer par vaincre la peur du sexe opposé. Pour ce faire, vous pouvez avoir recours à *Pulsatilla 5 CH*, 2 gr deux fois par jour, comme pour :

- *Natrum muriaticum 5 CH* ou *Causticum 5 CH*, utiles quand le vagin reste sec pendant les rapports, raison pour laquelle ils deviennent vite douloureux.
- *Onosmodium 9 CH*. Les désirs sexuels sont fortement diminués ou inexistants, parallèlement à un certain état de dépression.
- *Platina 5 CH*. Recommandé chez la femme plutôt hautaine, qui a un sentiment de supériorité.
- *Sepia 5 CH*. Le coït est douloureux, l'état général laisse à désirer : règles irrégulières, sensation de pesanteur dans l'utérus, avec une douleur dans le bas du dos, accompagné d'angoisses et d'obsessions.
- *Turnera 5 CH*. La femme prostrée.

d) Nymphomanie

Voir aussi EXCITATION SEXUELLE

Le problème de la quête incessante de plaisir sexuel sans satisfaction réelle peut être dû à une affection physique : cystite, herpès, leucorrhée, vaginite, malpropreté, etc. Quand il s'agit d'une excitation plutôt d'ordre psychologique, une psychothérapie s'avère souvent nécessaire.

- *Murex purpurea 6 CH*, 3 gr trois fois par jour. Un remède actif pour les femmes. Il a d'ailleurs aussi pour effet de calmer tous les mammifères, les êtres humains comme les animaux, dont il calme le rut (une chatte ou une chienne, 2 gr trois fois par jour).

- *Ovarinum 9 CH*, 5 gr une fois par semaine :
- *Platina 5 CH*, 2 gr tous les deux jours. Pour calmer les désirs excessifs.
- *Rana bufo 5 CH*, 3 gr trois fois par jour. Quand l'excitation sexuelle s'accompagne d'une tendance aux accès épileptiques, d'un désir marqué de solitude.

e) Obsession

- *Staphysagria 5 CH*. Les parties génitales sont hypersensibles, le caractère est envahi par la mauvaise humeur, l'irritabilité. La personne est plus portée au plaisir solitaire (dont elle abuse fréquemment) qu'aux rapports sexuels. Souvent elle recherche la solitude.

Troubles de la sexualité masculine

a) Continence

En cas d'absence prolongée de rapports sexuels, prenez *Conium 5 CH* et *Ovarinum 5 CH*, 2 gr chacun une fois par jour.

b) Ejaculation précoce

- *Agaricus muscarius 9 CH*, 3 gr tous les trois jours. L'éjaculation prématurée sans orgasme. Après le coït, l'homme *d'Agaricus muscarius* se sent faible, éprouve des douleurs dans les cuisses, et perd l'appétit.
- *Caladium 5 CH*, 3 gr deux fois par jour. L'homme qui est excité sexuellement, mais avec une certaine faiblesse génitale. Les érections sont faibles, malgré un désir violent.

  L'érection, s'il y en a une, est faible, et l'éjaculation se produit parfois sans érection. *Caladium* est aussi recommandé à la suite d'excès sexuels.
- *Conium maculatum 5 CH*, 2 gr deux fois par jour. Les érections sont faibles, courtes, et on observe une forme de dépression morale et mentale. Souvent le cas après une période de continence prolongée.

- *Gelsemium 5 CH*, 2 gr deux fois par jour. L'homme nerveux, anxieux devant l'échec, émotif, et dont le degré d'excitation s'aggrave quand il pense à son émotivité ou à la possibilité d'un échec.
- *Lycopodium 5 CH*, 2 gr deux fois par jour. L'homme qui perd le goût de l'action et du travail, devient dépressif, taciturne, intolérant et autoritaire. Les érections sont faibles.
- *Selenium 9 CH*, 3 gr tous les trois jours. L'homme qui manifeste un état général affaibli, qui garde ses désirs sexuels, mais avec des éjaculations trop faciles et une tendance à l'impuissance.

c) Epuisement sexuel

S'il s'agit d'un état de faiblesse général, c'est l'état général qu'il faudra commencer par soigner. Étudiez votre alimentation, votre mode de vie et votre niveau d'activité physique. Bougez-vous suffisamment, dans l'ensemble ? Etes-vous à l'aise dans votre corps ? Consultez aussi la rubrique Surmenage.

Par ailleurs, le *pollen* a une grande influence sur l'activité des glandes sexuelles, et une cuillerée de pollen peut faire disparaître la fatigue sexuelle et autre, tandis que les *cures de grains de blé* et les *bains de Kuhne* peuvent avoir un heureux effet sur votre sexualité. Voir aussi plus haut, le paragraphe intitulé « Des aliments stimulants ».

3 gr une fois par jour :
- *Calcarea carbonica 6 CH*. La tiédeur sexuelle, chez l'homme de type équilibré, calme, méthodique. Les désirs sont faibles, et l'homme se sent faible après les rapports.
- *Graphites 9 CH*. Une tendance à l'obésité, une peau sèche et des ongles durs, allant de pair avec un caractère apathique, sans direction précise.

d) Impuissance

Une *cure prolongée de grains de blé*, au cours de laquelle on prendra des *bains de Kuhne*, peut beaucoup pour venir à bout de l'impuissance. En effet, les grains de blé contiennent une forte quantité de vitamines E, essentielle dans les fonctions des organes de reproduction.

3 gr tous les deux jours :
- *Agaricus 9 CH.* Dans un contexte de délabrement nerveux général, de faiblesse mentale et physique.
- *Agnus castus 7 CH.* L'homme est déprimé et triste, il a l'impression d'être « au bout du rouleau ». Les intestins sont entraînés vers le bas (ptose), les articulations et les chevilles sont faibles.
- *Gelsemium 9 CH.* C'est l'impuissance d'origine psychique, provoquée par le trac, la nervosité.
- *Onosmodium 9 CH.* Dans le cas de l'homme qui subit une forte diminution, voire la perte de ses désirs sexuels. Ses érections sont très faibles, et les éjaculations trop rapides. En même temps, il subit une forme de dépression cérébrale : difficulté de concentration, lenteur de compréhension.

STÉRILITÉ

Des troubles hormonaux peuvent entraîner la stérilité. Une femme peut avoir recours à des méthodes naturelles, plutôt qu'à l'emploi d'hormones, qui ne sont pas exemptes de risques. De toute façon, pourquoi ne pas commencer par éprouver les moyens physiques à votre disposition ?

Les moyens physiques

Commencez par des bains de siège, des douches écossaises de bains de Kuhne (voir cette rubrique). D'autre part, des remèdes comme *Hyperisan* et *Urticalcin*, en favorisant la circulation du sang, provoquent une meilleure irrigation de l'abdomen, ce qui peut stimuler la production d'hormones.

Par ailleurs, des aliments comme le *germe de céréales et l'huile de germe de céréales* constituent des compléments utiles. Ils contiennent, en effet, de la *vitamine E*, appelée **vitamine de reproduction**, qui détient un rôle essentiel dans le développement et les fonctions de nos organes reproducteurs, tant masculins que féminins. 100 g de germe de blé renferment près de 30 mg de vitamine E pure. Les *fèves de soja*, tout comme le *cresson de fontaine*, en contiennent également beaucoup.

- *Natrum muriaticum 7 CH*, *Biothérapique Medorrihinum 7 CH* et *Biothérapgie Luesinum 7 CH*, 5 gr tous les jours, en alternant, jour après jour.

D'autre part, il y a pratiquement autant de chances que la difficulté à procréer soit due à l'homme qu'à la femme. L'homme peut être stérile pour différentes raisons : diabète, hyperlipidémie, pancréatique chronique, varicocèle, orchite, etc. En réchauffant les testitules, les slips trop serrés peuvent aussi provoquer une stérilité temporaire. Il s'agit de porter des caleçons et des pantalons qui ne soient pas trop serrés, pour que les testicules ne prennent pas la température du corps : cela a pour effet de détruire les spermatozoïdes.

Une autre mesure utile consiste aussi à réfréner sa consommation de tabac, d'alcool.

Voir aussi les remèdes prévus pour l'impuissance.

TESTICULES

L'hydrocèle

La peau des testicules chez le nourrisson est gonflée sous l'effet d'une sécrétion de liquide.

3 gr trois fois par jour (voir POSOLOGIE DU NOURRISSON) :
- *Aurum 5 CH*. Pour l'enfant taciturne, assez gros, parfois violent.
- *Calcarea 5 CH*. Le gros bébé tranquille et mou, facilement apeuré.
- *Pulsatilla 5 CH*. Quand l'enfant est du genre sensible, facilement incommodé par la chaleur, qu'il déteste le lait et boit peu.
- *Silicea 5 CH*. L'enfant maigre, nerveux, fragile et frileux, qui transpire beaucoup des pieds.

Testicules enflés

Les testicules sont enflés et rouges, douloureux, parfois à la suite d'un traumatisme des parties génitales ou d'une torsion d'un testicule. Il faut recourir d'urgence aux soins du médecin.

Affection générales

3 gr trois fois par jour :

- *Mercurius solubilis 5 CH*. Pour les cas d'herpès des bourses ou de la verge.
- *Rhododendron 5 CH*. Un liquide s'épanche dans les bourses, autour du testicule, visible en transparence. C'est ce qu'on appelle l'hydrocèle.
- *Spongia 5 CH*. Les testicules sont enflés et douloureux, très sensibles au toucher.

URINES

Les urines et surtout leur apparence peuvent être un indicateur précieux de notre état de santé. Si l'urine présente les signes indiqués en dehors de tout autre symptôme, essayez quelques temps le remède indiqué. Si l'anomalie persistait, n'hésitez pas à consultez un médecin.

3 gr une fois par jour :

- *Berberis 5 CH*. Les urines prennent la couleur d'un sable rouge adhérent.
- *Chelidonium 5 CH*. Quand les urines sont jaune foncé.
- *Cina 5 CH*. En cas d'urines abondantes et laiteuses.
- *Lycopodium 5 CH*. Les urines présentent un dépôt de sable rouge non adhérent.
- *Pareira brava 5 CH*. On observe un sédiment blanc dans les urines.
- *Solidago 4 CH*. Quand les urines sont peu abondantes, qu'elles présentent des dépôts, des sédiments, ou encore qu'elles sont plus foncées qu'à l'ordinaire.

VESSIE Troubles de la vessie, voir CYSTITE

Cet organe creux en fibres musculaires peut contenir trois quarts de litre de liquide. La vessie est elle aussi sujette à des inflammations. Dans ce cas, l'envie d'uriner est fréquente même s'il ne s'agit que de quelques gouttes, parfois émises avec douleur et beaucoup de difficultés. Si cela vous arrive, vous pourrez contrer le problème en buvant de *l'extrait de baies de genièvre* ou des *infusions de baies de genièvre*.

CHAPITRE 7

APPAREIL RESPIRATOIRE

ANGINE

Si elle n'est pas très grave en soi, cette inflammation de la gorge demande que vous la soigniez avec attention, car elle peut amener des complications sérieuses. Cela va des maladies inflammatoires des reins (néphrite) aux troubles cardiaques en passant par les otites.

On voit généralement sur la gorge de petits points blancs isolés. Si au lieu de ces points isolés vous distinguez une **fausse membrane grisâtre** qui s'étend comme une plaque, il se peut qu'il s'agisse alors de **diphtérie** (voir ce mot).

Comme pour toutes les affections de la gorge, les *badigeonnages au Molkosan* sont une mesure indispensable, qui permettent parfois d'enrayer l'angine complètement. Ce concentré de petit-lait est en effet un désinfectant puissant.

Maintenez aussi une bonne hygiène de la bouche, grâce à des brossages de dents et à des gargarismes à l'eau salée. Enfin, les *tisanes au Solidago* permettent également de combattre les toxines d'angine. A cela vous pouvez ajouter le *sirop de bourgeons de sapin Santasapina.*

Des compresses de chou et d'argile diluée avec une tisane de prêle serviront de traitement externe, avec des *bains de sudation* qui aideront à éliminer les poisons de l'angine.

Enfin, le régime alimentaire sera pauvre en sel et en protéines mais riche en calcium. Vous prendrez soin d'absorber quotidiennement 2 à 3 cuillerées à café de miel.

2 gr toutes les deux heures :

- *Belladonna 4 CH.* Le remède le plus courant. L'angine est très violente. La gorge est sèche et d'un rouge brillant, les ganglions sont enflés. La personne a soif et elle ressent un peu de douleur lorsqu'elle avale.

- *Dulcamara 4 CH*. Pour les angines à repétition qui se déclarent brusquement, pendant que les ganglions dans le cou augmentent de volume. La personne salive beaucoup.
- *Kali muriaticum 4 CH*. Bien que la gorge soit rouge, il y a aussi du blanc sur les amygdales, et parfois des points noirs.
- *Mercurius cyanatus 4 CH*. La température est peu élevée, la gorge est d'une couleur rouge sombre. On observe des points blancs sur les amygdales, et les ganglions sont très sensibles. La personne se râcle la gorge, pour essayer d'expulser un objet qui n'est pas là. Comme pour *Belladonna*, la personne a soif.

ASTHME

Cette affection, caractérisée par une difficulté à respirer, peut avoir plusieurs sources. Mentionnons notamment l'asthme nerveux, l'asthme bronchique, qui dépend généralement des conditions climatiques, et l'asthme cardiaque. Dans chaque cas, le malade a l'impression d'étouffer, et les crises surviennent souvent au milieu de la nuit. Il émet des râles bronchiques mais ne fait pas de fièvre.

On recommande que la pièce où séjourne le malade soit propre, bien époussetée. Vous gagnerez à garder la température assez basse. Evitez de surcroît le contact et même la présence des animaux familiers. Essayez de « couver » le moins possible l'enfant asthmatique. Tâchez autant que possible de ne pas lui faire une vie à part.

Sauf pour les cas d'allergie, l'asthme est une maladie difficile à soigner de façon radicale. Le traitement est délicat et long, surtout dans le cas de l'asthme bronchique greffé sur une maladie pulmonaire mal cicatrisée. En hiver, si le traitement est long, tâchez si c'est possible de le prendre en altitude, dans une région ensoleillée.

3 gr deux fois par heure :

- *Aconitum 4 CH*. Dans le cas d'un enfant victime d'une crise inattendue accompagnée d'une crise de larmes et d'anxiété.

- *Arsenicum album 4 CH.* Le malade présente des signes d'épuisement et d'agitation. Les crises surviennent entre minuit et trois heures du matin. Il ressent des brûlures dans la poitrine. Il éprouve aussi de l'angoisse, il est agité et anxieux, et sent le besoin de bouger sans arrêt.
- *Antimonium tartaricum 4 CH.* Les crises surviennent aussi dans le courant de la nuit, avec une forte accumulation de mucus dans la poitrine, provoquant de gros ronflements lorsque la personne dort. Elle n'arrive cependant pas à expulser ce mucus. Cet état succède typiquement à une bronchite.
- *Bryonia 5 CH.* La douleur du malade est aggravée au moindre mouvement respiratoire.
- *Chamomilla 5 CH.* Cette crise est déclenchée de façon typique par un accès de colère. Ou encore, elle s'accompagne d'une vive colère.
- *Cuprum 5 CH*, 2 gr. Dès les premiers signes avant-coureurs de la crise.
- *Drosera 5 CH.* Pour l'asthme des tuberculeux. Alternez avec *Moschus et Sambucus.*
- *Ipeca 5 CH.* Quand la crise est accompagnée de toux, de nausées, de sifflements de poitrine. C'est l'asthme des tuberculeux qui survient souvent après une bronchite. *Ipeca* est recommandé quand l'état du malade est aggravé par l'humidité. On note par ailleurs une abondance de salive.
- *Kali carbonicum 5 CH.* Les crises surviennent entre une et trois heures du matin et sont accompagnées de sifflements et de douleurs piquantes dans la poitrine. Le malade est obligé de s'asseoir dans son lit, ou de se pencher vers l'avant. Parfois cette crise est la séquelle d'une bronchite.
- *Lachesis 5 CH.* Les crises sont aggravées par le sommeil.
- *Moschus 5 CH.* Préconisé surtout dans le cas de l'asthme nerveux ou dans les moments de crise violente.
- *Natrum sulfuricum 5 CH.* La crise survient entre quatre et cinq heures du matin et elle coïncide avec un temps humide. Peut souvent servir de remède de fond.
- *Nux vomica 5 CH.* La personne est irritable et les crises se déclenchent à la fin des repas.

- *Sambucus 4 CH.* Lorsque la crise survient à minuit, accompagnée de suffocations et d'une toux rauque, surtout chez le jeune enfant.
- *Phosphorus 4 CH.* La personne ressent une chaleur dans la poitrine. Médicament de fond, *Phosphorus* doit être utilisé avec discernement, par un spécialiste.
- *Psorinum 5 CH.* Une éruption cutanée accompagne les crises d'asthme.

APHONIE

Un mal courant, l'aphonie commence par un chatouillement au fond de la gorge, qui devient progressivement de plus en plus sensible au passage de l'air. Une toux s'installe généralement. La personne perd le contrôle de sa voix (aiguës et graves deviennent soudaines et involontaires), ou perd même complètement sa voix.

Prenez vos précautions

Mieux vaut vous occuper activement de l'aphonie, qui est souvent une variante de l'angine aiguë. Ne la laissez pas élire domicile, comme on dit. Les personnes qui font un usage professionnel de leur voix (chanteurs, comédiens, conférenciers, vendeurs) sont plus susceptibles d'être affectées.

2 gr trois fois par jour :
- *Aconit 5 CH.* Quand l'aphonie frappe après un froid sec. A prendre comme remède de début.
- *Argentum nitricum 5 CH.* Pour les cas chroniques, et pour les chanteurs.
- *Arum 5 CH.* Ce type d'aphonie survient à la suite de l'exposition à un froid sec. Il s'accompagne d'une démangeaison des lèvres, du nez et du larynx.
- *Arum triphyllum 5 CH.* Dans le cas où la personne rejette beaucoup de mucus, où l'aphonie fait suite à un refroidissement.
- *Causticum 5 CH.* Fait suite à un refroidissement par temps sec, surtout si la gorge est sensible, brûlante, avec des douleurs dans la poitrine. Bonne pour les chanteurs, les conférenciers, les personnes qui font un usage professionnel de leur voix.

- *Gelsemium 5 CH.* En cas d'aphonie qui s'installe après les règles.

BRONCHITE

Les alvéoles d'un poumon, et dans certains cas des deux poumons, sont envahies par le plasma sanguin ou par une sérosité. Une infection provoque une congestion inflammatoire. Le remède consiste alors à dégager la voie pulmonaire.

Il faut bien noter que les complications de la bronchite peuvent être graves. D'autre part, l'évolution de la maladie dépend beaucoup du patient, de son moral et de ses forces. De façon typique, elle dure toujours une dizaine de jours, comme si c'était le corps qui finissait par trouver de lui-même la contre-offensive.

Tant que la fièvre persiste, il faut garder le lit, sauf pour prendre chaque jour des bains de pieds très chauds. Prenez soin également de faire sortir le malade de la chambre chaque jour pour aérer la pièce. Appelez le médecin si les sympthômes deviennent trop aigus.

3 gr toutes les trois heures :

- *Aconit 5 CH.* A la suite d'un coup de froid sec. La fièvre monte rapidement. Pris de frissons, le malade est agité, mais il ne transpire pas. Il doit s'accommoder d'une bonne dose d'anxiété. Il est agité et souffre d'une toux sèche. Aconitum s'applique bien au début, et permet généralement d'éviter les complications.
- *Antimonium tartaricum 5 CH.* Le plus souvent pour les cas chroniques. Les mucosités s'accumulent, mais ne sont pas suivies d'expectorations. Le malade est somnolent, parfois prostré. Des sifflements et des râles proviennent de la poitrine.

  La toux est un peu moins sèche, mais souvent on a affaire à des nausées douloureuses et à des vomissements. Oppression chez l'enfant. Egalement lorsque la toux est grasse, que la respiration est bruyante, avec essoufflement. Le malade est mieux assis, ct sa langue est souvent couverte d'un dépôt blanc. *Antimonium tartaricum* est également un remède applicable en cas de bronchite capillaire et de bronco-pneumonie, et à l'état chronique, en cas d'accumulation de mucus.

- *Belladonna 5 CH.* Le remède que l'on utilise au début, après la phase initiale, qui succède à Aconit. Le malade transpire, il a tendance à rester prostré, presque hébété. La peau est chaude et rouge, sur le visage surtout, avec une légère transpiration.

  Des maux de tête peuvent se manifester, accompagnés chez les enfants d'une certaine confusion mentale. La gorge chatouille, la parole est douloureuse, les yeux sont injectés. Les enfants font de l'insomnie ou dorment mal, en gémissant.
- *Bryonia 4 CH.* La toux, sèche, chatouille la gorge, mais elle ne se produit que le jour. En revanche, des douleurs aiguës, comme des points de côté, s'installent dans la poitrine. Le malade reste immobile, et le simple fait de respirer le gêne.

  Il subit, d'autre part, une fièvre intense et des maux de tête accompagnés de sueurs chaudes et ressent une soif intense. *Bryonia* est généralement utilisé successivement et en conjonction avec *Aconit.*
- *Ferrum phosphoricum 5 CH.* Le malade est abattu, il sent une oppression sur la poitrine, il est congestionné, sa toux est sèche, il a des vagues de fièvre accompagnées de rougeurs. Utilisez *Ferrum phosphoricum* pendant toute la durée de la maladie, ainsi que dans le cas de bronchites chroniques.
- *Carbo vegetabilis 5 CH.* S'adresse à la bronchite des vieillards. La toux, persistante, apparaît le soir. Le malade a du mal à respirer, il ressent une oppression et une brûlure dans la poitrine, parfois accompagnée d'une coloration bleutée des muqueuses et de la peau du visage, des lèvres et des doigts.

  Le sujet s'épuise et sa voix s'affaiblit, parfois jusqu'à disparaître complètement.
- *Hepar sulfur 4 CH.* La personne a pris froid par un vent sec, elle s'étouffe en quintes de toux et elle ne supporte pas les courants d'air. Il n'y a pas d'expectorations.
- *Ipeca 5 CH.* Cas de bronchites aiguës et de bronchites capillaires. Les signes sont semblables à *Antimonium tartaricum*, à cette différence près que la langue reste propre. Les mucosités ne sont pas expectorées par la toux. Le malade souffre de nausées et de vomissements, il est hors d'haleine et il a l'impression d'étouffer. De plus, il cherche à éviter le mouvement et l'air

frais. Un saignement de nez, d'un rouge brillant, accompagne parfois la toux. Peut être utilisé en alternance avec *Antimonium tartaricum* et *Ferrum phosphoricum*, mais il est recommandé de l'utiliser sous surveillance d'un spécialiste.

- *Kali carbonicum 4 CH.* Pour les cas de paralysie bronchique, de bronchite capillaire et de bronchite des vieillards. La toux, sèche, apparaît la nuit, vers deux heures du matin. Le sujet est faible, il a les paupières enflées et il ressent des douleurs aiguës, du côté droit surtout.

  Il n'arrive pas à évacuer les mucosités, il transpire et a tendance à faire de l'asthme. Le fait d'être assis dans le lit, penché vers l'avant, lui procure un soulagement. On utilise souvent *Kali carbonicum* au cours de la convalescence avec *Pulsatilla*.
- *Mercurius 4 CH.* Après l'inflammation et la congestion, de gros crachats jaunes font leur apparition. La personne transpire la nuit, et elle a de la fièvre, accompagnée de sensations successives de chaud et de froid. La maladie semble s'installer. Utiliser *Mercurius* avec prudence.
- *Phosphorus 5 CH.* Concerne la bronchite aiguë, les cas d'hépatisation et la bronchite capillaire. La fièvre n'empêche ni la faim ni la soif. La personne affectée ressent une chaleur, parfois une brûlure dans la poitrine.

  Sa toux s'aggrave en parlant et elle éprouve plus de difficulté à respirer lorsqu'elle est couchée sur le côté gauche. Si vous discernez des râles et une sensation d'oppression, utilisez *Phosphorus* avec *Bryonia, Ferrum Phosphoricum et Antimonium tartaricum.*
- *Pulsatilla 5 CH.* Pour la bronchite persistante ou chronique. La toux est sèche la nuit et grasse le matin, accompagnée d'expectorations. Le sujet est affecté d'une fièvre sans soif et il ressent le besoin d'uriner lorsqu'il tousse.

  Il subit une perte du goût et de l'odorat, une alternance de frissons et de douleur. En fait, *Pulsatilla* est caractéristique d'une variabilité et d'une instabilité des symptômes : la température baisse, et le lendemain apparaissent des frissons, la toux. Puis des bouffées de chaleur surgissent... Utilisez *Pulsatilla* en fin de bronchite, si celle-ci ne s'accompagne pas d'otite.

- *Sanguinaria 5 CH.* Lors de congestion pulmonaire accompagnée dans sa phase initiale d'un grand et long frisson. Les expectorations sont collantes, et la sensation d'oppression et de brûlure est atténuée lorsque la personne est couchée sur le dos.
- *Sulfur 5 CH.* Lors de la bronchite, et en période de convalescence. Les expectorations rejetées par le malade sont verdâtres et purulentes. Il éprouve la sensation d'un poids sur la poitrine et a besoin d'air frais.

  Il peut aussi ressentir une impression de brûlure dans la poitrine. *Sulfur* peut succéder à *Aconit* ou à *Phosphorus*, lorsque des éruptions cutanées font leur apparition. Aussi dans la forme aiguë de bronchite : le visage du malade est congestionné, il fait beaucoup de fièvre, il souffre de diarrhée.

  Son appétit semble toujours disparaître au moment du repas. Il souffre de fatigue chronique, son sommeil est léger et il transpire abondamment la nuit.

COQUELUCHE

Maladie souvent considérée comme bénigne, la coqueluche présente effectivement beaucoup moins de danger qu'autrefois. Il faut cependant veiller à la soigner dès le début, afin d'éviter les complications. L'homéopathie permet normalement de faire passer la coqueluche en une quinzaine de jours, si le traitement a été choisi de façon appropriée. Vous observerez alors une diminution progressive des quintes caractéristiques.

Ce sont le plus souvent les **enfants de moins de dix ans** qui sont touchés. Après une période d'incubation qui varie entre une et deux semaines, commence ce qui présente toutes les apparences d'un rhume banal. Mais il y a aussi une perte d'appétit, et même d'intérêt en général.

Les éternuements se muent en une toux sèche, qui, après une quinzaine, secoue l'enfant par quintes. Celles-ci peuvent persister plus d'un mois durant. La fréquence et l'intensité de ces quintes seront des indications utiles pour juger de la gravité de la situation. Au-delà d'une quinte par heure ou de trente quintes par périodes de vingt-quatre heures, il faut consulter un médecin.

Dans le cas d'un enfant, gardez-le bien au chaud, en assurant toutefois une ventilation régulière de la chambre, que vous ferez alors qu'il est dans une autre pièce. Afin d'éviter les complications, assurez-vous que le régime alimentaire du malade, fortifié au besoin, lui permettra de résister aux complications.

Celles-ci se développent en effet à la faveur d'un terrain (voir ce mot) affaibli. Il faut préciser que l'homéopathie ne supprime pas la coqueluche, mais elle peut servir à en atténuer la durée et l'intensité comme à en éviter les complications.

3 gr trois fois par jour :

- *Antimonium tartaricum 5 CH.* La respiration est bruyante, on entend des râles dans les poumons, la gorge est enrouée, mais il y a peu d'expectorations.

  La personne a tendance à somnoler entre les quintes. Remède d'état de la maladie, ou de période de déclin.
- *Arnica 5 CH.* L'enfant sent venir la toux, il pleure d'avance. Après, il se sent courbatu, n'arrive pas à trouver sa place dans le lit, qui lui paraît toujours trop dur. Fatigue, irritation du larynx.
- *Belladonna 5 CH.* La toux, plus grasse, survient surtout la nuit. Provoquée par un chatouillement de la gorge, elle s'accompagne de congestion et d'agitation. Le mucus est épais et incolore. La quinte est accompagnée d'éternuements. L'enfant gémit, et parfois il perd la voix pendant un temps.

  Le visage est rouge, les yeux sont injectés de sang, la peau est moite. Dans certains cas, la toux est sèche, la gorge est rouge et douloureuse.
- *Carbo vegetabilis 5 CH.* Un remède propre à la période d'état, quand la maladie est installée, ou à utiliser en période d'épidémie à titre préventif chez l'enfant qui commence à tousser. Epuisé, l'enfant a des bouffées de chaleur, sa toux est sèche.
  Dans certains cas, les quintes s'accompagnent d'éternuements et de sueurs froides, de vomissements après les repas. Parfois, on remarquera aussi des changements de caractère notables. La tendance à l'enrouement est plus marquée le soir, et elle s'accompagne de sensations de brûlures dans la poitrine.

- *Coccus cacti 5 CH*. Les quintes sont ponctuées par le rejet de bave et de mucosités visqueuses, épaisses. Il y a parfois des maux de tête, une tendance aux hémorragies, aux saignements de nez, avec du sang mêlé aux mucosités. Les urines sont abondantes, autre caractéristique de *Coccus cacti*.
- *Coral rubrum 5 CH*. Remède d'état. La quinte de toux est précédée d'halètements ou de suffocations, alors que le visage devient presque pourpre. Les quintes, suffocantes, secouent le malade considérablement et le laissent épuisé.

  Ces quintes ne semblent d'ailleurs pas connaître d'intervalle. Les vomissements de mucosités contiennent parfois du sang.
- *Cuprum 4 CH*. La toux est convulsive, se produit par accès prolongés et répétés. Le visage est rouge, le malade se sent suffoquer, il a tendance à s'évanouir, et entre les accès il est pris de crises d'anxiété.

  Lorsqu'on lui fait avaler de l'eau fraîche entre les quintes, on arrive à lui procurer un soulagement relatif. Les extrémités (lèvres, doigts) sont bleuâtres.
- *Drosera 5 CH*. Les crises surviennent après minuit. Signe caractéristique de *Drosera* : le malade se tient le ventre pendant les crises. Les quintes, sèches, provoquent des spasmes, à tel point que le malade se tient le ventre.

  La toux peut être accompagnée de nausées et de vomissements, avec du sang mêlé aux muqueuses. Il y a souvent des accès de fièvre en début ou en fin de journée, et des sueurs chaudes la nuit. Le malade est triste, il perd l'appétit. Sa voix est rauque.
- *Ipeca 5 CH*. Le moral et l'état physique sont bons. Les accès de toux, violents, secouent le malade de spasmes, au cours desquels il se raidit, pâlit, est couvert de sueurs froides. A la suite de ces accès il peut y avoir des éternuements en chaîne ou des vomissements qui laissent le malade dans un état de faiblesse générale. La langue est propre, et lorsqu'il y a expectoration de muqueuses, celles-ci sont glaireuses. Le malade est anxieux.
- *Mephitis 5 CH*. La toux est violente et elle est précédée de spasmes. Les quintes surgiront au cours de la nuit surtout, ou lorsque le malade est en train de manger. Dans ce dernier cas, la

toux s'accompagne de vomissements. Le malade de Mephitis veut être baigné d'eau froide, il a de la difficulté à respirer, il est fiévreux, a les yeux injectés de sang.
- *Pertussinum 4 CH.* Peut servir d'appoint lors de la toux persistante de *Pulsatilla*, ou de prévention en période d'épidémie. En effet, donné en période de début, il atténue les risques de complications.
- *Pulsatilla 5 CH.* Le remède de la maladie comme telle, qui peut aussi servir de prévention en cas d'épidémie. En période de convalescence, l'état de *Pulsatilla* est typiquement un état muqueux.

  C'est la période où l'état bronchique peut se déclencher. Il n'y a pas de vomissements ni de quintes, mais des expectorations d'un mucus jaune.

  La toux, sèche la nuit, est grasse le jour. Le malade n'a pas soif, et il perd le goût et l'odorat.
- *Sulfur iodum 5 CH.* En période de début, après *Pertussinum*, à moins d'une fragilité de la gorge, avec tendance à suppurer. Egalement à la fin, afin d'éviter un développement chronique.

CORYZA

Dans sa forme aiguë, le coryza — le rhume de cerveau — commence par des picotements dans le nez, puis on se mouche et se remouche en abondance. Il s'agit d'un mal bénin, mais on le tuera dans l'œuf, afin d'éviter les complications qui peuvent s'ensuivre : sinusites, laryngites, angines, bronchites.

Essayer de garder la tête du malade surélevée par des oreillers au moment où il dort. Surtout dans le cas du nourrisson, la position couchée favorise la congestion et le blocage du nez. Dans le cas du nouveau-né et du jeune enfant, il ne faut d'ailleurs pas traiter le coryza à la légère : mieux vaut appeler le médecin lorsque le mal persiste, ou s'il devient sanguinolent.

En utilisant des mouchoirs en papier, vous éviterez les risques de contagion.

3 gr trois fois par jour :
- *Aconit 5 CH.* Remède de début, lorsque les symptômes font leur apparition, à la suite d'une exposition à un froid sec. Le

nez est sec, mais de violents éternuements amènent des sensations de brulûre dans la gorge. La personne ressent un malaise, elle est fiévreuse et agitée, mais il n'y a pas encore de transpiration.

- *Allium cepa 4 CH.* Coryza excoriant, qui apparaît après que la personne est restée au froid les pieds mouillés. Le nez semble couler à flots, les yeux larmoient, la respiration se fait difficile.

  Les éternuements sont fréquents, le nez et la bouche sont irrités. Le cas d'*Alium Cepa* est aggravé le soir, et dans une pièce chaude. Il est amélioré à l'air libre. Le côté gauche semble plus atteint.
- *Ammonium carbonicum 4 CH.* Pour les bébés et les jeunes enfants (voir Posologie du nourrisson). Typiquement, le bébé a du mal à téter. La nuit il dort la bouche ouverte, car il a le nez bouché et de temps à autre il se dresse brusquement comme pour ne pas étouffer. S'il se redresse une fois endormi, employez *Sambuccus nigra 5 CH.*
- *Arsenicum album 5 CH.* Rhume des foins, ou coryza spasmodique. Eternuements, à la suite desquels le nez coule et devient irrité, ainsi que la lèvre supérieure. L'état a tendance à s'aggraver après minuit et à s'améliorer dans une chambre chaude ou avec des bains chauds.
- *Camphora 4 CH.* Cet état fait suite à une brusque variation de la température. Le nez est bouché et sec, l'air respiré paraît froid. Le malade frissonne, n'arrive pas à se réchauffer, et se plaint de maux de tête à la hauteur du front.
- *Chamomilla 5 CH.* Le coryza peut apparaître chez le petit enfant au moment où il fait ses dents. Agité et nerveux, il réclame d'être porté. Il a les narines enflammées, irritées, et les lèvres gercées.
- *Euphrasia 5 CH.* A cause d'un larmoiement incessant et corrosif, les paupières sont boursouflées, et une conjonctivite irritante se déclare. Le côté droit est plus atteint.
- *Geselmium sempervirens 5 CH.* Le type de coryza sournois qui prend du temps à se déclarer, une fois que la personne a pris froid. Un désir de solitude se fait sentir, et des maux de tête pénibles apparaissent, doublés d'un écoulement aqueux.

- *Kali bichromicum 5 CH.* En période d'état de la maladie, quand elle atteint son plein développement. Une sécrétion nasale coule en long filaments jaunes-verts et se solidifie, formant des croûtes dans le nez qu'elle bouche presque.

  Difficile à déboucher, surtout le matin, le nez est alors d'autant plus inhibé par le passage de l'air, qui paraît brûlant. La racine du nez est douloureuse, et la formation des croûtes préfigure l'évolution vers la sinusite frontale.
- *Kali iodatum 5 CH.* Un remède de traitement de fond, dans le cas de muquosités brûlantes et abondantes, jaunâtres et virant au verdâtre, durcies par endroits.
- *Kali sulfuricum 5 CH.* Lorsque le sujet perd l'odorat et le goût. Beaucoup de mucosités s'accumulent dans la poitrine, on entend des râles de bronchite et les expectorations, aqueuses et jaunâtres, sont abondantes. Le cas est aggravé le soir et dans une chambre chaude, et il est amélioré à l'air frais.
- *Lycopodium 5 CH.* En cas de congestion hépatique, parfois accompagnée de morosité. *Lycopodium*, comme traitement de fond, s'adresse aux personnes qui s'enrhument pour un oui pour un non, qui sont affligées de rhumes de cerveau tenaces, qui nécessitent de procéder à un nettoyage de tout l'organisme.
- *Mercurius 5 CH.* Le malade de *Mercurius* est parcouru de frissons et il transpire en abondance, surtout à la fin de la journée et la nuit. L'haleine est fétide et le mal de gorge est aggravé par la nécessité dans laquelle se trouve le malade de constamment ravaler une salive abondante.
- *Mercurius solubilis 5 CH.* Des écoulements continuels, irritants, de couleur jaunâtre, caractérisent ce remède. Le malade fait de la fièvre et il est porté à éternuer, surtout lorsqu'il se trouve au soleil.
- *Natrum muriaticum 5 CH.* Remède indiqué pour le traitement de fond, dans le cas de rhumes de type allergique en chaîne, accompagnés d'un écoulement aqueux abondant, d'herpès des lèvres ou d'eczéma. L'accès dure de deux à trois jours et il est ponctué d'éternuements, le nez est obstrué.

  Le malade perd le goût et l'odorat, il est affaibli, épuisé, le matin surtout. Il a souvent soif. Au début, à prendre une seule fois, quand le nez commence à couler.

- *Nux vomica 5 CH.* Marqué d'éternuements constants, surtout le matin, l'état de *Nux vomica* est reconnaissable à ce qu'il est toujours aggravé par temps sec. Lorsqu'il doit bouger, ou qu'il est découvert, le malade frissonne.

  Il a mal à la tête, dans la région frontale surtout, la gorge est douloureuse, et le nez, bouché la nuit, coule toute la journée.
- *Sulfur 5 CH.* Le nez est sec, avec des rougeurs à l'intérieur. L'odorat est dérangé. Fatigué le matin, le malade a du mal à se tenir debout, et il souffre de bouffées de chaleur.
- *Pulsatilla 5 CH.* Inflammation des muqueuses, sécrétion incolore ou jaune, parfois épaisse, abondante pendant la journée, mais sans irritation. Amélioré par le grand air, l'état du malade est aggravé dans une chambre chaude et sèche. Il perd le goût et l'odorat, n'a pas soif.

  Il s'agit d'un remède de fond pour ceux dont le cas ne semble pas aboutir.
- *Thuya 5 CH.* Cas de coryza chronique accompagné d'infection. L'écoulement de mucosités épaisses, de couleur brun-vert, et renfermant du pus et du sang, est aggravé par l'air froid. Lorsqu'il se mouche, le malade a mal aux dents.

CROUP Voir aussi FAUX-CROUP

Il s'agit d'un cas de diphtérie (voir aussi ce mot) qui s'étend au larynx. Dans le cas d'une laryngite aiguë, vous pouvez envisager un traitement, mais seulement en attendant le médecin. Comme dans le faux-croup, la respiration est largement handicapée. Le malade se dresse dans le lit, il suffoque, il a le visage pâle, il est anxieux.

Dans le cas du vrai croup, les fausses membranes tapissent le larynx et les cordes vocales. La toux et la voix sont rauques et s'éteignent progressivement. Le vrai croup est aussi caractérisé par un sifflement dans la gorge, et la suffocation est persistante, si elle vient graduellement.

Lors des accès

Appliquez des compresses chaudes autour du cou de l'enfant. Qu'il prenne des bains de pieds sinapisés. Le reste du temps, humidifiez bien la pièce, avec des *feuilles d'eucalyptus* dans de l'eau bouillante, de façon à produire le plus possible de vapeur d'eucalyptus. Lors de la période de convalescence, désinfectez la pièce complètement.

2 gr trois fois par jour :

- *Aconit 5 CH.* Lorsque le malade tousse, il porte la main à la gorge, il a mal aux côtes, sa température est élevée. Il est agité et anxieux, il a peur. Lorsqu'il est couché il a le visage rouge, et quand il se redresse il pâlit.
- *Hepar sulfur 5 CH.* Succède à *Aconit* au début du croup.

  Bruyante, la toux apparaît après minuit. Elle est sèche et caractérisée par un chatouillement au fond de la gorge. La respiration est bruyante. Il y a aggravation quand le malade est découvert et se trouve exposé à l'air froid.

  En toussant, le malade d'*Hepar Sulfur* transpire. Il est à noter ici que *Hepar sulfur*, allié à *Spongia 5 CH, Aconit 5 CH* et *Nigra 5 CH* peuvent venir à bout du croup en quelques heures.

  L'alternative, fournie par la médecine officielle, consiste à tuber le malade à la hauteur du larynx, ou même à pratiquer une trachéotomie d'urgence.
- *Kali bichromicum 5 CH.* Le malade se râcle la gorge pour y décoller et expulser les fausses membranes. Une toux irritante se double de la sensation d'avoir un cheveu collé au palais.
- *Sambucus nigra 5 CH.* Réveillé en sursaut au milieu de la nuit, l'enfant s'assied dans son lit, le visage bleuâtre, pour éviter de suffoquer. Il transpire en abondance de tout le corps.

DIPHTÉRIE

Bien qu'elle se déclare souvent chez les enfants entre deux et huit ans, la diphtérie n'est pas une maladie exclusive à l'enfance. Elle est causée par un microbe qui se propage à travers les sécrétions nasales, même une fois que le malade est guéri.

Après une période d'incubation qui dure entre deux jours et une semaine, la diphtérie se manifeste par une **angine**. La fièvre est peu élevée, mais des **plaques d'une couleur gris sale**, grisâtre, apparaissent sur les amygdales, gagnant progressivement toute la gorge. A partir d'un prélèvement, un laboratoire pourra confirmer ou non la présence du bacille diphtérique. N'attendez cependant pas les résultats pour agir.

Si le larynx est atteint, alors c'est le **croup** (voir ce mot), avec les risques d'asphyxie qui s'ensuivent. Cette complication est cependant assez rare.

- *Ammonium causticum 3 CH.* 2 gr toutes les trois heures. Pour essayer de faire dissoudre les fausses membranes, ces plaques grises caractéristiques.
- *Apis 4 CH*, 2 gr toutes les deux heures. Quand la maladie apparaît brusquement, que le malade est somnolent, abattu. Il a la gorge tellement serrée qu'il n'arrive pas à avaler, et il n'a pas soif. La luette (ce petit appendice visible au fond de la gorge, en haut) est gonflée. Si elle se couvre d'un voile blanc, faites alors appel à *Mercurius cyanatus* ou à *Kali bichromicum.*
- *Belladonna 5 CH* et *Mercurius cyanatus 5 CH*, 2 gr de chacun toutes les heures, en alternant. La personne a mal quand elle avale, elle a la gorge rouge, avec des plaques blanchâtres tirant sur le gris.
- *Kali bichromicum 5 CH*, 2 gr toutes les trois heures. La fausse membrane a la caractéristique d'être ulcérée, et de s'étendre vers le nez et le fond de la gorge.
- *Lachesis 5 CH*, 2 gr toutes les trois heures. La maladie s'est d'abord attaquée à l'amygdale droite, et les boissons chaudes aggravent les douleurs.
- *Lycopodium 5 CH*, 2 gr toutes les trois heures. La maladie commence par l'amygdale gauche, et les boissons chaudes soulagent la douleur, alors que les boissons froides l'aggravent.

FAUX-CROUP

Il s'agit d'une affection qui touche surtout les enfants entre deux et sept ans, qui ont été exposés à un vent sec et froid. Cela commence par un **enrouement** qui dure quelques jours, puis à cela s'ajoute une **toux** qui survient par accès au milieu de la nuit surtout.

Des mucosités descendent dans la gorge, provoquant des contractions spasmodiques et des suffocations. Le petit malade étouffe, sa voix est éteinte, et sa température monte à 40, 41°. La respiration reste normale, mais difficile, la voix reste claire et la toux est forte, rauque et aboyante.

L'enfant manifeste une inquiétude qui cumule parfois les pleurs et les cris. Pour dissiper les spasmes, allumez la lumière, et appliquez des compresses d'eau chaude.

3 gr toutes les trois heures :

- *Belladonna 5 CH*. La personne affectée ressent un chatouillement intense dans la gorge, des spasmes de la glotte, la gorge est rouge et le malade a du mal à avaler les liquides.
- *Sambuccus nigra*. Eveillé en sursaut au milieu de la nuit, l'enfant s'assied dans son lit pour éviter de suffoquer, et son visage devient bleuâtre et il transpire de tout le corps en abondance.
- *Spongia 5 CH*. Comme dans *Aconit*, les symptômes se manifestent après une exposition à un vent froid et sec. La toux est rauque, violente. L'enfant a peur, il est agité. Le spasme apparaît lentement, la respiration est douloureuse entre les crises.

DYSPNÉE

Lorsqu'il n'est pas provoqué par l'effort ou l'émotion, l'essoufflement, accompagné d'une inspiration difficile, peut avoir plusieurs causes. Le **croup** ou le **faux-croup** peuvent être à l'origine du problème. Si l'expiration est prolongée, avec des périodes de toux, on peut penser à l'**asthme** (voir aussi ces rubriques).

Dans le cas de l'essoufflement accompagné d'une respiration accélérée, que ce soit dans l'inspiration ou dans l'expiration, avec une toux quinteuse et des expectorations abondantes, songez à **l'œdème aigu** du poumon. Lorsque ces symptômes s'accompagnent d'un point de côté très marqué, il peut s'agir d'une **embolie pulmonaire**.

GRIPPE

La différence majeure entre le simple rhume et la grippe, c'est que cette dernière s'accompagne de fièvre, de courbatures et de maux de tête. En général, elle est transmise par contamination, les sécrétions nasales étant à l'origine de la contagion.

Après une période d'incubation qui dure entre deux et cinq jours, la grippe se déclare : maux de tête, frissons, abattement et courbatures. En général, elle dure quatre ou cinq jours, et s'accompagne d'une fièvre qui tourne aux environs de 38-39°.

La principale complication possible, la bronchite, se déclare autour du quatrième jour. En temps normal, l'inconvénient principal semble être la période de convalescence, qui, dans certains cas semble traîner indéfiniment, la personne ne parvenant jamais, semble-t-il, à recouvrer la santé complètement.

- *Oscillococcinum 200* est le remède homéopathique le plus couramment employé contre la grippe, et il est bon d'en avoir toujours quelques doses en réserve, plutôt que d'avoir recours à des aspirines.
- *Sulfur 7 CH*, 5 gr, sera une précaution utile au début de la grippe, pour nettoyer l'organisme.

2 gr à toutes les trois heures, pour les cas plus spécifiques :

- *Allium cepa 5 CH*. Le nez coule sans arrêt, surtout du côté gauche, et le visage est enflé, les yeux sont rouges. Le malade a parfois plus faim qu'à l'accoutumée. Il a des coliques et des gaz, qui, en étant expulsés, soulagent son mal de tête.
- *Belladonna 5 CH*. Commençant par un mal de tête, la grippe est caractérisée par un visage rouge, des yeux brillants et rougis. Le malade ne supporte pas les secousses, et il transpire en somnolant sous les couvertures, pour ensuite devenir très excité, voire agressif.
- *Bryonia 5 CH*. La personne recherche surtout la tranquillité, car le mouvement lui donne la nausée, et le fait de s'asseoir dans son lit lui donne des vertiges. Il a la bouche sèche, et il ressent des douleurs aiguës, qui sont aggravées par le mouvement.

  Il a soif de grandes quantités d'eau froide, a des points de côté, son estomac est douloureux, et il souffre de diarrhées. Il présente aussi une toux sèche, qui vient par quintes, se répercutant dans la tête, jusque dans le ventre.
- *Camphora 5 CH*. La personne est brusquement prise d'un

frisson intense, elle se sent glacée, et pourtant elle rejette les couvertures. Elle a la langue froide, et a la sensation que l'air respiré par le nez est glacé.

- *Eupatorium perfoliatum 5 CH.* Le malade est courbatu au point de se sentir complètement brisé, moulu, avec des raideurs intenses, surtout dans les mollets. Il a mal autour des yeux, et un écoulement nasal incessant (coryza) se manifeste. Il a toujours soif, mais quand il boit, il vomit.
- *Gelsemium 5 CH.* La grippe musculaire, marquée par des courbatures généralisées. La personne est abattue, fatiguée, faible, avec une fièvre modérée. Elle a parfois l'impression d'avoir la tête prise dans un étau.

LARYNGITE

Les caractéristiques principales de la laryngite sont relativement faciles à reconnaître, tant elles sont typiques. **Après un coup de froid**, une toux apparaît, bruyante, rauque, favorisée par un constant chatouillement au fond de la gorge.

Après quelques temps, c'est la voix elle-même qui devient rauque, pour progressivement se réduire à un mince filet, parfois s'éclaircissant jusqu'à l'aphonie.

Soyez attentif

Là où il faut prendre des mesures, c'est dans le cas de **gêne respiratoire**, dégageant un son caractéristique : on dirait une corne qui résonne au loin. Surtout chez le petit enfant, qui risque de subir des accès de suffocation, surveillez de près les symptômes suivants : il a du mal à inspirer et à expirer, et il s'étouffe facilement.

D'autre part, si la laryngite en est à ses débuts, et qu'elle ne s'accompagne pas de fièvre, une personne non spécialisée peut essayer de la réduire par l'homéopathie. Mais passés les premiers temps, si la fièvre apparaît, il faut faire appel à une aide professionnelle.

Dans le cas de **laryngites tuberculeuses**, les soins d'un spécialiste s'imposent. Dans les cas où vous avez **forcé votre voix**, autant que possible gardez le silence, et prenez des **bains de** pieds sinapisés (saupoudrés de farine de moutarde) et chauds. Alcool et tabac sont à éviter dans ce cas (de même que les lieux empoussiérés — comme pour toutes les formes de laryngite). Bien entendu, vous éviterez les refroidissements.

Tâchez, par contre, de vous **désensibiliser au froid** (par la culture physique, ou les douches froides par exemple). Employez-vous à agir rapidement, car les résultats les meilleurs sont atteints si le traitement est appliqué au début de la maladie. Enfin, évitez les fumigations et les inhalations et ne négligez jamais l'enrouement ou l'aphonie persistante.

2 gr trois fois par jour :

- *Aconit 5 CH.* En cas de laryngite aiguë, déclenchée par un froid sec et brutal. Peut être accompagnée ou non de fièvre. La gorge est rouge et sèche, la toux est rauque et elle a tendance à empirer lors du premier sommeil.

  Le malade est fiévreux, il a une sensation de chaleur mais ne transpire pas. La peau est sèche et le visage, rouge lorsque le malade est couché, pâlit lorsqu'il se redresse. Tousser lui fait mal, et il se tient alors la gorge, très sensible à l'air inspiré.
- *Allium cepa 5 CH.* Chez l'enfant, *Allium cepa* est marqué d'insomnie. Il pleure apparemment sans raison. Le cas est aggravé par la chambre chaude et l'humidité, ainsi que par l'inspiration d'air froid.

  Il est au contraire amélioré par le plein air. La voix est rauque, le malade a l'impression que sa gorge se déchire quand il tousse. *Allium cepa* est aussi le remède indiqué pour les laryngites aiguës compliquées de coryza.

  La toux, douloureuse, est aggravée le soir, et par le passage de l'air froid dans la gorge. L'écoulement nasal, très abondant, irrite les narines. La respiration est difficile.
- *Argentum metallicum 5 CH.* La voix est enrouée, voire complètement éteinte, surtout le matin. Ceci est parfois dû à un **surmenage de la voix**. A ce titre, *Argentum metallicum* est recommandé pour les personnes qui font un **usage professionnel** de leur voix (chanteurs, professeurs, comédiens).

  Le fait de parler semble aggraver la douleur, qui se fait sentir sous le sternum. La douleur est aggravée lorsque le sujet se penche vers l'avant. Le mucus, abondant, est expectoré aisément.

- *Argentum nitricum 5 CH.* Les cordes vocales sont comme ulcérées : on dirait qu'elles ont des échardes. *Argentum nitricum* concerne les cas de laryngite chronique ou d'abus de la voix. Les notes élevées déclenchent la toux et la gorge râcle constamment.
- *Arum triphyllum 5 CH.* Après une exposition à un vent froid, ou après une prestation vocale : chant, avec de très hautes notes, ou conférence en plein air... L'enrouement est continuel, irritant.

  La toux est sèche, la voix est changeante, le sujet ne semble pas en avoir le plein contrôle. De vives douleurs se font parfois sentir, et le sujet a parfois la sensation que son larynx est enflé et brûlant. La douleur est aggravée en parlant ou en chantant. A prendre également avant une **performance exigeante** pour la voix.
- *Belladonna 5 CH.* A la suite d'un courant d'air, la personne transpire, elle a une toux sèche et spasmodique, et sa température est élevée. La voix devient faible, le larynx est douloureux. La fièvre ne se double pas d'agitation mais plutôt d'abattements et d'assoupissements.

  La peau est moite, les pupilles sont dilatées. Utile en début de maladie, *Belladonna* convient aussi par temps humide, ou après que la personne ait eu la tête ou les pieds mouillés pendant une assez longue période de temps.
- *Bryonia 5 CH.* Le malade anxieux, qui recherche la solitude. Son visage est pâle et il transpire abondamment. Chez l'enfant, l'enrouement est douloureux. En fin de crise, il somnole et transpire abondamment.

  Le passage du froid au chaud, comme le fait de manger et de boire, a pour effet d'aggraver *Bryonia*. L'enrouement est pire à l'air libre. La toux, sèche, s'aggrave la nuit, moment où le malade doit se redresser dans son lit pour respirer.
- *Drosera 5 CH.* Pour les laryngites chroniques. La toux, déclenchée le soir, au coucher et après minuit surtout, est de type

coqueluchoïde. Le malade se tient le ventre, et reste très agité entre les quintes.

- *Hepar sulfur 5 CH.* Laryngite qui se déclare à la suite d'un froid sec, avec ou sans fièvre. Lorsque le corps est exposé, tout ou en partie, à l'air froid, une toux sèche est déclenchée. Les expectorations, quand il y en a, sont fétides et jaunâtres.
- *Phosphorus 5 CH.* Souvent le résultat d'un surmenage de la voix. Celle-ci est rauque, le larynx est sensible et douloureux au toucher.

  Une sensation de brûlure au fond de la gorge force le sujet à garder le silence, et les douleurs de l'enrouement sont aggravées le soir et quand la température change. La toux, sèche, spasmodique, est provoquée par un chatouillement aigu au creux de la gorge, un état qui est aggravé en étant couché sur le côté gauche.

  Le malade fait de la fièvre, il transpire la nuit, et il ressent comme une brûlure entre les deux épaules.
- *Populus candicans 5 CH.* Dans le cas des laryngites aiguës, avec aphonie totale. Peut aussi être utilisé à des fins de prévention.

  Un enrouement aigu est accompagné de sensation de brûlures dans la gorge et les narines. Le malade se penche en avant pendant les accès de toux. La poitrine est sensible.
- *Rhus toxicodendron 5 CH.* Déclenché par un usage abusif de la voix, aggravé par l'humidité et amélioré en parlant. La douleur qui accompagne *Rhus toxicodendron* est caractérisée par une sensation de picotement.
- *Sambucus 5 CH.* Le cas d'enrouements accompagnés de spasmes et de mucosités difficiles à expectorer. Aggravation vers minuit, avec toux suffocante.

  L'enfant malade est sujet à un réveil brutal, aux environs de minuit le plus souvent. Il se dresse alors dans le lit, visage bleuâtre, bouche ouverte, essayant de respirer, et il renifle sans cesse. Il a toujours la bouche ouverte, et transpire abondamment au réveil.
- *Spongia 5 CH.* Typique de la laryngite striduleuse aiguë : la toux est rauque, sifflante, et les muqueuses sont sèches. Le larynx est sec, brûlant, et la toux est aggravée par le mouvement

respiratoire. *Spongia* convient aussi aux cas de **laryngite striduleuse** accompagnés de troubles de la thyroïde. Agité et anxieux, le malade présente une toux sèche et sifflante et ne peut rester la tête basse. Comme dans *Sambucus*, l'enfant se réveille la nuit avec l'impression de suffoquer. Il a une toux sifflante, sèche, et il est anxieux. En général, les voies respiratoires sont desséchées. L'immobilité et le repos ont pour effet de calmer la toux.

PLEURÉSIES

Bien qu'il s'agisse d'un groupe de maladies contre lesquelles l'homéopathie est bien armée, c'est le médecin homéopathe qui est le plus à même de poser le diagnostic qui convient.

La pleurésie, c'est **l'inflammation de la plèvre**, une double paroi qui enveloppe chaque poumon. Une de celles-ci, la pariétale, est collée sur le poumon, l'autre est en contact avec le thorax. A la suite de l'inflammation — douloureuse — qui caractérise la pleurésie dans son premier temps, les deux parois qui normalement glissent l'une sur l'autre au cours de la respiration finiront pas produire un épanchement liquide.

Notons qu'il existe différents types de pleurésies : la **pleurésie sèche**, la **pleurésie séro-fibrineuse**, la **pleurésie purulente**, et enfin la **pleurésie hémorragique**.

La pratique de la ponction n'est plus encouragée, à moins que ce soit à des fins d'analyse. Les ponctions évacuatrices sont considérées comme sans valeur dans la perspective homéopathique, car l'épanchement n'est qu'un signe donné par l'organisme, et le fait de l'évacuer ne fait que stimuler l'épanchement à se reformer, ce qui représente une fatigue supplémentaire pour le malade.

2 gr toutes les trois heures :

- *Aconit 5 CH*. Au début de la maladie, avant l'épanchement, ou dans le cas de la pleurite * dite sèche. Le malade a de la difficulté à localiscr la douleur dans le côté, apparue à la suite d'une exposition au froid.

* Pleurite : pleurésie sans épanchement.

La température est élevée, la chaleur intense, et la peau est sèche. Agitation typique d'*Aconit*, mêlée de crainte.

- *Apis mellifica 5 CH.* La deuxième phase, celle de la pleurésie séro-fibreuse. Essoufflée, la personne n'a pas soif, mais elle ressent de la difficulté à respirer. Elle a une toux sèche et brève, son visage est pâle, sa langue est rouge et gonflée. Les urines sont rares et troubles. L'air chaud aggrave le cas, tandis que l'air froid et les applications froides procurent un soulagement.
- *Arsenicum album 5 CH.* Concerne les cas où un foyer pulmonaire additionnel se produit au cours de la maladie, correspondant à des épanchements pleurétiques abondants, qui se sont produits très rapidement. La toux est sèche. Un sentiment d'oppression allant jusqu'à l'étouffement accompagne des halètements.

  Sans que sa situation soit excessivement douloureuse, le malade d'*Arsenicum album* sent son pouls accélérer au moindre mouvement, et il a fréquemment les paupières inférieures gonflées (œdème). Il est agité et anxieux : on le reconnaît particulièrement à la détérioration de son moral, qui frôle le désespoir.
- *Asclepias tuberosa 5 CH.* Quand la maladie en est à son plein développement (période d'état), au stade de frottement de la plèvre, dans le cas de la pleurésie déclenchée par un séjour prolongé dans un froid humide.

  La toux, sèche, est accompagnée de sensibilité le long du sternum et d'une vive douleur au côté gauche, aggravée par le mouvement. Les douleurs sont atténuées lorsque la malade se penche vers l'avant. Il a la gorge serrée, il est très essoufflé, avec une toux sèche, épuisante, sans crachats (expectorations).
- *Bryonia 5 CH.* La pleurésie sèche, la pleurite au stade de frottement. La toux est sèche et elle donne mal à la tête, la respiration est accélérée et pénible.

  Le malade a des points de côté qui sont soulagés quand il appuie dessus ou se couche dessus. La douleur est aiguë, le malade essaie d'éviter le mouvement. Il a soif d'eau froide, sa langue et ses lèvres sont sèches.
- *Cantharis 5 CH.* La maladie atteint son plein développement (période d'état : épanchement, phase aiguë de la pleurésie séro-

fibrineuse). *Cantharis* peut se donner en conjonction avec *Bryonia*.

Le malade a des palpitations et transpire. Les épanchements augmentent en quantité, l'émission d'urine qui devient trouble, parfois rouge, diminue. Des douleurs se font sentir au thorax, dans le larynx et dans les voies urinaires (ce qui, chez l'homme, provoque des érections).

- *Hepar sulfur 5 CH.* La pleurésie séro-fibrineuse ou pleurésie purulente, marquée dans la deuxième période par des épanchements.
- *Ranunculus 5 CH.* Au stade de frottement de la plèvre. Soulage la douleur dans les côtes, agit sur la peau, les muscles et les espaces intercostaux de la paroi thoracique. Le malade a une sensation de piqûre entre les omoplates. Les douleurs ressenties dans la poitrine sont aggravées par le temps froid et humide, par le mouvement et par les variations de température.
- *Sulfur iodatum 5 CH.* A la suite de la pleurésie. *Sulfur* agit sur les adhérences, les empêche de se développer à nouveau. *Iodatum* tempère la propension à l'inflammation chronique.

Utilisez *Sulfur iodatum* en conjonction avec *Pulsatilla* quand la respiration reste difficile après la fin de l'épanchement et que des douleurs se font encore sentir dans le côté atteint.

PNEUMONIE

Il s'agit d'une inflammation du poumon (*pneuma*, en grec, signifie poumon), accompagnée de douleurs dans la poitrine et de crachements de sang. La phase initiale est reconnaissable à un long frisson, qui peut dans certains cas durer jusqu'à une demi-heure. Puis apparaissent les difficultés respiratoires.

Les lèvres bleuissent, le malade transpire abondamment. Un point de côté apparaît, de même qu'une toux sèche, ponctuée d'expectorations de couleur rougeâtre, qui virent au jaune au bout d'une semaine. Pendant ce temps la température se maintient aux environs de 39 à 40°.

La durée de la pneumonie semble à peu près invariable, la température diminuant d'elle-même vers le dixième jour, ce qui permet de croire que c'est l'organisme qui, après ce temps, trouve lui-même son système de défense.

2 gr deux fois par jour :

- *Antimonium tartaricum 5 CH.* Des râles se font entendre dans la poitrine, avec des expectorations difficiles et des halètements. Les lèvres et les doigts deviennent bleus et la langue est de couleur blanchâtre.
Les accès de toux sont parfois suivis de nausées et de vomissements. *Antimonium tartaricum* est particulièrement indiqué pour les **personnes âgées**, chez qui la maladie a tendance à évoluer de façon moins évidente.
- *Arsenicum album 5 CH.* Les douleurs brûlantes sont aggravées par le froid, notamment après minuit. L'état est amélioré par les applications sèches, les boissons et nourritures chaudes et lorsque le sujet est assis, la tête haute.
- *Belladonna 5 CH.* Convient aux personnes sensibles, hypersensibles ou raffinées, parfois à l'excès. Les courants d'air et le mouvement aggravent leur cas, alors qu'il s'améliore à la lumière tamisée et avec le repos au lit.

  Pas d'agitation, mais une transpiration abondante et une somnolence, voire un certain abattement caractérisent *Belladonna*. Employée dans un début de bronco-pneumonie, elle convient aussi aux petits enfants.
- *Bryonia 5 CH.* Un des remèdes importants pour venir à bout de la pneumonie, qui succède souvent à *Belladonna*. Le malade a soif, sa toux est sèche et le moindre mouvement, comme respirer, encore plus tousser, le fait souffrir.

  La douleur s'apaise lorsqu'il se couche sur le côté affecté et qu'il reste immobile. Le malade souffre fréquemment de maux de tête, il a des sueurs chaudes et huileuses. Il a soif d'eau fraîche, sa langue est jaunâtre et il expectore des crachats de couleur rouille.
- *Carbo vegetabilis 4 CH.* Un remède destiné notamment aux vieillards et aux personnes dont l'organisme est affaibli par une ou plusieurs maladies. Le sujet perd ses forces et sa chaleur vitale.

  Les lèvres sont violettes, les extrémités se refroidissent, le pouls est faible. Le malade subit un refroidissement général et des quintes de toux harassantes.

- *Lycopodium 4 CH.* Des troubles de digestion se manifestent, notamment au niveau du foie. Les ailes du nez frémissent, la peau est sèche et un état de faiblesse général prévaut. A cela s'ajoutent des ballonnements, des gaz intestinaux, de la constipation. Le poumon droit est atteint, près du foie.
- *Phosphorus 4 CH.* Tout le corps du malade est chaud, il transpire, est agité et anxieux ; il ressent comme une chaleur brûlante dans la poitrine. Essoufflé, secoué par une toux sèche et douloureuse, il a soif d'eau froide.

  Le mal est le plus souvent localisé du côté gauche et les bouffées de chaleur sont complétées par une sensation de poids et de pression sur la poitrine. Dans certains cas le pouls devient faible et rapide.

  Il y a du sang dans les crachats et le malade délire ; il connaît des troubles digestifs, notamment la diarrhée.

RHINOPHARYNGITE

La rhinopharyngite est une inflammation des muqueuses respiratoires qui deviennent irritées et sont alors sujettes à des spasmes. Elles secrètent en abondance des mucosités filandreuses qui s'avèrent difficiles à expulser.

La paroi des voies respiratoires (la muqueuse) est elle-même très sensible au toucher et on constate une inflammation du nez et de l'arrière-gorge. C'est la fièvre qui distingue la rhinopharyngite du coryza. Si elle apparaît, vous devez agir rapidement, soit en consultant un médecin, soit en traitant homéopathiquement : dans ce dernier cas, il faudra obtenir des résultats rapides.

3 gr deux fois par jour :

- *Coccus cacti 5 CH.* Concerne les cas de rhinopharyngite aiguë. Le remède caractéristique des personnes frileuses qui s'enrhument facilement. Les muqueuses sont sensibles au toucher, les mucosités incolores, et les narines sont sèches.

  Chaque fois que la personne crache, elle a l'impression que sa gorge se déchire. Les narines sont comme desséchées, la toux est spasmodique et quinteuse. Aggravé dans une chambre chaude, le cas connaît une amélioration quand la personne boit froid.

- *Hydrastis 5 CH.* En plus d'une grande faiblesse physique, la personne est portée à la dépression. Les muqueuses ont des écoulements jaunâtres, épais et visqueux, tenaces, qui donnent l'impression de brûlures sans toutefois dessécher la gorge. (De gros bouchons se forment, au fond de la gorge surtout.) *Hydrastis* est également recommandé si le mal semble prendre une tournure chronique et que l'état général se détériore.
- *Kali bichromicum 5 CH.* Le sujet a une sensation de faiblesse et de faible brûlure dans la bouche et le pharynx. La salive est filante et visqueuse, la langue est rouge et sèche, ou couverte d'un enduit jaunâtre.

  La soif se fait sentir, de même que le besoin de se râcler la gorge chaque matin, afin d'expulser les mucosités gênantes. Les ulcérations sont cernées d'une auréole rouge cuivrée.
- *Pulsatilla 5 CH.* Lorsque le sujet est dans une pièce surchauffée, le nez devient bouché, et son état s'aggrave. Il y a au contraire amélioration au grand air. La suppuration nasale est intense, la nuit surtout.

  L'expectoration est plus faible le matin. Une fièvre légère est accompagnée de frissons.
- *Sambucus 5 CH.* Le nez est bouché, sec, la personne ne peut respirer que la bouche ouverte. Quand il s'agit d'un nourrisson, celui-ci est constamment gêné pour téter, il étouffe. Reniflements constants, suffocation vers minuit, fièvre et transpiration, enrouement caractérisent aussi *Sambucus*, dont le cas est aggravé par l'air froid et sec.

RHUME

Qui ne connaît le rhume dit banal, celui qui s'installe de façon insidieuse, et reste notre compagnon, pour le meilleur et pour le pire pendant des jours et souvent des semaines ?

Une façon de faire passer cette maladie courante, qui continue de défier la médecine dite moderne, consiste à couper une mince *tranche d'oignon frais*, de la tremper une seconde dans un verre d'eau chaude.

Buvez cette eau à petites gorgées, tout au long de la journée. Un *oignon coupé en deux*, posé au chevet pour la nuit, de même que les *compresses d'oignon*, réduisent l'écoulement des voies nasales.

3 gr deux fois par jour :
- *Aconit 5 CH*. Un remède à prendre au moindre coup de froid, surtout s'il s'agit d'un froid sec. *Aconit* est caractérisé par sa soudaineté. Un mal de tête se manifeste parfois.

  La toux est sèche et douloureuse, le visage est rouge. La fièvre est accompagnée de frissons. Le malade est anxieux, il a la peau sèche.
- *Belladonna 5 CH*. En plus d'un nez congestionné, la personne a mal à la tête, elle transpire et est anxieuse, elle se sent abattue.
- *Hepar sulfur 5 CH*. La toux est encore sèche, elle est accompagnée d'un enrouement et la respiration est sifflante. *Hepar sulfur* est aggravé par l'air froid, ou lorsque la personne se découvre. La toux s'amplifie en parlant. Les applications chaudes et la chaleur en général apportent une amélioration.
- *Pulsatilla 5 CH*. Le nez coule abondamment. La toux, grave et quinteuse le matin, est sèche le soir. Aggravée par une chambre chaude. Le nez est bouché et sec le jour. Une caractéristique de *Pulsatilla* : la perte du goût et de l'odorat, comme l'absence de soif.
- *Nux vomica 5 CH*. La nuit, le nez est bouché, avec un écoulement jaune et non irritant le jour.

RHUME DES FOINS Voir aussi ALLERGIES

A ne pas confondre avec le coryza spasmodique, dû à d'autres types d'allergies. On voit souvent dans le rhume des foins la manifestation d'une hypersensibilité à certaines graines et fleurs, à la poussière ou aux odeurs. Le rhume des foins serait en fait un moyen pour l'organisme d'éliminer passivement.

3 gr deux fois par jour :
- *Alium cepa 5 CH*. Lors de la crise aiguë, les éternuements empirent quand la personne dort dans une chambre chaude, et ils diminuent lorsqu'elle se trouve en plein air. Des écoulements constants irritent les narines et la lèvre supérieure. Les yeux sont sensibles à la lumière.

- *Kali iodatum 5 CH.* A utiliser comme traitement lors de la crise aiguë. On assiste à une inflammation des muqueuses nasales, avec une abondante sécrétion d'odeur fétide, et qui crée de petits ulcères irritants.

  Amélioré dans une chambre chaude, le cas est aggravé aux petites heures du matin et à la chaleur. La personne ressent comme un élancement dans le poumon, et elle est facilement essouflée après un effort.
- *Naphtalinum 5 CH.* Caractérisé par des mucosités épaisses, amélioré au grand air.
- *Sanguinaria 5 CH.* Les yeux et le nez sont desséchés, les muqueuses sont brûlantes, abondantes et jaunâtres, les joues sont rouges. Le malade a des bouffées de chaleur et à la fin de la maladie il souffre de diarrhée. La nuit, le malade tousse continuellement. Il ressent une oppression et une constriction de la poitrine, de même qu'une douleur à la base du nez.
- *Sabadilla 5 CH.* Les éternuements viennent pas spasmes, avec des paroxysmes qui s'accompagnent de larmoiements et d'un écoulement aqueux. Le malade ressent une douleur dans la région des sinus frontaux et il a les yeux rouges.

  Le cas est aggravé par le grand air, le froid et les boissons froides, et amélioré par la chaleur et les boissons chaudes. Le malade n'a pas soif au cours de la crise, qui est généralement annoncée par un chatouillement dans le palais.

SINUSITE

Partant du nez à la suite d'un rhume, une angine ou une grippe, cette inflammation des sinus du visage commence par une congestion sanguine et une accumulation des liquides excrétés.

Avec pour résultat que les sinus se mettent à suppurer assez rapidement, complication reconnaissable au fait qu'un liquide purulent se met à couler du nez, le plus souvent d'un seul côté.

Des pulsions douloureuses se font sentir à la hauteur du front ou des maxillaires. Dans sa forme chronique, la sinusite ne fait pas souffrir, mais elle signale sa présence par des rhumes et des enrouements sans raison apparente. La toux est un des signes distinctifs qui permet d'identifier le type de remède à utiliser.

Les *maillots d'oignons*, quoique désagréables, sont efficaces. Taillez un petit oignon, placez-le entre deux gazes sur la nuque et laissez-le là pour la nuit. Les compresses et les bains de pieds chauds peuvent atténuer la douleur. Mais n'oubliez pas que chaque sinusite évolue de façon très « personnelle ».

3 gr deux fois par jour :

- *Belladonna 5 CH*. Cas de sinusite aiguë sans écoulement, survenue brutalement, accompagnée de douleurs lancinantes. Le nez est bouché, le visage est rouge, des saignements de nez se produisent, et les pupilles sont dilatées. Aggravé par la lumière, le bruit et les secousses. Le malade a tendance à être abattu, et sa température est élevée.
- *Hepar sulfur 5 CH*. Un remède reconnu contre la sinusite. Ses caractéristiques s'appliquent typiquement aux personnes qui ressentent des douleurs piquantes. Leur cas est aggravé par les températures extrêmes, le toucher et lorsqu'elles sont exposées à un courant d'air, même léger.

  Une amélioration survient par des applications chaudes locales, avec une écharpe ou des compresses, par exemple. *Hepar sulfur* est cependant contre-indiqué s'il n'y a pas de suppurations.
- *Hydrastis 5 CH*. Dans ce cas particulier, les sécrétions sont de type aqueux, elles produisent des irritations des narines et des lèvres. Le sujet transpire ; son état est aggravé par une chambre chaude, amélioré par le grand air, qui a cependant pour effet d'accroître l'écoulement.
- *Kali bichromicum 5 CH*. Comme *Hydrastis*, à cette différence près que la douleur est aggravée par le froid et soulagée par la chaleur. La sécrétion est jaune et visqueuse, d'une consistance plus épaisse et elle a tendance à se former en croûtes. Le malade ressent une pression douloureuse à la base du nez, fréquemment obstrué.
- *Kali iodatum 5 CH*. Le bout du nez est enflé et rouge, l'écoulement est plus clair que dans le cas de *Kali bichromicum*, mais il est aussi plus irritant. Des maux de tête s'installent à la base du nez. Le plein air aggrave l'état du malade.

- *Mercurius solubilis 5 CH.* La sinusite qui s'installe après un coryza. L'écoulement persistant, de couleur verdâtre, provoque à la longue des irritations des narines. La nuit, les douleurs des sinus empirent. Le froid humide aggrave le cas, qui est amélioré par le repos.
- *Cinnabaris 5 CH.* L'haleine est nauséabonde, les écoulements, purulents, sont aggravés par les températures extrêmes. Le malade n'aime ni qu'on le touche, ni se trouver dans l'obscurité. Il éprouve souvent une sensation de pression douloureuse à la base du nez, surtout la nuit. Le grand air et le soleil améliorent son cas.

TOUX

Si elle se passe de commentaires élaborés, la toux n'en mérite pas moins un chapitre, car elle peut revêtir une multitude de formes, toutes caractéristiques d'un état particulier à chaque personne et relatives à différentes affections.

3 gr trois fois par jour :

- *Bryonia 5 CH.* Une toux sèche, aggravée par le mouvement et la respiration profonde et quand le malade entre dans une pièce surchauffée. La toux de *Bryonia* est reconnaissable à ce qu'elle vient de l'estomac.

  Il n'y a pas d'expectorations alors que le malade a la sensation d'avoir la poitrine pleine de mucus. La toux est provoquée par une sensation d'irritation ou de sécheresse. En cas de fièvre, la toux de *Bryonia* déclenche la soif, et elle est fréquemment aggravée par le fait de manger ou de boire.
- *Belladonna 5 CH.* Une toux sèche et brève, qui commence toujours brutalement, avec une fièvre congestive aggravée après minuit. Elle est accompagnée de spasmes respiratoires. Le malade est enroué, il a la gorge sèche.
- *Aconitus napellus 5 CH.* Séquelle d'un coup de froid sec. La toux est sèche, brève, et elle se produit sur un fond d'agitation physique et mentale marquée.
- *Kali bichromicum 5 CH.* La toux, grasse, survient dans les moments où le malade se déshabille, ou après les repas.

Le malade arrive difficilement à expulser les muqueuses, des croûtes se forment dans le nez, les crachats sont de couleur verdâtre. Cette forme de sinusite affecte souvent les vieillards.

Comme dans le cas de la sinusite chronique, la toux prend son origine dans le mucus en provenance des voies respiratoires. Des douleurs se font sentir dans la poitrine.

- *Ipeca 5 CH*. Violente et sèche, cette toux est provoquée par un chatouillement, une irritation dans la gorge ou l'arrière-gorge.

Elle est accompagnée de saignements de nez ou de vomissements. Le visage est congestionné, bleuâtre. Les nausées sont constantes, violentes, et des filets de sang apparaissent dans les vomissements, de même que dans les expectorations. La langue est propre, le malade se sent serré dans la poitrine (constriction).

- *Coccus cacti 5 CH*. Quinteuse et grasse, la toux de *Coccus cacti* est immédiatement suivie de rougeurs sur le visage. Le malade évacue des mucosités filantes, collantes et transparentes, souvent en vomissant. Le cas est pire au réveil, mais s'améliore quand le malade passe dans une chambre froide.
- *Drosera 5 CH*. La toux quinteuse et spasmodique, congestive et suffocante, aggravée la nuit, surtout après minuit, et lorsque le malade inspire de l'air froid. Elle est aggravée aussi par toutes les utilisations de la voix, qu'il s'agisse de parler, rire, chanter ou pleurer.

Les quintes sont accompagnées de rougeurs violacées sur le visage et de saignements de nez, ainsi que de douleurs aiguës situées au bas de la poitrine. S'il vomit, le malade se tient le ventre. Il est agité et le mal est accentué par l'air chaud.

- *Spongia tosta 5 CH*. Cette toux est aboyante, sèche le jour, grasse la nuit, accompagnée d'une suffocation d'origine cardiaque. Elle est aggravée en mangeant ou en buvant. La sensation de sécheresse ou d'irritation brûlante du larynx a tendance à s'amplifier après 23 heures.

Cette toux, également aggravée par les sucreries, l'agitation nerveuse, s'atténue pourtant en mangeant. Dans une pièce chaude, le malade de *Spongia tosta* suffoque, il a des angoisses.

- *Antimonium tartaricum 5 CH*. La toux est grasse, accompagnée de râles humides, sans expectorations, mais avec des vomissements. On constate un battement des ailes du nez, rythmé par la respiration.

Le malade subit des accès suffocants, à la suite desquels il se sent très abattu. Il a les extrémités bleuâtres, la langue est couverte d'un enduit jaunâtre, et son état s'aggrave entre 1 heure et 5 heures du matin, et après les repas.

- *Arsenicum album 5 CH.* La toux est grasse, déclenchée par l'air froid. Elle devient asthmatiforme s'il y a aggravation nocturne. L'état est amélioré par la chaleur, le mouvement, et aggravé lorsque le malade se tient la tête basse, ou qu'il est couché sur le côté douloureux. Il est agité et il a envie d'eau, en petites quantités.
- *Rhus tox 5 CH.* Le malade tousse pendant la nuit, d'une toux sèche et légèrement sifflante, déclenchée lorsqu'il se découvre, ne serait-ce que légèrement, en sortant les mains du lit, par exemple. Son état s'améliore par le mouvement.
- *Hepar sulfur 5 CH.* La toux est rauque, saccadée. Comme pour *Rhus tox*, il y a aggravation lorsque le malade se découvre.
- *Ignatia 5 CH.* La toux provoquée par la fumée de tabac.
- *Pulsatilla 5 CH.* Grasse le jour, la toux est sèche la nuit. Elle est souvent déclenchée par l'effort. Chez les femmes, elle accompagne une absence de règles.

  La toux s'aggrave dans une chambre surchauffée, s'améliore à l'air libre. Le sujet larmoie, avec des expectorations incolores ou jaunes.
- *Aralia racemosa 5 CH.* La toux commence dès que la personne se couche et peut se poursuivre jusque vers les 23 heures accompagnée d'irritation avec écoulements et d'une grande sensibilité aux courants d'air.

  La toux est améliorée par l'expectoration d'un mucus salé. Le malade a fréquemment l'impression d'avoir un corps étranger dans la bouche.
- *Sanguinaria canadensis 5 CH.* Des joues rouges, des expectorations couleur de rouille accompagnent une toux reconnaissable à ce qu'elle est améliorée par les renvois, les éructations et les gaz.
- *Rumex crispus 5 CH.* Une toux sèche, déclenchée par un chatouillement dans la gorge, aggravée au moindre passage d'air

froid. Elle empire vers 23 heures puis se calme, pour reprendre entre 2 heures et 5 heures du matin.

La personne a l'impression que sa tête éclate, elle fait de l'incontinence d'urine, elle a des expectorations peu abondantes de mucosités épaisses, difficiles à détacher.

- *Rumex 5 CH.* Une toux quinteuse, nerveuse et sèche, violente, avec des points de côté. Elle est aggravée en mangeant et par le passage de l'air froid. La personne a la diarrhée, elle est nerveuse.
- *Aconit 5 CH.* La toux qui s'installe après que la personne a pris froid, a été exposée au vent, ou est restée dehors immobile par temps froid. La toux, qui apparaît vers les 23 heures est rauque.

  Le visage de la personne atteinte est rouge quand elle est allongée, et il pâlit lorsqu'elle s'assied. Accompagnée d'agitation et d'angoisse de la mort.
- *Phosphor 5 CH.* Une toux sèche et douloureuse, aggravée lorsque la personne inspire de l'air froid ou qu'elle passe de l'air chaud à l'air froid. Elle apparaît au lever et après que la personne a bu ; elle est aussi déclenchée lorsque la personne est couchée sur le côté gauche.

CHAPITRE 8

LES AFFECTIONS DE LA PEAU

ABCÈS Voir aussi FURONCLE

L'abcès, cette accumulation de pus qui se forme dans les tissus, ou parfois dans une cavité naturelle comme les poumons ou même le foie, se développe aux dépens des tissus environnants.

Pour faire mûrir rapidement un abcès, sucez 5 gr d'*Hepar sulfur 7 CH* (notamment quand l'abcès, sensible au toucher, suppure, que la personne transpire abondamment au moindre effort), ou *Lachesis mutus 7 CH*. Vous pouvez également préparer un pansement avec une pommade *Homéoplasmine*, ou à *Pommade au Calendula* (une cuillerée à café de *Calendula T.M.* dans un verre d'eau bouillie refroidie). Vous pouvez aussi avoir recours à un cataplasme d'oignon cru.

3 gr une fois par jour :

- *Belladonna 4 CH*. Le remède du début, quand l'inflammation progresse rapidement avec des douleurs vives, qu'elle irradie de la chaleur.
- *Ferrum phosphoricum 6 CH*. Alterner toutes les heures si *Belladonna* tarde à agir, ou si la personne atteinte est plutôt fragile.
- *Hepar sulfur 4 CH*. Le remède homéopathique par excellence dans le cas des suppurations. Le moindre contact fait souffrir, la douleur est pire la nuit et au froid, et quand l'abcès est ouvert, le pus est souvent mélangé de sang, avec de surcroît « une odeur de vieux fromage ».
- *Lachesis 7 CH*. Toutes les deux heures, pour faire mûrir l'abcès plus rapidement.
- *Tarentula cubensis 9 CH*. Utilisé avec succès pour les abcès des ongles, notamment dans les cas où les endroits atteints prennent une coloration bleuâtre.

- *Pyrogenium 5 CH.* Un remède d'état général surtout. La personne est prostrée, sa température est peu élevée, et son pouls est très rapide. Elle a mauvaise haleine et sa transpiration (comme ses urines) est d'odeur désagréable.

Abcès dentaire

- *Hepar sulfur 7 CH.* Une fois la dent arrachée.

ACNÉ

En notre époque si portée sur les valeurs esthétiques de surface, une peau d'apparence disgracieuse suffit pour nous faire perdre confiance. Et c'est encore plus vrai à l'adolescence, un âge où l'acné juvénile se retrouve sur le visage comme sur les épaules et le haut du thorax.

C'est bien connu, **l'alimentation** est une cause fondamentale des affections de la peau. Pour vous débarrasser des impuretés de la peau, commencez par réduire votre consommation de graisses, les graisses animales surtout, et n'absorbez aucune graisse chauffée. Vous vous en doutez déjà, sucreries et confiseries sont à reléguer au rang des souvenirs.

Ajoutez à cette catégorie les œufs, les mets à base d'œufs et les épices fortes.

Par contre, certains aliments sont conseillés parce qu'ils sont riches en substances vitales : les fromages blancs, le fromage mou frais, les légumes frais, le riz naturel, les pommes de terre (pas au même repas, cependant, que le riz).

Point essentiel : mangez lentement et mastiquez à fond, afin d'éviter la congestion du visage après le repas, et pour éviter les corps gras qui s'éliminent par la peau et favorisent l'augmentation de sécrétion des glandes sébacées (séborrhée), qui fournissent la graisse naturelle de la peau.

3 gr une fois par jour :

- *Antimonium crudum 4 CH.* Convient aux personnes grasses, portées à l'obésité.
- *Antimonium tartaricum 5 CH.* Les pustules laissent derrière elles une marque bleuâtre.

- *Eugenia jambosum 5 CH.* Le cas d'acné qui empire avec les règles.
- *Graphites 5 CH.* Les éruptions suppurent un liquide jaunâtre, visqueux, gluant et épais, formant des croûtes, souvent situées derrière les oreilles, entre les doigts et les orteils, voire sur les parties génitales.

  Deux symptômes supplémentaires fréquents caractérisent aussi *Graphites* : la constipation, et une peau sèche, en mauvaise santé, qui suppure facilement.
- *Kali bromatum 5 CH.* Pour l'acné qui se déclare sur le visage, sur la nuque et les épaules. L'enfant est de ceux qui subissent des terreurs nocturnes doublées de crises de somnambulisme. Chez l'adulte, on constate des pertes de mémoire et une agitation constante des mains.
- *Natrum muriaticum 5 CH.* Médicament de fond souvent employé au cours de l'adolescence. Les boutons se concentrent à la lisière du cuir chevelu et de petites croûtes sèches se forment sur l'éruption.
- *Pulsatilla 5 CH.* Un remède de fond, particulièrement indiqué à la puberté, et chez les personnes plutôt délicates, portées à rougir facilement.
- *Sulfur 5 CH.* Dans le cas des personnes plutôt maigres, à la peau sèche, rude et sale, dont l'acné se présente sur le front et dans le dos, et suppure facilement. Elles ont aussi des troubles gastriques après les repas, et leur langue est chargée d'un enduit épais et blanc. Elles ont le coin de la bouche gercé et ont constamment soif.

APTHES

Il s'agit d'une petite ulcération qui se développe sur la muqueuse de la bouche ou dans la gorge.

Buvez des tisanes de thym et de serpolet, prenez des bains de bouche avec *Calendula T.M.*, à raison de dix gouttes dans un verre d'eau bouillie et refroidie. Après les repas, brossez-vous les dents avec le *dentifrice M.C. à 30% d'Hydroxydase*. L'enfant prendra de 1 à 3 cuillerées à café de *Vitamine C Scientia* par 24 heures. L'adulte prendra un comprimé *Vitascorborl 500* par jour.

3 gr une fois par deux jours (voir aussi POSOLOGIE DU NOURRISSON) :

- *Borax 7 CH*. Dès que l'on incline le nourrisson de *Borax* vers l'avant, cela le fait crier, tout comme il crie avant d'aller à la selle (il a d'ailleurs une diarrhée jaune clair) ou d'uriner. Ses aphtes se présentent sous la forme de vésicules brûlantes très douloureuses. Les ulcérations saignent facilement, la bouche est chaude et sensible.
- *Mercurius cyanatus 5 CH*. La personne a mauvaise haleine, son visage est pâle et son corps est froid.
- *Mercurius solubilis 4 CH*. La bouche est très humide, la salive abondante, et pourtant la personne a toujours soif, avec un goût métallique, cuivreux et douceâtre dans la bouche.
- *Natrum muriaticum 5 CH*. Un traitement de fond pour les personnes qui présentent des crises d'aphtes à répétition.
- *Sulfuric acid 4 CH*. Les aphtes qui apparaissent chez le sujet faible, fatigué, qui recherche des stimulants, de l'alcool.

BLÉPHARITE

Une affection bénigne, la blépharite, cette inflammation qui fait gonfler et rougir le bord libre de la paupière, n'en est pas moins tenace et fort gênante. Dans la **blépharite ciliaire**, les cils collent ensemble et tombent parfois.

La blépharite accompagne souvent un coryza, une conjonctivite ou un eczéma. De même, chez les femmes, cette affection est parfois provoquée par l'emploi de certains crayons gras de couleur ou de certains rimmels.

- *Graphites 9 CH*, 5 gr, une fois par semaine, le matin au réveil, avec *Staphysagria 7 CH* et *Pulsatilla 7 CH*, 2 gr vers 18 heures, en alternant d'un jour à l'autre.

BRONZAGE Voir aussi INSOLATION

Rien de tel qu'un beau bronzage pour avoir l'air en bonne santé... Et jusqu'à un certain point, c'est vrai, nous devons exposer notre peau à l'air comme à la lumière, pour qu'elle puisse fabriquer de la vitamine D. La lumière naturelle du soleil permet de donner à la peau l'élasticité et le tonus si importants pour le bien-être et une saine apparence.

Est-il utile d'ajouter que la **surexposition** ne présente pas ces avantages, surtout quand il s'agit de lumière artificielle. Utilisée à l'excès, celle-ci provoque des pigmentations qui n'ont souvent rien d'esthétique, sans compter un vieillissement prématuré de la peau... exactement le contraire du résultat recherché.

Avant d'entreprendre des séances de bronzage intensif, commencez donc par consulter un médecin ou un dermatologue, à plus forte raison si vous avez la peau sèche ou sensible.

CHEVEUX

Un beau cheveu, c'est un indicateur sûr de bonne santé, une question à la fois d'alimentation, de mouvement, d'air et de soleil.

Soins d'ordre général

Une bonne façon de remédier à un trouble du cuir chevelu consiste à bien le frictionner, avant le shampooing, avec un *oignon cru* coupé en deux. Vous pouvez ensuite utiliser une crème à base de *lanoline*, une graisse extraite de la laine des brebis, comme la crème *Bioforce* (Utilisez la *Lotion d'oignons* si vous ne voulez pas employer de l'oignon naturel). Vous pouvez aussi vous laver les cheveux avec de la *camomille* ou de *l'eau d'oignon*.

Par ailleurs, l'allure du cheveu, ce n'est pas qu'une question de soins extérieurs : une préparation *d'acide silicique* et de *calcium biologique* peut faire des merveilles pour le cuir chevelu, souvent en mauvais état à cause d'un manque de calcium et d'acide silicique.

Aussi, en cas d'éruption cutanée, n'hésitez pas à recourir à une décoction d'orties ou à l'extrait d'orties fraîches.

Cheveux cassants

- *Fluoricum acidum 5 CH*, 2 gr tous les deux jours. Le cheveu est sec et cassant, il manque de lustre et de tonus.

Cheveux gras

Quand c'est une jeune fille, ou une femme, avec des problèmes d'ovaires, qui a les cheveux gras, elle peut remédier à cet état en prenant un *bain de siège chaud* tous les soirs et en portant des sous-vêtements chauds.

- *Phosphoricum acidum 5 CH*, 2 gr tous les deux jours.

Cheveux secs

- *Thuya 5 CH*, 2 gr tous les deux jours.

Chute de cheveux (alopécie)

- *Arnica 20 CH*, 3 gr une fois par semaine. Lorsque la chute des cheveux est due à un choc, à un traumatisme d'ordre psychique.
- *Fluoricum acidum 5 CH*, 2 gr une fois par jour. Pour la chute de cheveux localisée.
- *Graphites 5 CH*, une fois par jour. Les cheveux tombent par plaques.
- *Natrum muriaticum 20 CH*, 3 gr une fois par semaine. Quand la chute des cheveux survient après un chagrin, ou à la suite de soucis.
- *Phosphoricum acidum 5 CH*, 2 gr tous les deux jours. Lorsque la chute des cheveux est consécutive à une dépression psychique, ou à une maladie débilitante. Egalement en cas de chute diffuse des cheveux chez les personnes nerveuses et pour celles qui ont les **cheveux gras**.
- *Sepia 5 CH*, 3 gr tous les deux jours. La chute de cheveux après un accouchement.
- *Thuya 5 CH*, 3 gr tous les deux jours. La personne fait de la séborrhée (une sécrétion excessive des glandes sébacées). Les cheveux sont fourchus, les poils des sourcils tombent aussi. Egalement pour les **cheveux secs**.

Pellicules

- *Phosphoricum acidum 5 CH*, 3 gr tous les deux jours.

Séborrhée

- *Oleander 5 CH*, 3 gr tous les deux jours. Lorsque les glandes sébacées secrètent trop (séborrhée), ceci entraîne la chute de cheveux. Egalement quand la personne ressent des démangeaisons du cuir chevelu, ou que celui-ci est douloureux.

CICATRICES

Pour les cicatrices tenaces, vous pouvez utiliser, en application locale, la *crème Homéodora*. Assurez-vous que votre alimentation est abondante et variée, et prenez des suppléments de vitamines A, C, D, E, K, et P.

2 gr une fois par jour :
- *Arnica 5 CH*. Quand la cicatrice reste douloureuse. *Arnica* permet de hâter la cicatrisation, tout comme *Calendula 5 CH* et *Causticum 5 CH*.
- *Calendula 5 CH*. Quand la cicatrisation est lente, que la plaie ne se ferme pas. Vous pouvez y ajouter *Radium bromatum 5 CH, Nitric acidum 5 CH* (2 gr un jour, l'un, un jour l'autre).
- *Causticum 5 CH*. Pour la vieille cicatrice qui continue de faire souffrir, ou la plaie qui refuse de se fermer.
- *Graphites 5 CH*. Pour guérir la vieille cicatrice enflée. Aussi en guise de remède préventif après une blessure ou une intervention.

CORS AU PIED

Le plus souvent, les cors sont des séquelles d'un frottement constant de la chaussure contre un orteil, ou des orteils entre eux. Bien entendu, la plupart du temps, les chaussures sont à blâmer.

Ou plutôt, c'est nous qui sommes à blâmer pour la façon dont nous souscrivons à la mode (quand ce ne sont pas nos parents qui ont un peu trop tardé à remplacer nos chaussures).

Portez des *chaussures sans talon haut*, à semelles épaisses, élastiques et fermes, qui permettront au pied de s'étendre en longueur et en largeur. Il y a de fortes chances que par la suite vous soyez obligé de choisir des chaussures un peu plus grandes, pour respecter la nouvelle forme de votre pied.

3 gr une fois tous les deux jours :
- *Antimonium crudum 5 CH.* Les cors sont douloureux, très sensibles au toucher, et la chaleur du foyer éveille encore plus la douleur, de même que le fait de marcher. Les bains de pieds atténuent la douleur.
- *Radium bromatum 6 CH.* Les verrues, cors ou callosités qui ne présentent pas d'inflammation, mais grossissent et sont douloureux au toucher. Ils sont soulagés par les applications humides chaudes.
- *Thuya 5 CH.* L'inflammation est moins douloureuse, moins sensible au toucher.

COSMÉTIQUES Voir aussi PEAU (aspect de la et hygiène de la)

Cela s'est déjà vu : certains rouges à lèvres provoquent de l'eczéma. Par ailleurs, des colorants pour sourcils peuvent être à l'origine d'une dermite des paupières, voire d'ulcères de la cornée. Et des crèmes épilantes, crèmes et savons médicaux pris sans avis médical seraient aussi à l'origine de certains problèmes de peau.

C'est dire qu'il vaut mieux être prudent dans le choix des produits de beauté. Dans la mesure du possible, utilisez des produits biologiques, dont les parfums tirent leur origine d'essences volatiles naturelles plutôt que de produits synthétiques. La peau ne réagit pas forcément bien à des traitements avec des cosmétiques à base de produits chimiques.

La poudre, certains maquillages et les crèmes qui contiennent des corps gras, des couvrants et des stabilisateurs, bouchent les pores de la peau et l'empêchent de respirer. Une peau qui passe trop de temps ainsi recouverte se fane à la longue et finit par vieillir prématurément.

En fait, strictement parlant, et les considérations de mode mises à part (un visage fardé n'est pas forcément plus... esthétique), une peau saine n'a besoin d'aucun secours, si ce n'est pour la protéger des intempéries : le soleil, le vent, le froid et l'eau. La crème *Bioforce* sera alors d'un excellent secours.

Le test du nouveau rouge
Pour éviter les problèmes de peau au moment de changer de rouge à lèvres, prenez vos précautions. Ce test consiste à appliquer le nouveau rouge sur le bras, après avoir dégraissé la peau. Attendez 24 heures. Si, en nettoyant la peau après cette période, vous observez une rougeur, c'est qu'il faut essayer un autre rouge.

COUPEROSE
Aussi appelée **acné rosacée**, cette inflammation des glandes cutanées du visage provoque des rougeurs bien connues.

La couperose est due à un mauvais fonctionnement de l'appareil digestif, à certaines maladies chroniques du cœur ou des poumons, ou encore à des troubles des amygdales ou de la ménopause.

En attendant de voir le médecin, soignez votre foie, mangez lentement, buvez peu entre les repas, évitez les boissons alcoolisées et les boissons chaudes, le thé surtout. Adoptez un régime sobre (voir le régime préconisé pour l'eczéma) et buvez des jus de fruits. Evitez les températures extrêmes, le soleil, l'air de la mer, les vêtements trop serrés. Remplacez le savon par *Dermacide liquide*.

- *Radium bromatum 5 CH* et *Sulfur iodatum 5 CH*, 5 gr de chacun tous les sept jours, en alternant.
- *Nux vomica 5 CH* et *Ledum palustre 4 CH*, 2 gr de chacun, un jour l'un, un jour l'autre, en cas d'alcoolisme.

DÉMANGEAISONS Voir aussi PRURIT
Les démangeaisons indiquent parfois un mauvais fonctionnement du foie ou des reins. Si tel n'est pas le cas, un traitement externe efficace consiste à procéder à un massage des parties affectées avec une *pomme de terre crue* râpée ou coupée en tranches.

DERMITE DU NOURRISSON
A partir du siège, une rougeur s'étend sur le ventre, le dos, le thorax, les replis du cou et des aisselles, pour atteindre enfin le visage et le cuir chevelu.

La peau se ride et se couvre de petites peaux sèches. Choisissez un remède homéopathique en attendant le médecin, car cette affection est redoutable, surtout si elle se double de fièvre (voir POSOLOGIE DU NOURRISSON).

3 gr tous les deux jours :
- *Euphorbium 5 CH*. Quand la rougeur, intense, se double d'une inflammation, que la peau semble épaissie et tombe par écailles (desquamation).
- *Graphites 5 CH*. Des lésions apparaissent dans les plis, avec un suintement qui se transforme en croûtes.
- *Rhus tox 5 CH*, pour l'enfant agité, qui veut sans arrêt se gratter. La dermite boutonneusse surtout.

ECZÉMA Voir aussi ALLERGIES, ÉRUPTIONS

La caractéristique de l'eczéma, c'est qu'il n'est pas une maladie en soi, mais bien l'indication en surface (c'est le cas de le dire) qu'un mal plus profond est à l'œuvre, par exemple un désordre intestinal ou hépatique. A moins, bien entendu, qu'il s'agisse d'une allergie, comme c'est parfois le cas.

Il ne faut cependant pas se leurrer : comme pour beaucoup de maladies de la peau, il est très difficile de guérir un eczéma, et peut-être devrez-vous vous adresser à un dermatologue si les indications qui suivent ne correspondent pas à votre cas (il est impossible de tout prévoir, et c'est là la supériorité indéniable de la connaissance que possède le praticien chevronné sur tout manuel).

Allergies : combattre le mal par le mal...

Quand la poussée inflammatoire est due à une allergie, commencez par identifier la substance qui produit une telle réaction. Vous pouvez ensuite faire préparer un *Isothérapique*, c'est-à-dire un prélèvement de la substance en question, qui subit une trituration et une dynamisation en laboratoire. Une dose de cet isothérapique peut suffire à faire disparaître des allergies fort désagréables.

A défaut d'identifier cette substance, vous pouvez avoir recours à *Histaminum 9 CH*.

Soignez-vous au petit-lait

Les bains de petit-lait chaud, préparés avec du *Molkosan* constituent un remède efficace pour guérir l'eczéma, à condition qu'il ne soit pas imputable à un trouble allergique ou à des difficultés d'ordre intestinal, rénal ou hépatique. Le *Molkosan*, un concentré de petit-lait, contient une préparation naturelle d'acide lactique qui détruit les bactéries, active l'irrigation épidermique et régénère la peau par l'action de ses sels minéraux et de ses ferments.

Complétez le traitement local avec une application d'*Utricalcin* (un complexe de calcium) en poudre et de *crème Bioforce*.

L'alimentation

L'albumine du lait, sous forme de fromage blanc, de lait aigre, de beurre ou de lait d'amandes (surtout si le lait pose des problèmes) pourront donner de bons résultats. Associez une diète au riz naturel à une nourriture riche en calcium (chou blanc, choucroute biologique crue, feuilles de rave).

Evitez les pâtisseries, car le sucre blanc, et dans une moindre mesure la farine blanche, ont un effet néfaste sur la personne qui fait des éruptions.

L'urticalcin, une préparation biologique éprouvée, à base de calcium, compensera la carence en calcium, tandis que *Nephrosolid* soutiendra l'activité des reins. Buvez aussi beaucoup de **jus de myrtilles**, de **mûres** ou de **pamplemousses**. Il est essentiel que le foie et les reins fonctionnent bien, et que les reins soient toujours bien protégés contre le froid et l'humidité.

Epinards et citrons

Une **intoxication alimentaire** ou une **carence en vitamines** peuvent aussi provoquer des éruptions. Préparez des *salades au citron avec des épinards* (cultivés biologiquement de préférence) et de jeunes pousses d'orties : les vitamines retrouvées permettront de faire disparaître rapidement les éruptions. A cela vous pouvez ajoutez un *thé de cure* fait avec de la *dent-de-lion* et de *l'achillée*.

Les soins externes

Tamponnez les endroits atteints avec du *Molkosan* et de l'*Usneasan*. Comme la peau a tendance à se dessécher, graissez-la avec de l'*huile de St-Jean* et de la crème *Bioforce*.

2 gr une fois par jour :

- *Apis 5 CH*. L'eczéma qui apparaît brusquement. Le malade a chaud, n'a pas soif, et il urine peu.
- *Anagallis 4 CH*. Eczéma sur la paume des mains.
- *Arsenicum album 4 CH*. La peau est couverte d'écailles (eczéma squameux) ; l'état s'améliore à la chaleur, empire avec le froid ; le malade se gratte (ce qui le fait toujours saigner).
- *Belladonna 5 CH*. L'inflammation apparaît brusquement, la peau est chaude, gonflée et luisante.
- *Bovista 5 CH*. Eczéma aggravé en été.
- *Carbolic acidum 5 CH*. Eczéma des paupières.
- *Cistus 5 CH*. Eczéma aggravé en hiver.
- *Croton tiglium 5 CH*. Eczéma sur les organes génitaux.
- *Dulcamara 5 CH*. Eczéma aggravé Par l'humidité.
- *Graphites 5 CH*. Un liquide épais, irritant et gluant suinte des croûtes. Associez-le avec *Calcarea carbonica 5 CH*, si l'eczéma apparaît sur le visage, le cuir chevelu et derrière les oreilles.
- *Hepar sulfur 4 CH*. Eczéma purulent, fétide et douloureux.
- *Mezereum 5 CH*. Quand il s'agit d'un eczéma croûteux, ou que les éruptions apparaissent sur le cuir chevelu. Aussi pour les *croûtes de lait* du nourrisson.
- *Mercurius 5 CH*. Eczéma qui laisse suppurer un pus d'odeur désagréable et souvent accompagné de fièvre.
- *Natrum carbonicum 4 CH*. Eczéma de la face dorsale des doigts.
- *Natrum muriaticum 5 CH*. L'eczéma sec et croûteux du tuberculinique.
- *Petroleum 4 CH*. L'eczéma est fissuré, la peau est sèche et épaisse, souvent installé dans les replis. Des crevasses et des gerçures s'installent parfois au niveau des doigts. Accompagné de douleurs de la nuque, diarrhées et vertiges. Aggravé en hiver.
- *Pix liquida 4 CH*. Eczéma sur le dos des mains.

- *Sulfur 5 CH*. La peau est sèche et malsaine, et l'eczéma est aggravé par le lavage.
- *Rhus toxicodendron 5 CH*. Dans le cas de l'eczéma douloureux, (plus douloureux encore à l'air froid) accompagné de bulles ou de pustules suintant un liquide clair, et qui s'aggrave la nuit.
- *Sepia 5 CH*. Eczéma aux plis des coudes.
- *Viola tricolor 4 CH*. Un des remèdes les plus importants pour lutter contre l'eczéma et les croûtes. Aussi dans le cas d'un eczéma qui se déclare sur le visage, et dont les croûtes sont couleur de miel.

ÉRUPTIONS Voir aussi ALLERGIES, ECZÉMA, ERYSIPÈLE DE LA FACE

L'éruption du nourrisson

Si des boutons apparaissent, qui se remplissent de liquide, grossissant chaque jour, il faut prévenir le docteur. En attendant, écrasez les bulles, frottez-les avec de *l'éosine à 2%* et administrez *Ranonculus bulbosa 5 CH* si la douleur semble peu marquée, *Cantharis 5 CH* si elle l'est davantage, et *Arsenicum album 5 CH* si l'enfant est dans un mauvais état général. (Voir POSOLOGIE DE L'ENFANT ET DU NOURRISSON).

ÉRYSIPÈLE DE LA FACE

Des éruptions en forme d'ampoules (vésicules) se forment sur un fond rouge, accompagnées de démangeaisons. Quand vous les grattez, elles s'aggravent. Utilisez :

2 gr une fois par jour :
- *Mezereum 3 CH*. Pour l'érypisèle tel qu'il est décrit précédemment.
- *Carbolic acidum 5 CH*. Si les vésicules dégagent une sensation de brûlure.

ÉRYTHÈME FESSIER

Ce sont des rougeurs qui apparaissent lors d'une maladie aiguë passagère ou d'une diarrhée, notamment chez le nourrisson. Si la rougeur s'étend rapidement, ou si des boutons ou des bulles apparaissent sur le ventre, le dos et les cuisses, prévenez le docteur.

Les remèdes qui suivent s'adressent aux situations les plus courantes (voir POSOLOGIE DE L'ENFANT ET DU NOURRISSON pour la préparation des doses).

Une pâte épaisse, en application locale, isolera la peau des selles et des urines, et l'empêchera de s'irriter davantage.

2 gr deux fois par jour :
- *Borax 5 CH*. A l'endroit où les rougeurs se déclarent, la peau est épaisse, enflée et douloureuse. Si *Borax* ne suffit pas, ajoutez *Mercurius 5 CH*, surtout quand les selles sentent fort.
- *Cantharis 5 CH*. Les fesses sont rouges, comme brûlées, et bébé pleure dès qu'il est mouillé : l'urine aggrave l'irritation.
- *Kreosotum 5 CH*. Quand il y a des filets de sang sur les couches, que les selles ont une odeur particulièrement désagréable.

ÉRYTHÈME NOUEUX

Cette maladie, qui passait autrefois pour une forme de tuberculose, puis de rhumatisme, n'est pas encore classée de façon satisfaisante. Elle se caractérise par l'apparition sur la peau d'une dizaine environ de genre de nœuds durs, arrondis et nettement définis (nodosités), mesurant entre un et cinq centimètres.

Ces nodosités ressemblent à des ecchymoses, disparaissent au bout de dix jours, et elles s'accompagnent de fièvre. L'érythème noueux apparaît surtout au printemps et en hiver, plutôt chez la femme que chez l'homme, entre vingt et trente ans surtout.

Mieux vaut procéder à un examen général, afin de s'assurer que l'érythème noueux ne précède pas l'apparition, quelques semaines ou quelques mois plus tard, d'une tuberculose méningée ou pulmonaire.

Pour un soulagement local, vous pouvez procéder à un massage à l'huile à l'*Arnica*.

2 gr, deux fois par 24 heures :
- *Apis 5 CH*. Pendant plusieurs jours, quand la rougeur n'est pas très marquée, que la douleur est brûlante et piquante, atténuée par le froid et aggravée par la chaleur.

- *Carbolic acid 5 CH.* Dans le cas de l'érythème noueux brûlant, accompagné de démangeaisons.
- *Euphorbia lat 5 CH.* L'érythème prédomine ou commence aux parties découvertes du corps (le visage surtout), avec des rougeurs, des enflures, marquées d'une sensation de brûlure, douloureuses au toucher, et qui s'aggravent au contact de l'air froid.
- *Rhus tox 4 CH.* 2 gr toutes les trois heures, en alternance avec *Sulfothiazol 4 CH*, toutes les trois heures. L'érythème est d'un rouge foncé.
- *Pulsatilla 5 CH*, en alternance avec *Sulfur iodatum 5 CH*, hâtera la convalescence.

FURONCLE

On compare parfois le furoncle, cette réaction de l'organisme à des microbes qui s'installent à la base d'un poil, à un petit volcan, prêt à cracher sa lave vers l'extérieur. Dans les cas graves, vous avez affaire à un conglomérat de furoncles, l'**Anthrax**.

Absorbez des suppléments de vitamines A, B1, C. Evitez le frottement des vêtements contre le furoncle. **Ne le touchez pas, et ne le pressez pas**, surtout sur le visage. Non pas uniquement pour des raisons esthétiques, mais parce que vous risquez de répandre le microbe dans le sang, et de provoquer une **infection générale** (septicémie). Evitez les bains, pour les mêmes raisons.

N'utilisez pas non plus, sauf indication du médecin, de compresses chaudes et humides. Enfin supprimez provisoirement le sucre et les farineux (voyez le régime indiqué à Gastrite, dans le chapitre sur la digestion). Cuisez plutôt du *fenugrec moulu*, ou sinon, des *graines de lin* moulues, et appliquez la bouillie ainsi obtenue sur les plaies.

Ceci a pour effet de hâter la maturité et l'éclosion de l'abcès (des *pommes de terre bouillies* et écrasées, posées très chaudes peuvent aussi faire effet). L'abcès une fois vidé, lavez bien la plaie, et saupoudrez-le de *poudre de chaux biologique* (ou de sucre fin). Appliquez ensuite des *feuilles de chou* écrasées. Prenez de *l'extrait de levure* pour accélérer le processus de guérison (en petites quantités cependant). Prenez-en aussi pour prévenir les furonculoses à répétition.

2 gr deux fois par jour :
- *Anthracinum 5 CH*. Indiqué dans le cas de gros furoncles, ou d'anthrax, autour desquels la peau s'est durcie. Il arrive aussi que le centre soit noirâtre.
- *Apis mellifica 4 CH*, toutes les douze heures, après *Hepar sulfur*, si l'inflammation se développe et enfle, jusqu'à former une boursouflure rouge et cuisante.
- *Arnica 5 CH*. Quand le furoncle est très douloureux, qu'il semble contenir du sang noir, plutôt que du pus.
- *Arsenicum album 4 CH*, 2 gr toutes les six heures, accompagnées de *Hepar sulfur*, si une coloration noire-bleuâtre s'accompagne d'agitation et de douleurs brûlantes, la nuit surtout.
- *Hepar sulfur 4 CH*. Dès qu'il y a une menace de furoncle ou d'anthrax suivi d'*Apis mellifica*, d'*Arsenicum album*, ou de *Lachesis*.
- *Lachesis 5 CH* avec *Hepar sulfur 4 CH*, quand l'affection est noirâtre, violacée, et qu'elle s'aggrave au cours de la nuit.
- *Tarantula cubensis 7 CH*. Un remède efficace contre furoncles et abcès. En injection, l'amélioration est encore plus rapide.
- *Pyrogenium 5 CH*. Quand le pouls est rapide, qu'une certaine agitation psychique se fait sentir.

HERPÈS

On attrape souvent l'herpès à la suite d'un rhume ou d'une grippe. Parfois surnommé « bouton de fièvre », il accompagne aussi les règles à l'occasion — quand il ne vient pas souligner les contrariétés : voilà qui en fait une affection influencée par nos états psychologiques.

Cette affection causée par un virus, siège sur les lèvres, les parties génitales ou toute autre partie du corps. Environ 30% des gens n'ont pas d'anticorps anti-herpétiques, ce qui en fait un terrain idéal pour **l'herpès récidivant**, reconnaissable à une rougeur sur laquelle se forment plusieurs ampoules transparentes (vésicules) desquelles suinte un liquide louche, mais qui n'est pas purulent. Les démangeaisons sont fréquentes.

Dans le cas des **femmes enceintes**, l'herpès peut causer une fausse-couche — consultez un médecin homéopathe rapidement. La recommandation vaut pour tous les herpès qui affectent **le nourrisson et le jeune enfant**.

Pour **traiter localement** l'herpès (en plus du traitement interne) touchez les vésicules avec *Calendula T.M.* et poudrez ensuite avec du *talc au Calendula*, que vous trouverez dans les pharmacies homéopathiques. Lorsque vous avez affaire à un herpès génital douloureux, ajoutez *Biothéragiques Vaccinotoxinum 7 CH*, une dose tous les quinze jours. Des *applications d'argile* sont également efficaces. *Capsicum T.M.*, une goutte sur la vésicule chaque soir au coucher, permet de combattre efficacement l'herpès des lèvres.

3 gr une fois par jour :

- *Anagalis 6 CH.* Les vésicules sont groupées et la démangeaison est intense.
- *Croton tiglium 5 CH.* Des démangeaisons accompagnent l'herpès, ce qui l'aggrave. Aussi pour l'herpès génital masculin, avec *Graphites 5 CH.*
- *Lachesis 5 CH.* Pour la femme dont les règles sont proches.
- *Psorinum 5 CH.* Quand l'herpès laisse suinter du liquide.
- *Rhus tox 7 CH.* Pour l'herpès qui provoque une démangeaison intense, qui est adoucie par la chaleur, avec des rougeurs autour de la vésicule. Recommandé pour l'herpès génital.
- *Sepia officinalis 5 CH.* Pour l'herpès génital féminin.

ICHTYOSE

L'ichtyose est une maladie congénitale caractérisée par une peau sèche sur laquelle se forment des écailles.

Vous réussirez dans certains cas à améliorer l'état de la peau et à l'assouplir par un usage local de la *crème homéodora. Un bain* par jour, *additionné d'amidon*, aide également.

L'alimentation est aussi un facteur crucial (consultez à ce sujet la rubrique Eczéma). D'autre part, une *Tisane diurétique* et le *Solidago* sont également recommandés, tout comme les suppléments de *vitamines A, C, D, F, et H.*

- *Kali arsenicum 9 CH, Plumbum metallicum 9 CH* 5 gr chaque jour, en alternance.
- *Petroleum 5 CH, Arsenicum album 5 CH, Hydrocotyle 5 CH.*
- *Platanus occidentalis 5 CH*, 2 gr de chaque une fois par jour.

IMPÉTIGO

L'impétigo est une maladie purulente de la peau qui affecte souvent les enfants. Des bulles se développent, qui finissent par crever. Ensuite, des croûtes se forment sur la plaie. L'enfant gratte ces croûtes, qui se reforment et les plaies se propagent sur la peau.

Il s'agit d'une maladie contagieuse, qui se répand facilement dans les écoles. Quant à l'**Intertrigo**, c'est ni plus ni moins la même maladie, sauf que les lésions siégent dans les plis : derrière les oreilles, dans les plis du cou, etc. Les remèdes sont les mêmes.

Nettoyez les plaies au moyen d'un savon liquide comme le *Mercryl*, puis appliquez une pommade antiseptique comme la *Terramycine*, ou la *Néomycine*. Plutôt que du savon, vous pouvez aussi utiliser de l'alcool à 45%, à laquelle vous aurez ajouté quelques gouttes d'*Arnica*. Tamponnez ensuite les zones affectées avec du *Molkosan*, pour tuer les bactéries, et avec *Echinaforce*, qui détruit l'inflammation. Prenez une tablette de *Kelpasan*, pour accélérer le travail des glandes de l'endoderme. Mangez au moins 150 g de suc de carotte frais par jour.

3 gr une fois par jour :
- *Antimonium crudum 5 CH*. Des plaies suinte un liquide irritant, qui forme des croûtes épaisses et jaunâtres. Souvent le fait des personnes qui font des excès alimentaires. Les démangeaisons s'aggravent dans le lit et à la chaleur.
- *Antimonium tartaricum 4 CH*. Des croûtes couleur de miel siègent autour de la bouche et des narines, provoquant des sensations intenses de brûlures.
- *Dulcamara 4 CH*. Quand les démangeaisons sont importantes et

que l'on observe une inflammation marquée des ganglions. En outre, les croûtes sont jaunes brunâtres, et les pustules saignent facilement quand on les gratte.
- *Hepar sulfur 10 CH.* Des plaies suinte un liquide franchement purulent, et les éruptions sont sensibles au toucher et à l'air froid. *Hepar sulfur* concerne la personne douillette, de tempérament plutôt lymphatique.
- *Graphites 6 CH.* L'éruption est aggravée en été, et les plaies suppurent un liquide couleur de miel. L'irritation et la démangeaison sont moins marquées.
- *Mercurius 5 CH.* Quand les démangeaisons sont aggravées par le chaud, le froid, et le fait que les croûtes soient humides et molles. La personne de *Mercurius* est plutôt lymphatique et a la peau moite.
- *Mezereum 6 CH.* L'éruption est aggravée en état et les démangeaisons sont aggravées par le fait de toucher les plaies, ainsi que par la chaleur du lit et les lavages.
- *Viola tricolor 5 CH.* Impetigo de la face ou du cuir chevelu, accompagné de démangeaisons. Les plaies suintent de façon abondante un liquide épais et irritant, les croûtes sont jaunâtres et épaisses, et elles saignent facilement.

INSOLATION

Le soleil, rien de tel pour la santé. Et pourtant, si vous travaillez tête nue en plein soleil, vous courez des risques. On rapporte, en effet, chaque année les cas de centaines de personnes qui meurent d'apoplexie cérébrale, après avoir travaillé ou s'être chauffées au soleil.

Quand vous vous exposez au soleil pour les premières fois de la saison, faites-le graduellement, que vous soyez malade ou bien portant. En effet, notre épiderme et notre constitution sont accoutumés, depuis des générations, à la présence des vêtements qui nous protègent des influences climatiques excessives.

Songez par exemple que pour les femmes du Moyen Age, enfermées dans leurs châteaux où d'étroites meurtrières servaient de fenêtres, une peau blanche comme lait était l'idéal esthétique. Les temps ont changé, bien sûr. Mais ils changeront à nouveau. La première génération des fervents adeptes des bains de soleil observe déjà sur son propre épiderme les conséquences à long terme du bronzage forcé, car la peau semble se rider et vieillir plus rapidement.

Il est vrai que c'est également le cas pour tous ceux qui passent leur vie exposés aux intempéries. Avec la différence toutefois que ceux-là le font par nécessité ou par plaisir, plutôt que pour répondre à des critères esthétiques.

Pour les insolations graves, consultez la rubrique APOPLEXIE.

Pour le simple coup de soleil

Appliquez la *pommade Calendula-Hypericum*, antiseptique et cicatrisante (1 gr de *Calendula T.M.*, avec 1 gr d'*Hypericum T.M.*, et *Vaseline 28 g*).

- *Glonoin 4 CH*, 2 gr toutes les deux heures. La face est rouge, congestionnée, le battement des artères du cou et des tempes est visible, la démarche est chancelante. En outre le jugement de la personne atteinte semble peu sûr.
- *Opium 4 CH*, 2 gr par heure en attendant le médecin. A ce stade on parle de maladie grave, puisque la personne sombre dans le coma : un profond sommeil, une respiration ronflante, un visage rouge et baigné de sueurs chaudes.

LÈVRES

Vous pouvez trouver des remèdes spécifiques pour certaines affections des lèvres et de leur périphérie immédiate.

Fissures des lèvres

- *Petroleum 5 CH, Antimonium crudum 5 CH*, et *Oléander 5 CH*, 2 gr une fois par jour, en alternant. Pour les fissures ou les gerçures de bords latéraux :

Impétigo des lèvres

- *Antimonium tartaricum 5 CH*, avec *Arum tartaricum 5 CH*, 3 gr une fois par jour, en alternant, auxquels vous ajouterez les médicaments correspondants à l'affection dans la rubrique IMPÉTIGO.

Lèvres écorchées
- *Arum triphyllum 5 CH* et *Sanicula 5 CH*, 2 gr une fois par jour, en alternant.

Lèvres sèches
- *Arsenicum album 5 CH, Kreosotum 5 CH, Lac caninum 5 CH*, et *Kali sulfuricum 5 CH*, 2 gr de chaque une fois par jour, en alternant. Pour la lèvre inférieure.
- *Natrum muriaticum 5 CH, Sepia 5 CH* et *Nitric acidum 5 CH*, 2 gr chaque jour, en alternant. Lorsque la peau des lèvres se détache en écailles (squasmes). Surtout pour les personnes déshydratées et amaigries.
- *Arum triphyllum 5 CH* et *Sanicula 5 CH*, 2 gr chaque jour, en alternant. Quand les lèvres sont sèches et écorchées, ou si elles sont sèches et présentent des fissures.

Pustules et croûtes épaisses
- *Graphites 5 CH*, pour les gros mangeurs, *Antimonium crudum 5 CH, Condurango 5 CH*, et *Nitric acidum 5 CH*, 2 gr chaque jour, en alternant.

MYCOSES

Ce sont des éruptions dues à l'action de **champignons microscopiques**. Leur surface est bien délimitée, elles ne provoquent presque pas de démangeaisons, et ne sont pas douloureuses. Et pourtant, il n'est pas facile de se débarrasser de ce type d'affection banal.

Badigeonnez la surface atteinte avec un peu de *Calendula T.M.* Vous pouvez également avoir recours à du *petit lait frais*, ou, si vous ne pouvez vous en procurer, au *Molkosan*, qui vient parfois à bout des mycosités des pieds et des ongles réfractaires à tout traitement.

- *Arsenicum album 5 CH, Baryta carbonica 5 CH, Psorinum 5 CH* et *Sepia 5 CH*, 2 gr une fois par jour, en alternant.

Le « mal des piscines » et le pied d'athlète

Dans le cas de mycoses des pieds, désinfectez les chaussures chaque soir, avec une solution de *Formol à 10%*. Adoptez des chaussettes en coton et délaissez les chaussettes en laine ou fibres synthétiques comme le nylon ou l'acrylique, qui n'absorbent pas la transpiration (ce qui favorise la formation et la prolifération des mycosités). Lavez vos chaussettes à part chaque jour, et séchez-les avec du *Formol*.

Champignons aux ongles : voir ONGLES.

ŒDÈME DE QUINCKE

Une enflure subite dans le visage, due à une réaction allergique, voilà comment l'œdème de Quincke signale sa présence.

Avertissement

Si l'œdème s'étend jusque dans la bouche, sur la langue et le pharynx chez l'enfant, il peut devenir très dangereux. Donnez à l'enfant *Apis mellifica 5 CH* toutes les cinq minutes, en attendant que le médecin l'examine de toute urgence.

- *Apis mellifica 5 CH*, 3 gr. A donner dès les premiers signes du développement de l'œdème, toutes les heures jusqu'à la guérison.
- *Sulfur 30 CH*, 3 gr une fois, dans les cas où vous n'arrivez pas au résultat désiré avec *Apis mellifica*.

ONGLES

Comme pour les cheveux, l'état des ongles est un indicateur de notre état de santé générale. Les ongles malades, cassants, fendillés ou qui se dédoublent, indiquent soit une décalcification (quand les ongles ont des taches blanches, l'albugo), soit des maladies fébriles ou des carences alimentaires. Si vous observez un de ces symptômes, c'est que votre alimentation laisse à désirer.

Soins

Si **la peau du bord des ongles** est soulevée ou déchirée, coupez-la avec une paire de ciseaux bien propres, et appliquez localement la pommade *Homéoplasmine* ou *Kératocynésine*. Prenez *Calendula officinalis 5 CH*, 2 gr deux fois par jour.

Les **vernis à ongles**, et surtout les **dissolvants à base d'acétone**, peuvent aussi déformer les ongles et en attaquer la racine. Pour enlever le vernis utilisez la lotion suivante : 80 cc d'*Acétate d'éthyle* mélangée à 20 cc de *Méthylglycol*.

Champignons aux ongles

Vous pouvez contracter cette maladie sur une plage ou par contact direct avec une personne qui en est atteinte. Coupez les ongles très courts, enduisez-les de *Bioforce* le jour et imbibez-les de *Molkosan* la nuit.

Ongles cannelés ou cassants

Tous les 2 jours :

- *Thuya 5 CH, Calcarea fluor 6 CH, Silicea 5 CH*, ou *Graphites 5 CH*, s'il s'agit uniquement d'ongles cassants.

Ongles incarnés

Le plus souvent ils sont dus au frottement de l'orteil contre la paroi d'une chaussure trop étroite. Commencez par porter des chaussures qui respectent votre anatomie. Ensuite, quand vous vous coupez les ongles, coupez-les carrés, et non en pointe. Si l'ongle a commencé à pénétrer la chair, interposez une mèche de coton hydrophile imbibée de *Calendula T.M.* entre l'ongle et la peau.

- *Eugenia Jambosa 5 CH* et *Ledum palustre 5 CH*, 3 gr une fois par jour, en alternant. Pour mettre fin aux ongles incarnés qui récidivent.

Ongles rongés

L'homéopathie peut donner un « petit coup de pouce » à ceux ou à celles qui n'arrivent pas à se débarrasser de cette habitude, le plus souvent contractée au cours de l'enfance.

- *Cuprum oxydatum 5 CH*, et *Baryta carbonica 5 CH*, 2 gr de chaque une fois tous les deux jours, en alternant.

ORGELET

Cette affection banale de la paupière est communément désignée sous l'expression de « compère-loriot ».

3 gr trois fois par jour, sauf indication :

- *Aconitum 5 CH.* L'orgelet qui apparaît brusquement, provoquant une douleur brûlante, accompagnée d'un larmoiement de l'œil.
- *Apis 4 CH,* 3 gr chaque heure. Remède de début, quand la peau est gonflée, que les douleurs sont aggravées par la chaleur.
- *Mercurius solubilis 5 CH,* 3 gr par heure. Quand le pus est sur le point de s'écouler. La paupière est rouge, l'orgelet présente une zone blanc jaunâtre.
- *Pulsatilla 4 CH,* 2 gr quatre fois par jour. Au début de l'orgelet, *Pulsatilla* pourra empêcher son évolution.
- *Staphysagria 5 CH.* Quand l'orgelet s'accompagne de conjonctivite. Souvent chez les personnes au caractère plutôt doux et timide, qui ont souvent les veines dilatées. Aussi pour l'orgelet qui persiste sous forme de renflement durci, sur une paupière enflammée.
- *Staphysagria 30 CH* et *Silicea 30 CH,* 5 gr une fois. A la fin, pour empêcher le retour de l'orgelet.

PANARIS

Ce terme englobe toutes les infections purulentes situées sur les doigts (aussi appelées « tour d'ongles » ou « mal blanc »).

Deux ou trois fois par jour, immergez le doigt affecté dans un bain (à 37 ou 38°) pendant au moins une heure. Protégez bien du froid le doigt atteint.

3 gr trois fois par jour :

- *Eugenia jambosa 5 CH.* Le panaris à répétition qui se développe sous l'ongle. Psychologiquement, la personne est parfois surexcitée, sombrant ensuite dans un état dépressif.
- *Formol 5 CH.* Quand les ongles ramollissent et prennent une teinture brune, que le tour de l'ongle commence à enfler et à suppurer.
- *Rana bufo 5 CH.* La douleur est brûlante et s'étend vers l'avant-bras.

- *Tarentula cubensis 8 CH.* Un remède des plus efficaces contre les panaris et contre les furonculoses.

PEAU (aspect de la)

Certains remèdes homéopathiques peuvent avoir une influence sur l'apparence même de notre peau.

3 gr une fois tous les deux jours :

- *Alumina 5 CH, Nux moschus 5 CH,* et *Petroleum 5 CH.* Pour les peaux sèches.
- *Calcarea carbonica 5 CH.* Pour la peau qui a l'apparence de la craie.
- *Chelidonium 5 CH* ou *Lycopodium 5 CH.* Quand la peau est jaune.
- *Iodum 5 CH.* Quand la peau est de couleur brunâtre ou qu'elle est sèche.
- *Natrum muriaticum 5 CH* ou *Psorinum 5 CH.* Pour les peaux grasses, huileuses, avec des points noirs (comédons).
- *Thuya 5 CH.* Pour la peau qui est trop huileuse, visqueuse.

PEAU (hygiène de la) Voir aussi COSMÉTIQUES

Pour que la peau reste saine, il faut qu'elle soit bien irriguée par le sang. Tout ce qui est susceptible de boucher les pores de la peau (comme les cosmétiques) l'empêche de respirer.

Une peau jeune

Les herbes qui contiennent des *hydrates de carbones* (des mucilages), comme la *consoude*, rajeunissent la peau et peuvent même empêcher la formation des rides. Cela permet aux tissus de la peau de retrouver ou de conserver leur tonus. Pour compléter, une fois le visage lavé, tamponnez-le avec une ouate imbibée de *symphosa*. D'autre part, l'*herbe de St-Jean*, ou *Hyperisan*, disponible dans les magasins d'alimentation naturelle est utile pour activer les vaisseaux capillaires et favoriser l'irrigation sanguine.

Les eaux de toilette : avec modération

Pour la **peau sèche** ou les **dartres**, lavez-vous tous les jours avec de l'infusion de *pensées sauvages*. Evitez de vous saturer la peau d'onguents, d'huiles de toilette et huiles parfumées. Utilisez plutôt *l'huile de St-Jean* ou encore préparez votre propre eau de toilette économique, en mélangeant de *l'huile d'olive pure avec un peu d'huile de citron*.

Enfin n'oubliez pas que le grand air et le soleil sont deux ingrédients naturels dont notre peau tire le plus grand bénéfice.

Soins de la peau de bébé

Rien de plus délicat que la peau de bébé. C'est pourquoi il faut avoir recours à des savons spéciaux « pour bébés ». Vous n'êtes d'ailleurs pas tenu d'utiliser même ces savons spéciaux tous les jours : cela vous évitera d'entraver le travail des glandes sébacées, qui graissent la peau de façon naturelle.

Comme les adultes, bébé tirera le plus grand profit de massages avec une huile sans substance éthérique forte, comme l'huile *Bioforce*, deux fois par semaine.

Herbes dans le bain

En étant prudents, pour être certain d'éviter les substances irritantes, vous pouvez aussi ajouter certaines herbes au bain de bébé.

La *Prêle*, riche en silice, aura de bons effets sur la peau.

La *Mélisse* sera utile pour les enfants nerveux qui nécessitent un calmant.

Le *Souci* conviendra aux enfants qui ont un épiderme délicat, ou qui font de l'eczéma.

PEAU SÈCHE Voir aussi HYGIÈNE DE LA PEAU

Utilisez une crème grasse, faite à partir d'essences végétales, avec de la graisse de laine et assurez-vous d'un apport suffisant en *vitamine F*. La *crème Bioforce* est également utile.

PRURIT

Le terme médical pour les démangeaisons. Souvent elles signalent des difficultés ou des insuffisances du foie ou des reins. Il faut rechercher le remède ou la solution correspondante. Par ailleurs, en présence de démangeaisons, il faut toujours s'interroger s'il ne s'agit pas de parasites.

Un traitement externe original et efficace consiste à masser les parties atteintes de démangeaisons avec une *pomme de terre crue* coupée en tranches ou râpée.

D'autre part les remèdes homéopathiques peuvent dans certains cas aggraver les démangeaisons, ce qui revient à provoquer une forme de désintoxication. Bien entendu, le médecin homéopathe sera le plus en mesure de juger de la situation. Mais pour des situations passagères, ou en attendant de voir le médecin, les remèdes qui suivent peuvent se révéler utiles.

3 gr une fois par jour :

- *Agaricus 5 CH.* Prurit des doigts et des orteils. Les démangeaisons sont brûlantes, et elles s'aggravent par temps froid.
- *Arsenicum album 6 CH.* Quand les démangeaisons, qui s'atténuent à la chaleur et s'aggravent lorsqu'on se gratte, se développent sur une peau où se forment de petites écailles (squasmes).
- *Caladium 5 CH.* Prurit génital.
- *Cina 6 CH.* Ces démangeaisons, qui affectent surtout l'enfant, sont provoquées par la présence de vers intestinaux. La personne se frotte souvent le nez, le visage, et l'anus (voir aussi Parasites).
- *Dolichos 5 CH.* Démangeaisons des constipés. Aussi dans le cas de démangeaisons intenses, sans éruptions : elles touchent surtout les aisselles, genoux, coudes et cuir chevelu et sont plus marquées la nuit.
- *Dolichos* convient particulièrement aux prurits d'origine nerveuse, ou qui découlent de troubles de la digestion (constipation, hémorroïdes). Ainsi que pour le prurit des vieillards.
- *Granatum 6 CH.* Le prurit de la paume des mains dû à la présence de parasites intestinaux.
- *Graphites 5 CH.* Le prurit qui accompagne des fissures anales. Ainsi que pour le prurit vulvaire qui précède les règles.
- *Hepar sulfur 5 CH.* Les démangeaisons aggravées par la laine.
- *Ignatia 6 CH.* Pour les personnes nerveuses, très sensibles aux émotions et aux contrariétés. Les démangeaisons sont parfois

accompagnées d'éruptions variables, qui ne sont pas toujours bien localisées (erratiques).

- *Mezereum 5 CH*. Les démangeaisons sont brûlantes, ou aggravées par la chaleur. Egalement pour le prurit sénile, aggravé la nuit.
- *Rumex 5 CH*. Démangeaisons aggravées par le fait de manger de la viande.
- *Scrofularia 5 CH*. Prurit accompagné d'une inflammation des ganglions.
- *Selenium 6 CH*. Prurit entre les doigts.
- *Sulfur 6 CH*. Démangeaisons qui accompagnent les éruptions cutanées, aggravées par le fait de se gratter ou de se laver, de même que par la chaleur du lit. Dans le cas aussi de prurit anal accompagné de sensations de brûlures.

PSORIASIS

Comme l'eczéma, le psoriasis est une maladie complexe, difficile à guérir, et qui pour cette raison relève le plus souvent de la compétence du médecin, homéopathe de préférence.

Cette affection peut relever de conflits affectifs, de troubles matéboliques, comme le diabète ou la goutte, de déficiences immunitaires génétiques, ou encore de troubles du tempérament (chez les nerveux-bilieux notamment).

Des taches bien définies, de dimensions variables, se dessinent, où la peau se dessèche et forme des espèces de pellicules sèches, brillantes et nacrées (squames), qui tombent facilement. En dessous, vous observez une surface rouge, luisante, qui saigne facilement. Son terrain d'élection : les coudes, les genoux, le cuir chevelu, le coccyx (plus précisément le *sacrum*). Le psoriasis n'est pas contagieux.

Ce sont les **démangeaisons** qui font du psoriasis une véritable épreuve pour le système nerveux, certains malades se grattant jusqu'au sang. Le traitement homéopathique peut exiger jusqu'à trois mois de patience. Qui plus est, le **traitement allopathique** pose des problèmes : certains affirment que la guérison, difficile après les pommades au soufre, au goudron ou au mercure, devient pratiquement impensable après les applications de

Rayonx X (si ce traitement était envisagé malgré tout). Voir POLLUTION.

Les mesures préventives pour les enfants consistent à soutenir leur organisme avec des aliments riches en **vitamines** et en **calcium**, et à observer une bonne hygiène de la peau.

Comme **traitement local**, procédez à des applications de *Molkosan*, complétées par l'emploi d'*Urticalcin* — un complexe de calcium — en poudre, et de *crème Bioforce*. Les applications de *Graphite* en poudre donnent aussi de très bons résultats, de même que la *Pommade et la crème Nerisone*.

N.B. Combinez les remèdes de traitement de fond, que vous administrerez une fois, quatre ou cinq jours auparavant, avec les remèdes symptomatiques, qui seront à prendre à raison de deux granules deux fois par jour. Bien entendu, d'autres remèdes peuvent s'appliquer, qui ne sont pas présentés ici. Votre médecin homéopathe sera en mesure d'établir un diagnostic plus précis si vos symptômes ne correspondent pas à la description donnée.

Remèdes de fond

3 gr deux fois par jour :

- *Sulfur 7 CH*. Le remède de départ (comme draineur cutané), auquel vous ajouterez le remède correspondant le mieux aux symptômes.
- *Arsenicum album 6 CH*. Quand la peau tombe en fine poudre blanche ou que les démangeaisons sont atténuées par la chaleur.
- *Calcarea carbonicum 7 CH*. Pour les personnes blondes aux yeux bleus, qui transpirent au moindre effort, qui ont des taches écailleuses sur les jambes et ressentent des démangeaisons et des brûlures intenses.
- *Graphites 4 CH*. Pour les personnes grasses et pour les femmes dont les règles sont en retard.
- *Phosphorus 7 CH*. Pour le psoriasis situé sur les mains, les bras, les genoux et les coudes, avec une abondante quantité d'écailles (squames).

- *Sepia 7 CH*, tous les dix ou quinze jours. Le psoriasis atteint le visage, provoque la chute des cheveux. Le malade est triste, il a la peau rouge et rugueuse.

Remèdes symptomatiques

3 gr deux fois par jour :

- *Arsenicum album 4 CH*. Pour le psoriasis du bas de dos (sacrum).
- *Fluoric acid 6 CH*. Le psoriasis du front, au-dessus des sourcils.
- *Graphites 7 CH*. Pour les psoriasis qui présentent des fissures, les psoriasis des paumes des mains et des pieds et pour ceux qui siègent aux plis des coudes et des genoux.
- *Hydrastis 5 CH*. Psoriasis de la tête, au bord du cuir chevelu.
- *Manganum 6 CH*. Pour le psoriasis rebelle.
- *Mercurius solubilis 6 CH*. Pour traiter les cas aigus. Le psoriasis se trouve sur les mains, avec des taches sur tout le corps. Le cuir chevelu est douloureux au toucher. *Mercurius solubilis 30 CH* convient aussi pour les cas anciens.
- *Natrum arsenicosum 6 CH*. La pellicule est très fine, et la peau est légèrement rosée en dessous.
- *Pulsatilla 4 CH*. Le psoriasis de forme diffuse, formant de larges plaques (notamment dans la paume de la main). Le cas est aggravé par la chaleur.
- *Sepia 4 CH*. Psoriasis des ongles et de la langue, du visage, du pli du coude et du creux du genou, ainsi que des ongles, et psoriasis en forme de taches rondes.

RIDES

Il existe différentes façons de prévenir l'apparition prématurée des rides : d'abord, assurez-vous de prendre un repos suffisant, huit heures par nuit étant une norme à laquelle vous ne devriez déroger qu'occasionnellement. Evitez aussi d'avoir les sourcils perpétuellement froncés, ou le visage continuellement crispé par des expressions dramatiques : ce n'est pas pour rien que les personnes plutôt sereines semblent souvent vieillir moins rapidement.

Evitez de dormir toujours du même côté, de maigrir trop rapidement, ou de faire des abus de tabac ou d'alcool.

Le *Symphosan* permet de combattre les rides et les pattes d'oie et de raviver une peau trop longtemps et trop souvent recouverte par les cosmétiques. Vous pouvez aussi utiliser la *Crème Symphytum ligne verte.*

Pour votre **alimentation**, vous veillerez à avoir un régime riche en *vitamines* :

- *Vitamine A* : empêche la peau de se dessécher, de devenir rugueuse.
- *Vitamine B1* : favorise la circulation.
- *Vitamine B2* : empêche la peau de craquer.
- *Vitamine C* : garde la peau élastique.

Cela signifie des fruits et des légumes frais, du germe de blé, de la levure de bière, du lait, des œufs, du fromage. (Voir aussi le régime indiqué à GASTRITE).

STROPHULUS

Le strophulus, c'est le prurigo des enfants, et les deux cas reçoivent les mêmes remèdes. De petites lésions apparaissent, légèrement enflées, de la taille d'une tête d'épingle. La démangeaison est intense, et lorsqu'on se gratte, certaines formes se compliquent pour évoluer vers l'impétigo.

Chez l'enfant nourri au sein, l'alimentation de la nourrice devient décisive. L'enfant plus âgé ne consommera ni œufs, ni chocolats ni fraises. Il peut aussi s'agir d'une réaction allergique. L'adulte suivra le régime indiqué à la rubrique Gastrite.

- *Sulfur 7 CH* une fois. Puis *Antimonium crudum 4 CH*, 2 gr deux fois par jour.

TRANSPIRATION

En soi, la transpiration est un phénomène saint. Elle permet à l'organisme d'éliminer les déchets produits par le fonctionnement de l'ensemble des organes — le métabolisme. Or cela représente près de 30% de tous les déchets éliminés : la peau secrète, en une journée, entre 1 et 1,5 litre d'eau, sans transpirer à proprement parler.

Une analyse chimique de la transpiration montre aussi qu'elle est constituée d'éléments très proches de l'urine : ce n'est pas pour rien qu'on appelle parfois la peau « le troisième rein ».

Les saunas, par exemple, ou l'exercice intensif, augmentent l'action nettoyante de la peau en stimulant l'activité des glandes de la transpiration. Certains remèdes homéopathiques peuvent même stimuler la transpiration quand elle est absente.

C'est pourquoi le sauna est une activité dont nous pouvons tirer grand bénéfice, au moins une fois par semaine. Ceux que le travail ne fait pas transpirer, du moins pas au sens propre, tireront grand profit de cette invention des Suédois.

Par contre, quand elle est excessive, ou qu'elle dégage une odeur trop facilement repérable, la transpiration devient un phénomène gênant dont la plupart des gens cherche à se débarrasser. C'est que notre culture a pour ainsi dire mis l'embargo sur les odeurs du corps, allant parfois jusqu'à substituer des parfums aux odeurs féminines intimes, odeurs qui ont pourtant bien tenu leur rôle jusqu'à présent...

Soins externes

Prenez des *tisanes de sauge*, ou des *bains de sauge et de romarin*.

3 gr une fois par jour :

- *Baryta 5 CH*. Pour les troubles déclenchés par la suppression de la transpiration (palpitations). Pour les sueurs d'odeur désagréable, pour les sueurs froides, la transpiration des pieds.
- *Belladonna 5 CH*. Pour les sueurs fébriles.
- *Bryonia 5 CH*. Sueurs abondantes et sueurs aigres, ou les deux.
- *Calcarea carbonica 5 CH*. Sueurs de la tête. L'enfant qui transpire de la tête en dormant.
- *Kali carbonicum 5 CH*. Quand les sueurs viennent facilement, ou au moindre effort. Pour les sueurs froides, et celles qui sont localisées sous les aisselles.
- *Magnesia carbonica 5 CH*. Pour les sueurs acides, aigres.
- *Psorinum 5 CH*. La sueur qui soulage tous les symptômes.
- *Nux moschata 5 CH*. Pour les personnes qui ne transpirent jamais.

- *Sanguinaria 5 CH*. Pour les sueurs à la ménopause, avec *Lachesis 5 CH* et *Thuya 5 CH*.
- *Sanicula 5 CH*. Pour les sueurs des pieds.
- *Sepia 5 CH*. Sueurs chaudes, et sous les aisselles.

Transpiration des pieds

Les opérations qui suppriment la transpiration des pieds peuvent parfois provoquer d'autres problèmes — engendrer des dartres, ou des palpitations, par exemple. Ceci dit, il est parfois nécessaire de réagir à des sécrétions excessives, le phénomène étant, dit-on, la raison de plus d'un divorce : il faut dire que, dans certains cas, tous les prétextes sont bons...

Idéalement, vous choisirez la voie la plus longue, et la plus sûre ; la voie interne, qui consiste à stimuler les fonctions épidermiques et rénales, avec le *Solidago*, ou le *Néphrosolid*, par exemple.

Prenez des bains de pieds fréquents, aux herbes le plus souvent possible. Frictionnez-vous également les pieds à *l'huile aromatique*, cela ravivra la circulation. Changez souvent de chaussettes.

- *Silicea 5 CH*. Pour la transpiration excessive des mains comme des pieds.

URTICAIRE

Rien de plus désagréable que cette manifestation allergique banale que l'on reconnaît le plus souvent à ses plaques rouges parsemées de petites ampoules blanches, ou à ses boutons isolés : elle s'accompagne de sensations de démangeaison ou de brûlure.

Parfois provoquée par le contact avec l'ortie — dont elle tire son nom — l'urticaire est souvent une réaction allergique à un aliment (notamment les fruits de mer et les crustacés, les fraises, la viande de porc, les œufs et le fromage).

L'urticaire, normalement, n'est pas accompagnée de fièvre, si elle l'est il faut consulter le médecin. Elle se complique parfois d'une inflammation cuisante, comme dans l'Œdème de Quincke.

Une façon de contrer l'effet de certaines substances qui déclenchent ces crises consiste à absorber de la *chaux*. Les lotions ou les bains de *Viola tricolor* contribueront aussi à atténuer cette sensibilité. Les *Isothérapiques* sont aussi à considérer (voir Eczéma).
Quand la crise frappe, il faut garder le lit, ne boire que de l'eau, pendant 24 heures, et boire du bouillon de légumes pendant quelques jours, reprenant progressivement l'alimentation solide.

Traitement de fond
3 gr trois fois par jour :
- *Apis 5 CH.* Les douleurs sont aggravées par la chaleur, et s'atténuent au froid. Les éruptions sont plus gonflées (œdème), moins rouges, que *Urtica urens.* Ainsi qu'avant les règles.
- *Calendula T.M.*et *Arsenicum album 5 CH.* Si les éruptions sont vraisemblablement dues à des aliments avariés (signalées par une incubation entre 6 et 48 heures en moyenne, accompagnées de diarrhée, de fièvre et de vomissements). Mieux vaut alors s'en tenir à une alimentation des plus sobres pendant les jours qui suivent.
- *Gardenal 7 CH.* Les éruptions rougeâtres s'accompagnent de démangeaisons, parfois de sensations de brûlures et de piqûres. Ces manifestations sont souvent précédées d'une période d'abattement et/ou de somnolence.
- *Lycopodium 5 CH.* Si l'urticaire est liée à des troubles rhumatismaux.
- *Natrum muriaticum 5 CH.* En cas d'urticaire causée par la nervosité ou par une allergie non pas alimentaire mais plus « psychologique ».
- *Rhus toxicodendron 5 CH.* S'il y a de petites ampoules blanches (vésicules) sur les plaques, plus douloureuses et accompagnées de sensations de brûlures.
- *Sulfur 5 CH.* L'irritation démange et cause des sensations de brûlures. Le fait de se gratter soulage, puis ravive la sensation de brûlure. L'éruption est aggravée par les lavages à l'eau froide ; la chaleur du lit et le contact de la laine accentuent les démangeaisons.

- *Urtica urens 5 CH ou T.M.* Le traitement le plus souvent recommandé. L'enflure, rouge ou rosée, accompagnée de démangeaisons, de sensations de brûlures et de piqûres, est aggravée par les applications froides. Recommandé également pour l'urticaire provoquée par les allergies ou la consommation de crustacés, poissons ou par le contact avec l'ortie.

Traitement symptomatique

- *Aconit 5 CH.* Quand l'urticaire est causée par le froid.
- *Antimonium crudum 5 CH.* Quand l'urticaire accompagne une indigestion.
- *Apis 5 CH.* Accompagnée d'œdèmes ou causée par le soleil : (éviter dans ce dernier cas de s'exposer à nouveau).
- *Astacus 5 CH.* L'urticaire généralisée et subite. Le grand air exacerbe les démangeaisons.
- *Bombyx 4 CH.* L'urticaire allergique, avec démangeaisons marquées aux articulations, donnant l'impression qu'un insecte court sous la peau.
- *Homarus 5 CH*, avec *Vespa crabo 5 CH.* Quand vous observez de petits boutons qui provoquent des démangeaisons.
- *Pulsatilla 5 CH.* L'urticaire est accompagnée de diarrhée.

Les enfants et les fruits

D'autre part, les enfants qui se laissent emporter à une trop grande consommation de fruits font des poussées d'urticaire. C'est en soignant les reins que vous réglerez le problème. *Solidago, Nephrosolid* et *Biocarottine* seront alors à l'ordre du jour...

VERRUES

Les verrues sont ces excroissances de chair, jaunes, grises ou parfois noirâtres. Elles peuvent surgir sur tout le corps, mais le visage et les mains sont leur terrain d'élection.

Même si la cause exacte de ce phénomène n'est pas connue, la tradition homéopathique veut que les verrues soient un signe très important du tempérament. Le système nerveux est certainement en cause, sauf pour les verrues contagieuses (les verrues planes), dont certains pensent qu'elles seraient le fait d'une infection microbienne ou parasitaire.

Ce dernier cas mis à part, en éliminant les verrues, vous faites simplement disparaître, une fois de plus, le signe extérieur d'un processus caché.

Si vous décidez toutefois d'éliminer une verrue, ne le faites pas vous-même, avec un objet coupant ou en la grattant : elle repousserait de plus belle, avec la possibilité de devenir une tumeur maligne. De même, évitez de l'écorcher.

Le traitement externe

Faites-vous préparer par votre pharmacien homéopathe une *solution au collodion* (dissolution de coton poudre dans de l'éther alcoolisé), préparée avec *Thuya T.M.* ou encore *Chelidomium T.M.*. Appliquez un peu de cette solution sur la ou les verrues chaque soir, en prenant soin auparavant d'enlever la pellicule avec un peu d'Ether.

Dans le cas de simples verrues des mains, l'expérience suivante permet parfois d'obtenir de bons résultats : avec une loupe, dirigez les rayons du soleil concentrés sur la verrue, plusieurs journées de suite.

Remèdes de fond

- *Sulfur 7 CH*, 5 gr une fois, suivi une semaine plus tard de *Dulcamara 7 CH*, 5 gr.

Remèdes symptomatiques

3 gr une fois par jour (sauf contre-indication) :

- *Antimonium crudum 6 CH*. Pour les verrues cornées et pour tous les renflements croûteux de la peau (verrues, durillons, cors) très durs et très sensibles, surtout à l'humidité ou au contact de l'eau. *Antimonium crudum* convient aux gros mangeurs dont les fonctions digestives sont souvent troublées.
- *Berberis vulgaris 1 CH*, 1 gr deux fois par jour, pour les verrues plates et lisses.
- *Causticum 5 CH*, 3 gr matin et soir. Pour les verrues fissurées, saignantes, douloureuses, et pour celles qui sont larges et éta-

lées. Les verrues de *Causticum* sont douloureuses par temps froid et humide.
- *Thuya 6 CH.* Verrues qui présentent un pied (pédiculées), fissurées, crevassées à la surface, sensibles par temps froid et humide. Aussi pour les verrues rouges.

Remèdes par emplacements
- *Antimonium crudum 6 CH.* Verrues des doigts.
- *Calcarea carbonica 5 CH.* Verrues situées sur les bras.
- *Causticum 5 CH.* Verrues de la face, des paupières, du nez, des sourcils et du bout des doigts.
- *Dulcamara 7 CH.* Verrues de la main, des paumes et sous les ongles.
- *Lycopodium 4 CH.* Verrues de la verge.
- *Natrum sulfuricum 5 CH.* Verrues réparties sur tout le corps.
- *Sabina 5 CH.* Verrues des parties génitales et de l'anus.
- *Sepia 5 CH.* Verrues situées autour des ongles.
- *Spigelia 5 CH.* Verrues des orteils.
- *Thuya 5 CH.* Verrues des pieds.

VISAGE Voir aussi PEAU (aspect de la), PEAU (hygiène de la) et RIDES

Certains problèmes cutanés de la face, comme les rougeurs, l'œdème, les brûlures, peuvent être couverts, dans leur phase initiale, par *Apis 5 CH* et *Iodatum 5 CH.*

ZONA

La sensation de brûlure qui précède l'éruption est trompeuse : on croit avoir été piqué par un insecte. Cette maladie infectieuse, une variété d'**herpès**, caractérisée par l'apparition de petites ampoules (vésicules), se manifeste sur le trajet d'un nerf, toujours **d'un seul côté du corps**.

Ceci dit, le zona est une affection douloureuse, désagréable, surtout pour les personnes âgées. Mentionnons que parmi les variétés possibles, le zona ophtalmique est le plus redoutable, susceptible qu'il est de laisser des lésions oculaires.

La médecine allopathique répond au zona par l'intermédiaire

des antibiotiques, qui peuvent le guérir en quelques jours. L'homéopathie peut aussi donner satisfaction en cas d'allergie ou de résistance aux antibiotiques (tout le monde n'apprécie pas les effets secondaires des antibiotiques : nausées, maux de ventre, étourdissements).

Un traitement homéopathique consiste à donner des injections de *Formisoton 6 CH* et *Rhus tox 12 CH*. Dans ce cas, c'est, bien entendu, le praticien qui prendra les choses en main.

Le zona présente par ailleurs des **risques de contagion** : comme la personne peut transmettre autant le zona que la varicelle, évitez les contacts entre le zonateux et les enfants n'ayant pas eu la varicelle.

Le traitement externe consistera à badigeonner les plaies avec de l'extrait frais de *Melissacitri* et de *Calendula*. Quant au **régime alimentaire**, il sera pauvre en sel et en protéines, riche en légumes et en féculents naturels comme le blé, le riz, l'orge, le sarrasin. Des infusions de *Solidago* et de *Cynorrodon* sont également utiles : en activant le travail des reins, elles favorisent l'élimination.

3 gr trois fois par jour :

- *Arsenicum album 5 CH*. Quand la douleur est intolérable, qu'elle est soulagée par les applications d'eau chaude. Les crises les plus marquées surviennent entre 1 heure et 3 heures du matin. Les croûtes sont le siège de démangeaisons intenses, qui poussent le malade à s'arracher la peau. Il est agité.
- *Mezereum 3 CH*. Dans le cas d'éruptions vésiculeuses sur fond rouge, accompagnées de démangeaisons qui s'aggravent quand la personne se gratte. Egalement quand les douleurs sont brûlantes, que les éruptions forment des croûtes épaisses sous lesquelles se forme du pus.
- *Ranunculus bulbosus 5 CH*. Pour le zona des yeux et celui qui se développe à proximité et sur le thorax. Les éruptions sont brûlantes et provoquent des démangeaisons intenses.
- *Ranunculus scleratus 5 CH*. Les symptômes sont les mêmes que pour *Ranunculus bulbosus*, mais les douleurs sont extrêmement violentes.

- *Rhus tox 4 CH.* Le remède type des maladies herpétiques et de ce genre d'éruptions.
- *Sulfur 5 CH.* Sert de nettoyant après une maladie aiguë.

CHAPITRE 9

TRAUMATISMES URGENCES ET MALAISES

Cette section constitue un genre de « vademecum d'urgence », destiné à vous permettre de réagir promptement en cas de crise et de parer le mieux possible aux circonstances imprévues. Des simples malaises aux problèmes les plus aigus, comme les dépressions nerveuses, il est bon d'avoir un recours homéopathique d'accès facile. C'est pourquoi les commentaires ont été réduits au minimum.

Les recours indiqués vous permettront dans certains cas de patienter en attendant la venue du médecin. Parfois, au contraire, ils vous éviteront de le déranger pour un incident banal auquel vous aurez remédié vous-même. Pour disposer des médicaments homéopathiques utiles en situation d'urgence, procurez-vous les remèdes cités dans la rubrique **Trousse d'urgence** du présent chapitre.

Avertissement
Si vous n'obtenez pas de résultats rapides grâce à l'homéopathie, ou si l'état du malade devait s'aggraver, il faudrait consulter rapidement. Dès que l'état s'améliore, vous pouvez espacer les doses.

ACCIDENTS Voir aussi BLESSURES, COUPS, HÉMORRAGIE, TRAUMATISME et les rubriques spécifiques correspondantes.
Un remède qu'il est toujours utile d'avoir sous la main en cas d'accidents les plus divers, c'est *Arnica*. Que ce soit pour un traumatisme physique ou un autre — des coups, des chutes, des blessures ouvertes ou des contusions, *Arnica 30 CH*, à raison de 20 gr le plus rapidement possible, est d'un précieux soutien.

Une fois que vous aurez expérimenté son efficacité, vous l'utiliserez automatiquement au premier incident désagréable — et avec raison. Par la suite, prenez une dose d'*Arnica* par semaine pendant un mois ou deux. Procédez également à une **application de froid** sous la forme qui convient le mieux en fonction des circonstances (glace, linges mouillés, etc). Quant aux **plaies ouvertes**, vous les traiterez localement avec *Calendula T.M.* ou la *Pommade homéoplasmine*.

Ajoutez les remèdes suivants **selon l'endroit atteint** :

3 gr toutes les heures :
- *Arnica 9 CH.* Quand la blessure concerne **les muscles, la peau**.
- *China 4 CH.* S'il y a **hémorragie**.
- *Hypericum 9 CH.* Les blessures de la colonne vertébrale.
- *Ledum 9 CH.* **Un œil est atteint.**
- *Natrum sulfuricum 9 CH.* Pour les blessures à la **tête**.
- *Opium 9 CH.* Si vous avez eu **peur** au cours de l'accident, ou si la personne a perdu connaissance, glissez 2 gr sous la langue.
- *Ruta 9 CH.* Quand un os est atteint, sans fracture toutefois.
- *Symphytum 9 CH.* Un os est atteint, et il est fracturé.

AMPOULES
Quand une ampoule se développe, à la suite d'une friction par exemple, essayez *Cantharis 5 CH.* S'il s'agit plutôt d'une cloque provoquée par une brûlure, utilisez *Rhus toxicodendron 5 CH.*

ANXIÉTÉ Voir ANGOISSE, même s'il ne s'agit pas exactement du même phénomène. L'anxiété est en quelque sorte la manifestation psychique d'un malaise dû à des causes identifiables : la crainte de perdre son emploi, par exemple, ou de perdre un être cher.

ANGOISSE
Ce sont là des choses qui arrivent : sans trop savoir pourquoi, vous voilà en proie à des doutes, à des appréhensions, vous ressentez un malaise indéfini. Devant ce problème, certains se jettent sur les calmants, qui, tout en diminuant leur malaise, étouffent leur sensibilité.

Ce recours facile n'est pas une solution : d'abord il signifie une moins grande réceptivité aux plaisirs de la vie, grands et petits. Ensuite, au lieu de résoudre le problème, vous en faites disparaître le symptôme. Pendant ce temps, il risque de devenir inextricable. En fait, il est plus pénible à la longue de rester dans l'ignorance que de faire face à un problème.

Pour apaiser votre état d'esprit, prenez le médicament qui correspond à vos symptômes, à raison de 3 gr par heure. Dès qu'il y aura amélioration, espacez les prises.

- *Aconitum 15 CH.* Si vous êtes une personne tonique, vive.
- *Argentum nitricum 15 CH.* Pour les personnes pressées, qui agissent avec précipitation.
- *Arsenicum album 15 CH.* Si vous êtes de nature plutôt agitée.
- *Gelsemium 7 CH.* Si l'angoisse vous paralyse...
- *Ignatia 7 CH.* Quand vous sentez comme une boule dans la gorge et que votre humeur subit de brusques variations.

ASPHYXIE

Appelez le centre de réanimation le plus proche ou les pompiers : ceux-ci disposent presque tous de l'équipement de réanimation nécessaire.

Asphyxie par gaz

Par gaz carbonique, dans une pièce non aérée, avec un foyer de combustion. La personne a du mal à respirer, elle a des vertiges, la nausée, une phase de dépression succède à une période d'excitation.

Amenez le malade vers l'air pur, placez-le la tête et la poitrine surélevées. Si le cas est grave, pratiquez la respiration artificielle. Donnez-lui 20 gouttes de *Soludor* sur un morceau de sucre.

- *Laurocerasus 4 CH*, 2 gr trois fois dans les 24 heures.
- *Carbo vegetabilis 9 CH*, 2 gr immédiatement.

Asphyxie par noyade

Mettez la personne la tête en bas, afin de débarrasser sa bouche du sable et autres corps étrangers. Puis allongez-la sur le ventre et pratiquez la respiration artificielle, le « bouche à bouche », si un appareil de réanimation n'est pas immédiatement disponible.

- *Carbo vegetabilis 4 CH*, 2 gr toutes les demi-heures sous la langue du noyé, ou, à défaut, *Carbo vegetabilis 7 CH*, 2 gr, une fois.

Asphyxie par strangulation
Pratiquez la respiration artificielle, le bouche à bouche, le plus rapidement possible.

- *Arnica 7 CH*. Mettez quelques granules sur la langue.

Asphyxie du nourrisson
Soit qu'il ait avalé son lait de travers, ou qu'il s'étouffe en le régurgitant. Mettez l'enfant la tête en bas, tirez sur sa langue et désobstruez le larynx avec votre doigt. Appelez le médecin s'il n'y a pas d'amélioration immédiate.

Prévention : après la tétée, ne couchez pas le nourrisson sur le dos, mais sur le côté.

BLESSURES Voir aussi ACCIDENT, COUPS, CONTUSIONS, ECCHYMOSES, FRACTURES
Procédez à des applications froides, sous la forme la plus appropriée aux circonstances.

- *Arnica 30 CH*, 10 gr le plus rapidement possible.

BRÛLURES

Commencez par soigneusement nettoyer la plaie et ses abords avec de l'*Eau de Philae*, ou *Calendula T.M.* (20 gouttes de l'une ou l'autre dans un verre d'eau bouillie, refroidie), ou, à défaut, de l'alcool à 90°. Puis faites un pansement avec la *Pommade Homéoplasmine*.

- *Cantharis 4 CH*, 2 gr deux fois par 24 heures.
- *Pyrogenium 7 CH*, 5 gr une fois par 24 heures.

Pour les brûlures peu étendues, vous pouvez, en l'absence de tout remède, immerger la partie brûlée dans l'eau froide ou appliquer des compresses de glace.

S'il y a des **cloques**, ajoutez :
- *Rhus toxicodendron 5 CH*, *Echinacea 4 CH*, 2 gr de chaque une fois par 24 heures.

Procédez à des applications de *Cantharis 1 CH*, 10 gouttes dans un verre d'eau bouillie et refroidie. Faites un pansement très propre avec la *Pommade homéoplasmine*.

CHAGRIN Voir aussi DÉPRESSION

Il ne s'agit pas à proprement parler d'un traumatisme d'ordre physique. Néanmoins une personne peut être dans une forme « d'état d'urgence » pour des raisons émotives. Après tout il est des blessures psychiques qui sont plus douloureuses et plus longues à guérir que bien des blessures physiques.

L'un ou l'autre des remèdes suivants :
- *Ignatia 7 CH*, 10 gr une fois.
- *Kali phosphoricum 7 CH*, 10 gr une fois.

CHOC OPÉRATOIRE Voir aussi INTERVENTION CHIRURGICALE

Même quand elle se déroule selon toutes les règles de l'art médical, une intervention chirurgicale demeure, pour l'organisme, un traumatisme que l'homéopathie peut contribuer à alléger.

- *Arnica 8 CH*, 5 gr à prendre immédiatement.

Une *cure thermale* ou une *Thalassothérapie marine* (les bains de boue ostréo-marine de Gujan-Mestras, près d'Arcachon, par exemple) peuvent également être d'un précieux recours contre les séquelles des traumatismes opératoires.

CICATRICES

Quand la cicatrice est dure, vous pouvez appliquer la *crème homéodora*. Par ailleurs, pour faciliter la **cicatrisation** :

D'abord, nettoyez soigneusement la plaie avec de l'*Eau de Philae* (1/3 d'*Eau de Philae* dans 2/3 d'eau bouillie et refroidie). Puis :

- *Arnica 7 CH*, 2 gr au réveil, suivi de *Symphytum 7 CH*, 2 gr vers midi, puis de *Calendula 7 CH*, 2 gr le soir vers 18 heures.

Cicatrices douloureuses

- *Arnica 7 CH* ou *Calendula 7 CH* ou encore *Graphites 7 CH*.

CLAQUAGE MUSCULAIRE

A la suite d'un effort excessif ou mal réparti, un muscle « claque », provoquant une vive douleur et un épanchement de sang.

Appliquez des compresses imbibées de *Calendula T.M.* (une cuillerée à café pour un verre d'eau bouillie refroidie) ou imbibées d'*Eau de Philae* (1/3 pour 2/3 d'eau bouillie refroidie).

- *Arnica 15 CH*, 10 gr le plus rapidement possible, puis 3 gr toutes les deux heures. Dès qu'il y a amélioration, espacez les prises.

COLÈRE

Que celui — ou celle — à qui il n'est jamais arrivé de se mettre en colère jette la première pierre — bien qu'il soit peut probable qu'un tempérament aussi pacifique reproche aux autres de tomber dans ce travers bien humain.

Mieux vaut accepter sa colère, essayer de la détourner, et si elle devient physique, la transférer sur un objet inanimé (en frappant une raquette de tennis à plat contre un matelas, par exemple : attention au claquage musculaire !). Ceux qui savent méditer pourront avoir recours à cette technique — quoiqu'il s'agisse avant tout d'un moyen à long terme.

- *Colocynthis 7 CH*, 10 gr une fois. Vous avez exprimé votre colère, vous ne l'avez pas retenue (en la passant de préférence sur un objet inanimé).
- *Staphysagria 7 CH*, 10 gr une fois. Vous avez su vous contenir, vous avez « refoulé », mais l'émotion contenue vous ronge.

COMA

Lorsqu'une personne perd connaissance, ne ressent plus rien, ne peut plus bouger, mais qu'elle continue de respirer et que son cœur continue à battre. Il faut appeler le médecin sans tarder. Voyons d'abord les cas de **comas diabétiques**.

Coma hypoglycémique

Précédé de spasmes, de secousses musculaires, de convulsions, et d'une transpiration abondante, le coma s'installe brusquement.

- *Opium 5 CH*, 2 gr et *Insulinum 5 CH*, 2 gr. En attendant le médecin, suivi de *Cuprum arsenicum 4 CH*, 2 gr un quart d'heure plus tard, puis toutes les heures.

Coma hyperglycémique

La respiration périodique est caractéristique, le malade est déshydraté, il a la peau sèche, l'haleine a une odeur d'acétone, le coma s'installe progressivement.

- *Opium 5 CH*, 2 gr En attendant le médecin. Puis *Senna 4 CH*, 2 gr un quart d'heure après, suivi de *Acetonum 4 CH*, 2 gr un quart d'heure après.

Coma apoplectique

Le visage est bouffi, la respiration est bruyante, ronflante, les sphincters se relâchent. En attendant le médecin :

- *China 4 CH*, 2 gr sous la langue (par la suite trois fois par 24 heures), puis *Opium 5 CH*, 2 gr un quart d'heure après, suivi de *Glonoin 4 CH*, un quart d'heure après, *Arnica montana 5 CH*, *Ethylicum 5 CH :* alternez les deux derniers, à raison de 2 gr deux fois par 24 heures.

COMMOTION CÉRÉBRALE

Avant de voir le médecin :

- *Arnica montana 5 CH, Gelsemium 5 CH* et *Opium 5 CH*, 2 gr de chaque une fois par 24 heures.

CONTUSIONS

Appliquez des compresses imbibées d'*Eau de Philae*, ou encore de *Calendula T.M.* (une cuillerée à café pour un verre d'eau bouillie, refroidie). Puis, si la peau n'est pas déchirée ni écorchée, appliquez la *crème Homéodora*. En attendant le médecin :

- *Arnica 5 CH* et *Bellis perennis 4 CH*, 2 gr toutes les heures, en alternant.
- *China 4 CH*. En plus des deux précédents, s'il y a une hémorragie.

CONTRARIÉTÉ

La contrariété, tout comme le chagrin ou le deuil, est susceptible d'être soulagée par *Ignatia 7 CH*, 10 gr une fois.

CONVULSIONS DE L'ENFANCE

Etendez l'enfant sur le lit, aérez la pièce puis, en attendant le médecin, administrez 2 gr des remèdes suivants toutes les 5 mn.

- *Cicuta virosa 4 CH*, suivi de *Cuprum metallicum 5 CH*, et de
- *Oenanthe crocata 5 CH*. Ensuite, selon les cas :
- *Chamomilla 5 CH*, 5 mn après. Si l'enfant venait de piquer une colère.
- *Cina 5 CH* 5 mn après *Oenanthe crocata*. Si l'enfant a des vers.

A plus long terme

Quelques infusions d'une « mauvaise herbe », *Stella medis — le mouron des oiseaux* — pourront guérir ces convulsions de l'enfance, appelées également **éclampsie infantile**.

COUP DE CHALEUR

Coup de chaleur par exposition prolongée et directe au soleil (Voir INSOLATION).

Par exposition à une source de chaleur excessive : la personne ressent un malaise général, a envie de dormir, a soif, est parfois fiévreuse.

Evitez une transition brutale en soumettant la personne à une température plus tempérée. Dégrafez ses vêtements, faites-lui des compresses fraîches. Si elle a soif, donnez lui un verre d'eau fraîche et sucrée, à laquelle vous aurez ajoutée une pincée de sel.

- *Glonoïne 4 CH*, 2 gr, suivi un quart d'heure après de :
- *Belladona 4 CH*, 2 gr, puis un quart d'heure après de :
- *Lachesis 5 CH*, 2 gr.

Alternez ensuite *Glonoinum et Belladona* toutes les deux heures.

COUPS Voir aussi CONTUSIONS, PLAIES

Une compresse humide et froide imbibée de cinq à dix gouttes de *Bellis T.M.* servira à diminuer le gonflement et la douleur dus aux coups.

- *Arnica 15 CH*, 10 gr. Dans tous les cas.
- *Ruta 5 CH*, 10 gr. En plus d'*Arnica*, s'il s'agit de coups sur les os.

COUPURES

Afin de nettoyer la coupure, utilisez un mélange de 10 gouttes de **Calendula T.M.** à un peu d'eau pure.

- *Staphysagria 7 CH*, 3 gr. Quand la plaie est une coupure nette, franche, faite par un instrument tranchant. Alternez avec *Arnica 15 CH* (10 gr la première fois, puis 3 gr par la suite).

Complications : voir TÉTANOS.

COURBATURES

Il n'y a pas que le fait de nous pencher qui nous donne des courbatures. Elles peuvent être provoquées par les efforts excessifs ou par certains états fébriles, avant des épreuves sportives, par exemple.

- *Arnica 15 CH*, 5 gr une fois.
- *Rhus tox 9 CH*, 5 gr une fois.
- *Bellis perennis 15 CH*. Très voisine d'*Arnica*, elle pourra agir quand celle-ci n'agit pas bien. Plus spécialement pour les courbatures de la paroi abdominale ou des cuisses.

N.B. Une des plus sûres façons d'avoir des courbatures, c'est de ne pratiquer aucun échauffement avant de se livrer à une activité physique. Plus cette activité sera intense, plus l'échauffement doit être complet. L'échauffement, qui varie selon les groupes de muscles sollicités, consiste largement en des étirements.

CRACHEMENTS DE SANG

Quand une personne se met brusquement à cracher du sang (hémoptysie), c'est du ressort du médecin. Mais comme il faut parfois agir vite, vous devez savoir quoi faire en attendant le médecin.

C'est seulement si des accès de toux ou des crachats accompagnent des saignements que vous saurez qu'il s'agit bien d'hémoptysie. Sinon il peut s'agir d'un simple saignement de nez.

- *Aconit 6 CH*, 2 gr. Surtout si le sang est rouge vif, écumeux, suivi de *Millefolium 6 CH*, 2 gr. Puis vous alternerez entre *Aconit* et *Millefolium*, à raison de 2 gr par heure.
- *Arnica 30 CH*, 2 gr au réveil et le soir avant de se coucher.

CRAMPES

Quand elles sont brutales et apparaissent à la suite d'un effort intense, les crampes peuvent être très douloureuses. Il est bon d'avoir un recours à portée de la main, surtout si vous êtes fervent de sports.

- *Cuprum 5 CH*, 3 gr le plus rapidement possible. Répétez toutes les cinq minutes si cela s'avère nécessaire.

CRISE D'APPENDICITE

Une douleur aiguë s'installe à droite du bas-ventre, accompagnée de malaises, puis de vomissements. La langue est chargée et la température varie entre 37,5° et 38°, le pouls est souvent à plus de 100.

Pour vous assurer qu'il s'agit bien d'une appendicite : en bas à gauche du nombril se trouve l'appendice. Appuyez fortement à cet endroit. Si, au moment où vous relâchez brusquement votre pression, la douleur irradie vers la droite, vous avez affaire à une appendicite. Le traitement suivant permet de vous préparer à l'intervention, qu'il faut pratiquer **le plus vite possible**.

Prenez les remèdes suivants à raison de 5 gr chacun à une demi-heure d'intervalle.

- *Colocynthis 7 CH*, puis *Pyrogenium 7 CH*, suivi de *Belladonna 4 CH, Arsenicum album 7 CH*, puis *Bryonia 9 CH.*

Si l'intervention n'a toujours pas eu lieu, prenez *Colocynthis 7 CH* toutes les trois ou quatre heures, *Belladona 4 CH* toutes les onze heures et *Pyrogenium 7 CH* toutes les vingt quatre heures.

CRISE D'ASTHME

Vous pouvez guérir l'asthme par l'homéopathie. Cela demande l'aide du médecin (voir aussi la rubrique ASTHME dans les affections du système respiratoire). En cas de crise aiguë :

Enfant et adulte

- *Sambucus nigra 9 CH* et *Ipeca 4 CH*, 2 gr toutes les heures, en alternant. Poursuivez pendant plusieurs jours.

Nourrisson

- *Belladonna 4 CH*, *Ipeca 4 CH* et *Sambucus nigra 4 CH*. L'un après l'autre, deux fois par jour (voir POSOLOGIE DU NOURRISSON).

CRISE DE NERFS

Cela se produit à la suite d'une vive contrariété (justifiée ou non, là n'est pas la question...), ou d'une situation tendue. Prendre 3 gr du médicament indiqué, tous les quarts d'heure, jusqu'à la fin de la crise.

- *Actaea racemosa 15 CH*, 5 gr. Quand la crise est liée au cycle menstruel.
- *Ignatia 7 CH*. A la suite d'un chagrin.
- *Moschus 7 CH*. Quand il s'agit d'une personne portée à dramatiser ou à faire des syncopes.

DÉLIRE

Cela peut se produire au cours d'une maladie banale, ou après un accouchement. Selon le cas, donnez :

- *Belladonna 4 CH*, 2 gr. Quand il y a fièvre, congestion de la face, dilatation des pupilles et agitation. Aussi pour le délire furieux, avec grande loquacité et violent.
- *Hyosciamus 4 CH.* Le malade ricane ou rit beaucoup, fait des crises d'exhibitionnisme.
- *Stramonium 4 CH.* Le délire est violent, le malade, en proie à une agitation folle, pousse des hurlements effroyables, et ne cesse de parler.

DENT CASSÉE Voir DENTS

Cela arrive souvent chez les enfants : ils tombent ou reçoivent un coup, et vous reviennent, une dent en moins, quelquefois avec les larmes en prime.

S'il s'agit d'une **dent de lait**, ne faites rien, même si la racine est restée en place. Ce sera au dentiste de l'extraire si besoin est.

Dans le cas d'une **dent définitive**, il faut la laisser en place, même ébranlée et douloureuse. Il se peut qu'elle subsiste, simplement un peu jaunie.

Passez un peu de *Calendula T.M.* pure sur la région douloureuse. Puis donnez le remède indiqué.

- *Arnica 15 CH*, 2 gr par jour pendant quelques jours, dans tous les cas.
- *Hypericum 7 CH*, 5 gr. Quand la douleur est très violente.

DÉPRESSION NERVEUSE

On appelle aussi ça une « déprime » : quelqu'un près de nous « perd les pédales », comme on dit. Ces circonstances malheureuses, de plus en plus fréquentes, semble-t-il, nous prennent au dépourvu, partagés entre notre propre peur de l'inconnu et le désir de voir l'autre retrouver la santé.

Trouvez un endroit tranquille avec des personnes compréhensives, où la personne affectée pourra attendre calmement la venue du médecin. Donnez à la personne des *suppléments de vitamine B1, B2, B3, C, D, G.*

- *Arnica 15 CH.* Quand cet état succède à un choc moral ou émotif.

- *Ambra grisea 15 CH.* La personne semble insensible (même littéralement insensible dans certains cas) indifférente, sans réaction vis-à-vis de ce qui l'entoure.
- *Ignatia 15 CH.* Après un chagrin. La personne est renfermée, recherche la solitude : plus vous cherchez à la consoler, plus elle semble s'enfoncer.
- *Kali bromatum 15 CH.* La personne est indifférente, semble perdre la mémoire, ses réflexes, de même que la sensibilité à la douleur.

DOULEURS Voir aussi NÉVRALGIES

Dans tous les cas, utilisez *Arnica 30 CH,* 10 gr immédiatement. Vu le grand nombre de causes possibles, il est préférable de vous reporter à des rubriques spécifiques. D'autre part, si vous notez la fréquence et les horaires des douleurs, votre médecin disposera d'indications thérapeutiques qui pourront se révéler précieuses.

3 gr toutes les deux heures, sauf indication :
- *Aurum 5 CH.* **Douleurs des os.**
- *Belladonna 5 CH.* **Douleurs brûlantes.**
- *Bellis perennis 5 CH,* 2 gr toutes les deux heures. Quand *Arnica* ne soulage pas la douleur du **pouce**.
- *Ferrum muriaticum 5 CH.* Pour les douleurs à **l'épaule**, surtout lorsqu'elles sont persistantes.
- *Kali carbonicum 5 CH.* **Douleurs piquantes.**
- *Ledum 5 CH,* 2 gr toutes les deux heures. Pour les **ecchymoses importantes de la cheville.**
- *Rhus tox 7 CH,* 5 gr deux fois par jour, en cas de **douleur musculaire après des efforts brusques.**
- *Ruta 7 CH,* 5 gr sur le coup. Pour les **poignets et les mains.** Si les douleurs persistent, prendre *Calcarea carbonica 5 CH,* 2 gr toutes les deux heures.

ECCHYMOSES Voir aussi CONTUSION

A la suite d'un choc, une enflure apparaît, le plus souvent avec une coloration noire, brune et bleue sous la peau. Si vous pensez qu'il y a une lésion plus profonde, dans la région de la tête, du ventre ou des poumons, montrez-vous prudents et consultez un médecin.

Localement, vous soulagerez la douleur avec une compresse humide, faite avec 10 gouttes d'*Arnica T.M.*, mélangées à un verre d'eau bouillie refroidie.

Par contre, ne procédez pas à une telle application si la peau est écorchée ou coupée.

- *Arnica 30 CH*, 3 gr toutes les demi-heures. Convient dans la majorité des cas.
- *Conium 7 CH*, 2 gr par jour, si la peau autour de l'ecchymose montre une tendance à durcir.
- *Hypericum 7 CH*, 5 gr. Pour le **doigt écrasé** sous le marteau, ou dans la portière d'auto.
- *Ledum palustre 7 CH*, 5 gr. Pour **l'œil au beurre noir**, si l'œil n'est pas atteint.
- *Ruta 7 CH*, 5 gr deux fois par jour. Pour les contusions du devant du tibia, très douloureuses.
- *Symphitum 7 CH*, 5 gr deux fois par jour en attendant de consulter un médecin spécialisé.
- *Sulfuric acidum 7 CH*, 5 gr. Ajoutez ce remède si l'accident s'accompagne d'un **état de choc**, d'une grande fatigue.

ELECTROCUTION

La peau est froide, bleuâtre, la respiration est superficielle, le cœur est faible. Faites venir les pompiers et pratiquez le bouche à bouche si la personne est évanouie.

- Glissez 4 gr de *Carbo vegetabilis 4 CH* entre les lèvres de la personne électrocutée et répétez toutes les demi-heures.

EMBOLIE

Une personne se met à rejeter des crachats noirs, pleins de sang, elle étouffe et ressent une grande douleur saisissante dans la poitrine.

Gardez le malade complètement immobile.

- *Arnica 5 CH*, 2 gr toutes les demi-heures en attendant le médecin.

EMPOISONNEMENTS

Contactez le centre anti-poison le plus proche.

a) Le sujet a avalé un **poison violent** et le médecin est déjà prévenu.
Faire cracher et vomir le sujet. Faites-lui avaler *Ipeca 7 CH*, 1 gr dilué dans un peu d'eau chaude. Lui faire ensuite boire du lait et du charbon pulvérisé. Utiliser un purgatif : *huile de ricin* ou *sulfate de soude*. Le vinaigre, le jus de citron, les boissons mucilagineuses (aux hydrates de carbone) constituent des antidotes possibles.

b) Le sujet s'est intoxiqué avec un médicament ou une drogue quelconque :
- *Nux vomica 7 CH*, 10 gr. **Une seule fois**.
- *Thuya 30 CH*. Si la personne a abusé de médicaments homéopathiques.

c) Il s'agit d'un empoisonnement alimentaire. La personne vomit ou a la diarrhée, ou les deux.
- *Arsenicum album 7 CH*, 2 gr deux fois par jour. En cas d'empoisonnement dû à des aliments avariés ou à de l'eau impure. Combinez avec *Veratrum album 7 CH* s'il s'agit d'empoisonnement par les moules.
- *Pyrogenium 7 CH*, 3 gr deux fois par jour. Dans tous les cas.

ENGELURES

Certaines personnes sont prédisposées aux engelures. Il faut alors procéder à un traitement de fond, qui agira notamment sur la tendance de la peau aux congestions capillaires et veineuses.

Une **prévention efficace** consiste à prendre des bains de pieds chauds et froids, en alternant trois minutes dans l'eau chaude et trois secondes dans l'eau froide (7 ou 8 fois de suite), avec du *thym* et des *frictions au Symphosan*. *Aesculus hippocastanum*

5 CH, 2 gr tous les deux jours, alterné avec *Hyperisan 5 CH*, 2 gr tous les deux jours feront disparaître les troubles de circulation.

Traitement externe

Appliquez de la *pommade d'Arnica* (1 g d'*Arnica 1 CH*, mélangé à 20 g de *Vaseline pure stérilisée*), si vous observez une **rougeur** accompagnée de sensations de **brûlure**.

Si les **démangeaisons** sont violentes, la nuit surtout, avec des sensations de piqûres comme des aiguilles, utilisez la pommade suivante : 1 g de *Rhus tox T.M.*, mélangé avec 20 g de *Vaseline pure stérilisée*.

Dans le cas de **gerçures, de crevasses, d'engelures ulcérées**, faites un pansement avec de la pommade au *Calendula T.M.* ou avec la *pommade Homéoplasmine*.

Traitement interne

2 gr toutes les heures :
- *Agaricus 7 CH*. Une sensation de piqûre et de brûlure prédomine, les engelures sont très sensibles à l'air froid et à la pression.
- *Arsenicum album 7 CH*. Les engelures gonflent, elles brûlent, démangent, la peau est froide et sèche, des cloques apparaissent, qui deviennent brunâtres, noirâtres.
- *Arnica 7 CH*. Les engelures sont bleuâtres ou violacées, et très sensibles, comme des meurtrissures.
- *Nitri acidum 7 CH*. Par temps extrêmement froid. Les engelures sont comme des aiguilles, ulcérées, et elles saignent facilement.
- *Pulsatilla 6 CH*. Si la peau de la personne présente habituellement des signes de congestion veineuse. Dans ce cas, la chaleur et le repos aggravent les engelures.

ENTORSES

Consultez le médecin. **L'acupuncture** obtiendra des résultats semblables (le soulagement de la douleur) aux injections de *novocaïne*. En attendant et **dans tous les cas**, prenez *Arnica 15 CH*, 10 gr immédiatement.

Traitement externe

Procédez à des **bains chauds** de la jointure : mélangez une cuillerée à café de *Calendula T.M.*, ou, à défaut, d'*Arnica T.M.* avec un litre d'eau. Répétez une ou deux fois par jour. Pratiquez des massages régulièrement (comme tout au long de la convalescence). Faites un pansement avec la *pommade au Calendula*. Mettez l'articulation au repos

N.B. L'ostéopathie peut être d'un précieux recours. Elle permet aussi de traiter les tendances chroniques d'une même articulation (le genou, par exemple).

Traitement interne

- *Rhus tox 6 CH*, 2 gr toutes les trois heures. Quand la douleur est aggravée par le repos, avec des raideurs musculaires et tendineuses.
- *Ruta 6 CH*, 2 gr toutes les trois heures. Si des douleurs très vives se font sentir en un ou deux points de l'articulation.

EPICONDYLITE

Le fameux « **tennis elbow** », la douleur qui affecte les joueurs de tennis assidus. Il s'agit en fait d'une forme de tendinite.

Buvez de l'eau pure en grande quantité. Appliquez des compresses de glace.

- *Rhus tox 15 CH*, 3 gr trois fois par jour pendant huit jours, dès que la douleur apparaît.

EPILEPSIE

Il est peu d'affections qui impressionnent autant que les crises d'épilepsie. Heureusement l'époque est passée où l'on croyait que les épileptiques étaient des possédés... Il y a pourtant de quoi s'inquiéter : le malade tombe en convulsions, l'écume aux lèvres : inconscient, il se mord la langue, se tient le ventre et crie.

Si possible, étendez la personne sur un matelas, dégrafez ses vêtements et glissez-lui un bâillon entre les dents, après avoir placé sous la langue :

- *Cicuta virosa 5 CH*, 3 gr le plus tôt possible.

FAIBLESSE Voir aussi FATIGUE, SURMENAGE

A la suite d'une période d'activité ou d'émotions intenses, vous vous sentez vidé, drainé. Votre résistance est amoindrie, vous devenez de plus en plus susceptible et irritable.

Si vous êtes de ceux qui travaillent de façon acharnée, cette fatigue excessive est un avertissement très sérieux de la part de votre organisme : vous êtes en train de vous « brûler », comme on dit (c'est le « burn-out » des Américains) et on ne s'en relève pas toujours. Repos à la première occasion : si vous attendez, vous n'aurez peut-être pas le choix du moment...

- *Avena sativa I X (1ière décimale)* (préparation liquide) 20 gouttes dans un peu d'eau, avant les deux repas principaux.

FATIGUE Voir aussi FAIBLESSE, SURMENAGE

Le « coup de pompe », qui nous laisse sans force, sans énergie, est d'autant plus démoralisant qu'il se produit toujours dans ces moments où nous sommes le plus occupés : peut-être n'est-ce pas une coïncidence...

N'oubliez pas que **les stimulants** comme le café, le coca, le thé ou l'alcool, s'ils nous « remontent » incontestablement (du moins pour un temps), épuisent l'organisme de la personne qui en absorbe sans arrêt.

3 gr une fois par jour :

- *Argentum nitricum 6 CH.* Pour les personnes tristes, impulsives, sans cesse pressées.
- *Coca 30 CH.* Quand il y a des palpitations, des étouffements au moindre effort, de l'anxiété et de l'insomnie (parfois aussi des maux de tête). Egalement *Coca T.M.* 5 gouttes toutes les demi-heures deux heures avant la séance, pour les chanteurs ou acteurs (n'en abusez pas).
- *Gelsemium sempervirens 6 CH.* Grande fatigue des étudiants en période d'examen, et des conférenciers, chanteurs, acteurs. Ils sont faibles, avec une tendance aux vertiges.
- *Ignatia 30 CH*, 2 gr toutes les deux ou trois heures. Pour les cas de fatigue nerveuse, chez les femmes surtout. Pour l'homme qui

souffre de «fatigue paradoxale » : il est épuisé après un court effort si la tâche le rebute.

- *Kali phosphoricum 6 CH*, 3 gr sur le coup, à répéter au besoin. Quand la fatigue s'accompagne de diminutions de mémoire, de répugnance à faire la moindre tâche. Également pour le surmenage intellectuel.
- *Nux vomica 15 CH*, 2 gr sur le coup. Les cas de fatigue nerveuse, chez les hommes surtout. Pour les cas de fatigue brutale qui se déclarent après le déjeuner, atténués par une courte sieste (en ce cas, prenez 2 gr avant le déjeuner).
- *Phosphoric acidum 6 CH*. Pour les épuisés nerveux, qui font preuve d'apathie, de découragement, de confusion (perte de mémoire), de vertiges.

FIÈVRE BRUSQUE

Si la fièvre ne s'accompagne d'aucun autre symptôme, vous pouvez prendre *Sulfur iodatum 5 CH*, 5 gr sur le coup. Puis consultez la rubrique Fièvre dans le chapitre des affections générales.

FOLIE Voir DÉPRESSION NERVEUSE

Lorsqu'il s'agit d'un cas de folie mystique, d'exaltation, utilisez *Melilotus 7 CH*, 2 gr une fois par jour.

FRACTURES

Il faut bien évidemment consulter. Pour atténuer la douleur, prenez *Ruta 4 CH*, 2 gr quatre fois par jour.

Fracture fermée

- *Arnica 7 CH*, 2 gr une fois tous les deux jours, et *Calcarea carbonica 7 CH*, 2 gr une fois par jour, et de *Symphytum 5 CH*, 2 gr une fois par jour.

Fracture ouverte

- *Pyrogenium 7 CH*, 5 gr une fois par jour, et *Naja 4 CH*, 5 gr une fois, en plus des remèdes des fractures fermées. Ne touchez rien en attendant le médecin.

GALE

La gale, parasite minuscule, se localise d'abord dans les replis, dans les sillons de la peau. Le traitement est avant tout externe.

Après un bain au savon noir, badigeonnez tout le corps avec la lotion de *Benzoate de Benzyle* (ou *Ascabiol*) à garder 24 heures. Pulvérisez au DDT vêtements et literie, que vous ferez bouillir. Ajoutez *Psorinum 9 CH*, 5 gr tous les quinze jours, au traitement externe.

GELURES Voir aussi ENGELURES

Evitez surtout d'exposer les parties atteintes à une source de chaleur directe et ne frictionnez pas les membres gelés avec de la neige ou des linges mouillés. L'idéal consiste à imiter les Esquimaux et à réchauffer les chairs atteintes par le contact de la peau humaine. Des boissons chaudes sont indiquées.

S'il y a des brûlures, pansez-les avec la *pommade Homéoplasmine*.

- *Secale cornutum 4 CH*, 2 gr quatre fois par jour.

HÉMORRAGIES Voir aussi la rubrique HÉMORRAGIES dans le chapitre sur le système circulatoire.

Si l'hémorragie survient à la suite d'une blessure, utilisez *China 4 CH*, 2 gr (répétez toutes les heures), avec *Arnica 15 CH*, 10 gr pris le plus tôt possible.

- Appliquez une *pommade au Calendula*. Faites un pansement avec 1/3 d'*Eau de Philae* et 2/3 d'eau bouillie refroidie. Ou, à défaut, *Calendula T.M.*, une cuillerée à café dans un verre d'eau bouillie refroidie.

INDIGESTION

En cas de simple excès alimentaire, prenez *Nux vomica 7 CH* et *Antimonium crudum 7 CH*, 3 gr de chaque, toutes les dix minutes, en alternant. Consultez aussi la rubrique **Indigestion** dans le chapitre sur les troubles du système digestif.

INFLAMMATION

Si les inflammations (œdème) sont **brutales et violentes**, utilisez *Aconit 7 CH*, 5 gr ou *Belladonna 5 CH*, 5 gr, immédiatement, que vous renouvellerez toutes les quatre heures. En cas d'**inflammations chroniques**, utilisez *Kali muriaticum 5 CH*, 2 gr tous les jours.

Inflammations des articulations : l'articulation est rouge, chaude et gonflée. S'il n'y a pas d'amélioration au bout de trois jours, consultez un médecin.

4 gr toutes les deux heures :

- *Apis 7 CH.* L'œdème est subit, rosé, et le froid le renforcer.
- *Belladonna 7 CH.* L'inflammation est rouge, chaude et très sensible au toucher.
- *Bryonia 7 CH*, L'œdème est chaud, la personne souffre quand elle bouge l'articulation en question.

INSOLATION (Urgence) Voir aussi BRONZAGE, INSOLATION

En cas de brûlures étendues, ou de brûlures de nourrisson, il vaut mieux consulter.

Protégez la lésion par de la gaze ou par un pansement stérile. Prenez le médicament indiqué, à raison de 3 gr par heure, jusqu'à ce qu'il y ait amélioration, après quoi vous espacerez les prises progressivement.

- *Apis 15 CH*, quand il y a inflammation.
- *Belladonna 7 CH*, si l'insolation se manifeste surtout par une rougeur.
- *Cantharis 7 CH*, quand il y a des cloques.

INSOMNIE Voir aussi SOMMEIL, INSOMNIE (Affections psychiques)

En cas d'**insomnie occasionnelle**, faites appel à un des remèdes suivants, selon les circonstances, à raison de 3 gr au coucher, à répéter au besoin.

- *Aconit 15 CH.* Quand le sommeil vous fuit à la suite d'une peur : un roman d'épouvante un peu trop convaincant, par exemple.

- *Arnica 15 CH*. Quand vous êtes très fatigué physiquement.
- *Coffea 7 CH*. Si c'est une vive émotion (la joie notamment) qui vous tient éveillé.
- *Nux vomica 7 CH*. Quand votre insomnie est attribuable à des excès de table, à une grande fatigue intellectuelle, ou à des soucis professionnels.

INTERVENTION CHIRURGICALE Voir aussi CHOC OPÉRATOIRE

L'homéopathie peut servir à préparer le terrain pour une intervention chirurgicale et à calmer nos appréhensions à la veille d'une opération.

- *Aconitum napellus 7 CH*, 10 gr l'avant-veille de l'opération, pour calmer le trac, et *Gelsemium sempervirens 5 CH* avec *Ignatia 5 CH*, 2 gr par jour.
- *Arnica 7 CH* et *China 5 CH*. **Après l'intervention**, alternez les deux remèdes (à raison de 3 gr toutes les deux heures).
- *Raphanus 5 CH*, 3 gr. Trois fois par jour, après **intervention sur l'abdomen**, jusqu'à rétablissement normal des gaz.

INTOXICATIONS

Pour traiter une intoxication due à l'inhalation de gaz d'éclairage, d'acide carbonique, etc.

Commencez par pratiquer la respiration artificielle sur la personne, donnez-lui des inhalations d'oxygène et glissez-lui 2 gr de *Carbo vegetabilis 4 CH* sous la langue toutes les deux heures.

LUXATION

Il faut commencer par replacer l'os de la hanche, ou de l'épaule qui est sorti de sa cavité naturelle. Cela n'est possible, sans anesthésie, que si la personne arrive à se détendre complètement, malgré la douleur : sinon les muscles contractés empêchent l'os de regagner sa cavité.

Pour ce faire, il faut d'abord trouver une position qui permette à la personne de se reposer de la douleur. Il faut ensuite que celui ou celle qui replace le membre (quand ce n'est pas la personne elle-même) ait une idée suffisamment précise du mouvement à effectuer.

- *Aconit 15 CH*, 10 gr immédiatement.

MAL DE DENTS

Rien de plus pénible qu'un mal de dents solidement implanté. Lorsque la douleur est tenace, ou qu'elle revient fréquemment, ou encore lorsque la dent se creuse et devient noirâtre, il faut consulter un spécialiste sans tarder.

Une bonne façon de venir à bout des maux de dents consiste à appliquer une demi-gousse d'ail entre la gencive et la muqueuse de la joue.

- *Chamomilla 7 CH*, *Hypericum 7 CH*, et *Magnesia carbonica 7 CH*, 3 gr toutes les deux heures, en alternant. Dès qu'une amélioration se manifeste, espacez les prises.

N.B. Voir aussi Dents, affections générales.

MAUX DE TÊTE

Les maux de tête chroniques sont un signal de l'organisme (voir Migraines). Quand vous les étouffez par des stupéfiants, votre réaction est un peu analogue à celle d'un automobiliste qui tirerait un coup de revolver dans son tableau de bord, pour ne plus être incommodé par le voyant lumineux l'avertissant que son moteur surchauffe dangereusement.

Il faudra le plus souvent une consultation pour identifier le mal et proposer un remède. Bien entendu, il ne s'agit pas là des maux de tête dus à une journée particulièrement pénible, où à un repas trop copieux...

Un « truc » pour vaincre les maux de tête consiste à appliquer des compresses d'oignon ou de raifort sur la nuque, les mollets ou la plante des pieds.

Traitement interne : 3 gr du médicament indiqué, toutes les demi-heures, ou plus souvent, si besoin est. Diminuez la fréquence dès qu'il y a amélioration.

- *Actaea racemosa 7 CH.* La douleur se loge dans le cou et à la base de la nuque.
- *Belladonna 7 CH.* La tête est congestionnée, la douleur est battante.
- *Bryonia 7 CH.* Le moindre mouvement aggrave la douleur.
- *Gelsemium 7 CH.* Le mal se situe dans le front, les paupières sont lourdes, les yeux se ferment tout seuls.
- *Iris versicolor 7 CH.* La douleur s'accompagne de troubles de la vue.
- *Kali phosphoricum 7 CH.* Le mal de tête qui succède à un effort intellectuel intense.
- *Nux vomica 9 CH.* Le mal de tête lié à des difficultés de digestion, avec des nausées.

MAL DES MONTAGNES

Le malaise dû à l'altitude et qui se manifeste par une sensation de défaillance, alors que la respiration s'accélère, que le pouls faiblit. Le visage se congestionne et des hémorragies (nez, oreilles...) se produisent aussi parfois.

- *Ignatia 7 CH*, 2 gr une fois, suivi de *Coca 4 CH* et *Arnica 5 CH*, 5 gr de chaque, toutes les heures, en alternant.

MAL DE GORGE Voir aussi ANGINE et LARYNGITE dans la section sur les troubles de l'appareil respiratoire.

Cela commence par un simple mal de gorge que l'on néglige, et l'on se retrouve avec une angine, avec toutes les complications et les soucis — sans compter les réels dangers — que cela représente. Traitez immédiatement les maux de gorge qui vous affectent, vous et vos proches : c'est une économie de temps et d'énergie.

Soins externes des maux de gorge

Commencez par vous assurer que la gorge est effectivement protégée du froid : une écharpe en laine n'est pas un luxe par temps froid. La nuit, le fait de dormir avec une simple laine enroulée autour du cou après une friction au camphre, voilà qui peut, en deux nuits, retourner la situation complètement à votre avantage. Enfin n'oubliez pas que si une fièvre se déclare il vaut mieux prévenir le médecin sans tarder.

Les soins externes

Vous réussirez parfois à enrayer complètement une angine grâce à des *badigeonnages au Molkosan*. Désinfectant puissant, concentré de petit-lait acide, le *Molkosan* détruit les germes porteurs de maladie qui se trouvent à la surface des amygdales. Dès le début d'un mal de gorge, assurez-vous d'une excellente hygiène de la bouche par des gargarismes à l'eau salée.

Appliquez des *compresses*, alternant entre les *feuilles de chou* et *l'argile*. Une tisane de *Solidago* favorise l'élimination des toxines d'angine. Vous pouvez également procéder trois fois par jour à des gargarismes composés de 20 gouttes de *Phytolacca T.M.* mélangés à un verre d'eau tiède.

Les soins internes

Alternez toutes les quatre heures entre *Lachesis 12 CH*, 2 gr et *Aconit 5 CH*, 2 gr : le visage est rouge (il pâlit quand la personne s'assied), la personne est anxieuse et agitée. Elle tousse et cela déclenche une sensation de picotement.

- *Belladonna 5 CH*, 2 gr toutes les quatre heures si l'état du malade ne s'améliore pas : visage rouge, regard brillant, pupilles dilatées, transpiration de la tête et toux sèche et courte, avec picotements dans la gorge.

MAL DES TRANSPORTS

Ce mal bénin n'en est pas moins agaçant, et l'homéopathie peut être un précieux recours. Dans le doute quant au médicament le plus indiqué, prenez 3 gr de l'un des trois une fois par quart d'heure, en alternant. Espacez les doses dès que vous sentez une amélioration.

- *Cocculus indicus 7 CH*, 3 gr. Lorsque le malaise est aggravé à l'air froid (en baissant la vitre d'une voiture en marche, par exemple) ou à la vue des objets en mouvement.

- *Petroleum 7 CH.* Quand le fait de fermer les yeux ou de prendre l'air atténue le malaise.
- *Tabacum 5 CH*, 3 gr. Quand votre état s'améliore à l'air frais.

MALAISE

Une émotion forte ou une température ambiante trop élevée peuvent être source de malaises. Ceux-ci commencent par des vertiges, puis ce sont les nausées. Cela va parfois jusqu'à l'évanouissement qui dure quelques minutes. Le pouls s'accélère souvent et la personne émerge avec un profond soupir.

Le malaise peut aussi être la manifestation d'un trouble plus profond, ce qui est du ressort du médecin.

Allongez la personne la tête en bas, dans un endroit calme et bien aéré. Tapotez-lui vigoureusement le visage pour stimuler la circulation superficielle et desserrez ses vêtements.

MIGRAINES

Dans les cas tenaces vous devrez avoir recours aux soins d'un praticien.

Pour atténuer vos migraines vous pouvez faire des *compresses d'oignon frais ou d'ail, de chou ou même de raifort*, que vous appliquerez sur la nuque. Une autre méthode consiste à prendre des douches chaudes sur la nuque et le long des vertèbres, douches que vous appliquerez sur l'abdomen si vos migraines sont provoquées par des troubles digestifs. D'autre part, pour venir à bout des migraines tenaces, vous pouvez aussi essayer de prendre des *bains de pieds* avec des herbes simples, comme du thym sauvage, du serpolet, du genévrier ou d'autres herbes aromatiques.

3 gr tous les quarts d'heures, en espaçant les doses quand votre état s'améliore :
- *Actaea racemosa 7 CH.* Des douleurs profondes dans les yeux s'accompagnent de troubles de la vision. Les symptômes sont plus marqués pendant les règles.
- *Bryonia 7 CH.* La douleur augmente quand le soir approche, le moindre mouvement de la tête ou même des yeux l'aggrave.

- *Gelsemium 7 CH*. Le visage est rouge et congestionné, la migraine est précédée de troubles de la vue, le pouls est lent et la personne n'a pas soif. Elle tremble, semble abattue et elle urine abondamment.
- *Iris versicolor 7 CH*. Pour la migraine ophtalmique. La personne a un brouillard devant les yeux, ressent des nausées et des vomissements.
- *Melilotus 7 CH*. Le visage est rouge, congestionné et le fait de saigner du nez, ou l'arrivée des règles, soulage la douleur.
- *Nux vomica 7 CH*. Liée à des troubles digestifs, cette migraine qui affecte le plus souvent un seul côté est souvent provoquée par des excès de table ou autres. La douleur augmente quand le soir approche, la langue est chargée et la lumière ou le bruit provoquent souvent des vomissements.
- *Sanguinaria 5 CH*. Un remède d'ordre général, souvent prescrit pour les maux de tête et les migraines.
- *Silicea 7 CH*. Pour les personnes qui souffrent de maux de tête chroniques et dont le système nerveux est épuisé.

MORSURES D'ANIMAUX

Morsure de chien

Nettoyez la plaie soigneusement en attendant le médecin et appliquez une compresse imbibée d'une trentaine de gouttes de *Calendula T.M.*. A défaut, utilisez de l'eau de Javel. Evitez la teinture d'iode qui empêche l'élimination des souillures.

- *Arnica 15 CH*, 10 gr le plus vite possible,
- *China 5 CH* (*15 CH* s'il s'agit d'un enfant), 5 gr tout de suite, et deux fois par jour. Quand la morsure saigne.
- *Pyrogenium 9 CH*, 2 gr par jour. Pour prévenir l'infection.

Lorsque cela est possible, gardez l'animal afin que le vétérinaire puisse l'examiner pour évaluer les risques de contamination par la rage (ce qui est tout de même rare).

Morsures de serpent

Ralentissez la circulation du sang (sans la couper complètement), en appliquant un garrot entre l'endroit mordu et la racine du membre. Ne servez pas d'alcool à la personne mordue, mettez-la au repos, gardez-la au chaud.

En l'absence de sérum, vous aurez recours à la *Formule du Dr Chavanon* : 10 g de *Cedron T.M.*, 20 g de *Calendula T.M.* et 3 g de *Guaco T.M.*, en plus d'une injection de *Cortisone* à forte dose.

NAUSÉE Voir aussi INDIGESTION, NAUSÉE (Affections du système digestif)

Sauf indication, prenez le médicament approprié à raison de 3 gr par heure puis espacez les doses dès que votre état s'améliore.

- *Chelidonium 5 CH.* Des douleurs se font sentir au niveau du foie (voir cette rubrique), les selles sont décolorées.
- *Cocculus 6 CH.* Les nausées s'accompagnent de vertiges.
- *Colchicum 6 CH.* L'odeur des aliments suffit à déclencher la nausée.
- *Ipeca 5 CH.* Les nausées sont persistantes et le fait de vomir ne soulage pas.
- *Iris versicolor 7 CH.* Des vomissements brûlants et une diarrhée brûlante accompagnent la nausée.
- *Phosphorus 7 CH*, 3 gr, trois fois par jour. La nausée est accompagnée d'une migraine.
- *Symphoricarpus 7 CH.* Le moindre mouvement aggrave la nausée.

NERVOSITÉ Voir aussi ANXIÉTÉ

Quand vous sentez la nervosité vous gagner, arrêtez-vous **cinq minutes**. Retirez-vous en vous-même (c'est possible n'importe où), concentrez-vous sur votre respiration (notamment sur le moment-charnière, entre inspiration et expiration), jusqu'à ce que vous sentiez que votre pouls revient à un rythme normal.

La méditation est une façon efficace de travailler cet aspect de votre personnalité. De nombreuses personnes et organismes transmettent aujourd'hui une technique ou une autre de méditation sans nécessairement vous demander d'embrasser tout un système de croyances.

3 gr toutes les trois heures et espacez les doses quand vous sentez une amélioration.

- *Aconit 7 CH*, 3 gr toutes les trois heures. **Nervosité fébrile.**
- *Arsenicum album 15 CH*, 3 gr toutes les heures. **Nervosité et agitation.**
- *Asa foetida 6 CH*. La personne **nerveuse et irritable**, d'humeur changeante, hypersensible à la douleur, essoufflée et atteinte de palpitations.
- *Borax 9 CH*. **L'enfant peureux** et hypersensible, agité et anxieux pour rien.
- *Coffea 7 CH*, 3 gr. **Hyperexcitation.**
- *Rhus toxicodendron 7 CH*. Quand la nervosité va de pair avec des **courbatures**, ou différentes **affections de la peau** (herpès, varicelle, zona).
- *Spigelia 7 CH*. Quand la nervosité est caractérisée par des **palpitations.**
- *Valeriana 7 CH*. En cas d'**hypersensibilité** et d'**hyperexcitabilité**, d'agitation physique, d'humeur changeante.

NÉVRALGIES

La névralgie, c'est la douleur qui se manifeste sur le trajet d'un nerf. Pour les douleurs localisées, vous pouvez également consulter les rubriques correspondantes.

- *Aconitum 5 CH*. Les douleurs apparaissent après une exposition à un vent froid, sec ; elles donnent une sensation de picotement, de fourmillement.
- *Arnica 15 CH*, 3 gr toutes les dix minutes. Quand la douleur est subite, sans cause apparente.
- *Arsenicum album 4 CH*, 2 gr toutes les huit heures. En cas de douleurs brûlantes, accompagnées d'excitation et qui s'aggravent durant la nuit.
- *Belladonna 5 CH*, 2 gr toutes les demi-heures. Quand les douleurs, coupantes, s'aggravent le soir et au milieu de la nuit, mais sont atténuées par le repos et la chaleur. Egalement pour les douleurs qui affectent la région sous les yeux.
- *Chamomilla 5 CH*, 2 gr toutes les deux heures. Les douleurs,

très vives, vont de pair avec une nervosité extrême, une agitation désagréable à l'égard d'autrui.

- *China 5 CH*, 2 gr par heure. Les douleurs sont aggravées au moindre toucher ou par les courants d'air.
- *Dulcamara 7 CH*. La douleur survient à la suite d'un coup de froid humide.

NÉVRALGIES FACIALES

Le médicament le plus indiqué, deux ou trois fois par jour, en *5 CH* :

- *Aconitum*. La douleur, qui picote et fourmille, apparaît après l'exposition à un vent froid et sec.
- *Actaea racemosa*. Les douleurs sont très intenses et viennent par spasmes.
- *Arsenicum album*. La douleur, brûlante, est aggravée par la chaleur. La personne est tantôt agitée, tantôt prostrée.
- *Belladonna*. Les muscles du visage bougent de façon spasmodique.
- *Bryonia*. Le mouvement aggrave la douleur qui est calmé par les applications chaudes et le repos.
- *Coffea*. Les douleurs s'étendent aux oreilles et au front et elles sont atténuées par le froid.
- *Colocynthis*. Des douleurs tiraillantes, accompagnées de frissons, qui succèdent souvent à une colère.
- *Iris versicolor*. La douleur siège au-dessous des yeux.
- *Kalmia*. Les douleurs sont fulgurantes, comme des chocs électriques, avec des sensations de piqûres dans les dents et la langue.
- *Rhododendron*. Les douleurs sont aggravées par le froid.
- *Rhus tox*. À la suite d'un refroidissement humide, les os des mâchoires craquent.

ŒDÈME

Dans les cas passagers de gonflement, dus à un coup, un choc ou un traumatisme, prenez 2 gr d'*Apis 5 CH* toutes les deux heures.

Lorsque l'œdème s'accompagne d'**urticaire**, ajoutez *Urtica urens 4 CH*, 2 gr deux fois par jour. Mangez des oignons ou buvez du *vin d'oignons* (300 g d'oignons crus et mûrs, 300 g de miel blanc liquide, et 600 g de bon vin blanc ; laissez macérer huit jours et filtrez).

ŒIL AU BEURRE NOIR Voir aussi CONTUSIONS
- *Ledum palustre 7 CH*, 2 gr immédiatement, avec *Arnica montana 5 CH*, 2 gr. Répétez une fois par jour.

PALPITATIONS (Urgences) Voir aussi PALPITATIONS, dans le chapitre sur les affections de l'appareil circulatoire.
Quand les palpitations se déclarent, prenez *Spigelia 7 CH*, 3 gr toutes les dix minutes et espacez les doses dès qu'il y a amélioration. Alternez entre *Spigelia* et 3 gr du médicament indiqué :
- *Aconit 7 CH*. Quand les palpitations accompagnent des angoisses.
- *Aconit 15 CH*. Dans le cas de palpitations causées par une frayeur.
- *Coffea 7 CH*. Quand le café est à l'origine du malaise.
- *Ignatia 7 CH*. A la suite d'un chagrin, d'une contrariété.
- *Strophantus 4 CH*. Les palpitations intermittentes, ou provoquées par intoxication par l'alcool, le café, le thé ou le tabac.

PARALYSIE
La paralysie brutale qui s'installe dans un ou deux membres. En attendant le médecin, donnez *Arnica 5 CH*, 2 gr tous les quarts d'heures, en alternant avec *Belladonna 5 CH*, 2 gr. Après trois heures, donnez les deux médicaments, toujours en alternant, 2 gr toutes les demi-heures.

PARALYSIE FACIALE
En attendant de voir l'acupuncteur d'urgence, 2 gr toutes les deux heures, selon le cas, de :
- *Aconitum 5 CH*. En cas de paralysie provoquée par le froid.
- *Causticum 5 CH*. Quand la peau est blanchâtre, que le mal est atténué par temps humide.
- *Cocculus 5 CH*. Quand la paralysie s'accompagne de crampes et de contractions du visage.

- *Dulcamara 5 CH*. Pour la paralysie qui apparaît dans un climat ou un lieu humide.

PARASITES

S'il s'agit de parasites intestinaux, consultez la rubrique Parasites dans le chapitre sur les affections du système digestif.

En cas de parasites extérieurs (poux, morpions, etc.), procédez à des pulvérisations de *poudre DDT* ou *Aphtiria*. Pour le cuir chevelu et les régions génitales, préparez une lotion au *Xylol*, en mélangeant le Xylol à parts égales avec de l'alcool absolu.

- *Ignatia 7 CH*, 10 gr une fois. Pour atténuer l'effet des démangeaisons, s'il y en a, accompagné de *Dolichos pruriens 4 CH*, 3 gr quatre fois par jour.

PEUR

Quand quelqu'un a eu peur au cours d'un traumatisme ou d'un accident : *Opium 7 CH*, 3 gr.

PIQÛRES

A titre de prévention, utilisez *Ledum palustre*, 3 gr, deux fois par jour.

Vous pouvez détruire le venin de guêpe ou d'abeille en exposant la piqûre au bout incandescent d'une cigarette, en prenant bien soin de ne pas brûler la peau.

Après la piqûre, alternez *Ledum palustre 7 CH*, 10 gr toutes les heures, avec le remède indiqué :

- *Apis 15 CH*. Si la piqûre s'accompagne d'un gonflement (œdème).
- *Hypericum 7 CH*. En cas de douleurs intenses.

Par la suite, 3 gr une fois par jour :

- *Hepar sulfur 15 CH*. Quand la piqûre suppure.

PLAIES Voir aussi TÉTANOS

Remplacez le mercurochrome et la teinture d'iode par *Calendula T.M.*, dont vous badigeonnerez la plaie : elle aide à la cicatrisation et prévient efficacement les risques d'infection.

Quant au **pansement**, utilisez des compresses de gaze stérilisée, que vous renouvellerez une ou deux fois par jour, en ayant soin auparavant de bien vous laver les mains et de les passer à l'éther ou à l'alcool.

Pour les **pansements humides**, faites-les bouillir avec de l'eau pendant une demi-heure. Pour éviter l'adhérence du pansement étalez sur une compresse la formule grasse suivante à l'aide d'une lame de couteau passée dans une flamme : 1 gr de *Calendula T.M.*, avec 1 gr d'*Hypericum T.M.*, mélangés à 28 g de *Vaseline*.

Traitement interne

- *Calendula 5 CH*, 2 gr quatre fois par jour. Ajoutez selon le cas le remède correspondant parmi les suivants, à raison de 3 gr toutes les deux heures, en espaçant au fur et à mesure que la douleur se calme :
- *Echinacea 6 CH*. Pour la plaie qui devient violacée, bleuâtre et livide.
- *Hepar sulfur 15 CH*. Pour la plaie qui suppure. Consultez aussi la rubrique Abcès.
- *Hypericum 5 CH*. Si la douleur est extrêmement forte.
- *Ledum palustre 5 CH*. Quand il s'agit d'une piqûre causée par une aiguille ou un clou.
- *Staphysagria 5 CH*. Dans les cas de coupures.

POINTS DE CÔTÉ

Plusieurs causes peuvent être à l'origine du point de côté qui apparaît fréquemment : pneumonie, pleurésie, tuberculose, fracture d'une côte, colique hépatique, zona. C'est cette cause que le médecin devra identifier et guérir.

Pour le point occasionnel, une méthode pratique consiste à se pencher en avant et toucher le sol, à se relever et à toucher de nouveau le sol de la même façon.

- *Ceanothus 5 CH*. 3 gr immédiatement. Répétez si nécessaire au bout de dix minutes.

SAIGNEMENTS DE NEZ

Si le saignement de nez est abondant, ou s'il dure plus d'une demi-heure, il faut prévenir le médecin.

Glissez 2 gr de *China 4 CH* sous la langue s'il s'agit d'un saignement de nez déclenché par un coup. Faites prendre à la personne des inspirations lentes et profondes, en lui pinçant fermement les ailes du nez.

Rafraîchissez-lui la peau, le front surtout, avec un linge humide. Si la personne est congestionnée à la suite d'un repas copieux, ou si elle se trouve dans un endroit surchauffé, conduisez-la dans un endroit frais et aéré.

Gardez-vous cependant d'interrompre un saignement de nez exceptionnel, qui durerait quelques minutes seulement, surtout chez une personne qui fait de l'hypertension. En effet, c'est là une « soupape de sécurité » pour l'organisme, une façon d'éliminer le trop-plein : Dans ce cas, 2 gr de *Melilotus triiodatus 5 CH*, suivi, une heure plus tard, de 2 gr de *Crotalus 5 CH.*

A la suite d'un coup, d'un traumatisme

Appliquez des compresses d'eau froide, souvent renouvelées, sur la nuque. Après lui avoir fait prendre une série d'inspirations, pincez fortement l'aile du nez contre la cloison et penchez la tête de la personne vers l'avant.

- *China 4 CH*, 2 gr immédiatement, dans tous les cas, et *Arnica 5 CH*, 2 gr en alternant toutes les 15 mn.
  Renouvelez si le saignement n'est pas arrêté.

En plus, selon les cas :
- *Aconitum 4 CH*, 2 gr. Quand il s'agit d'une personne congestionnée et angoissée, avec un pouls fort.
- *Hamamelis 4 CH*, 2 gr. Si le sang est très noir.
- *Ipeca 4 CH*, 2 gr. Renouvelez toutes les 30 mn, si l'épistaxis n'arrête pas. Si le pouls est rapide et faible, que la personne a des nausées.
- *Pulsatilla 4 CH*, 2 gr deux fois par jour. Quand l'épistaxis survient avant les règles.

SYNOVIE (Epanchement de)

S'il est spontané, l'épanchement doit faire l'objet d'un examen médical.

Quand il est déclenché par un traumatisme — une chute ou un coup.

Traitement externe

- Procédez à des compresses imbibées avec 1/3 d'*Eau de Philae* mélangé à 2/3 d'eau bouillie et refroidie, ou avec une cuillerée à café de *Calendula T.M.* mélangée à un verre d'eau bouillie refroidie.

Traitement interne

- *Arnica 7 CH*, 2 gr toutes les 48 heures et *Apis mellifica 5 CH*, 2 gr deux fois par jour.

SPORT (Accidents dus au)

L'activité physique est indispensable à la bonne santé. Mais quelqu'un qui pratique un sport de façon assidue s'expose inévitablement à certains désagréments, quand il ne s'agit pas carrément de blessures. Les rubriques suivantes, que vous pouvez consulter en témoignent : Claquage musculaire, Contusions, Courbatures musculaires, Crampes, Entorse, Surmenage musculaire, Surmenage sportif, Tendinite, Tennis-elbow (Epicondylite).

SURMENAGE Voir aussi FAIBLESSE, FATIGUE

A notre époque de progrès technologiques sans pareil, il est curieux de voir le surmenage faire tant de ravages ; c'est sans doute que notre monde crée d'autant plus d'ambitions qu'il regorge de biens consommables. Par ailleurs, les positions convoitées font l'objet d'une compétition féroce. Mieux vaut cependant se rendre compte de la différence entre assurer sa survie et celle des siens, et être pris dans un jeu cruel dont notre santé est l'otage.

Pour les personnes qui sont engagées dans un **travail intellectuel**, le *pollen* ainsi que *Pollavena* (combinaison de pollen et de fleur d'avoine), constituent un excellent fortifiant naturel qui leur permettront de poursuivre plus longtemps un travail intensif sans se fatiguer.

Une cuillerée à soupe du *tonique végétal Lehning*, prise une demi-heure après les repas, constitue un excellent fortifiant dans tous les cas de surmenage.

- *Ignatia 30 CH*, 2 gr toutes les deux ou trois heures. Pour les cas de surmenage nerveux.

- *Natrum muriaticum 7 CH*, 5 gr tous les quinze jours. Quand la fatigue s'accompagne de troubles de la vue et de maux de tête. Recommandé pour les étudiants et les écoliers.
- *Sulfur 9 CH*, 10 gr tous les dix jours, en alternant avec
- *Adrénaline 9 CH*. Pour les hommes d'affaires très tendus, qui ne dorment que quelques heures par nuit.

SURMENAGE MUSCULAIRE

Procédez à des frictions à l'*Eau de Philae* et à des massages avec la crème *Homéodora*.

- *Arnica 5 CH*. Pour la fatigue musculaire en général.
- *Phytolacca 5 CH*, 2 gr une fois par 48 heures. Pour le surmenage accompagné de crampes.

SURMENAGE SPORTIF

- *Arnica 5 CH, Crataegus 4 CH*, et *Rhus tox 5 CH*, 2 gr trois fois par jour, en alternant. Dans le cas de surmenage chez les athlètes.

TENDINITE

Buvez de l'eau pure en abondance. Des compresses de glace son également très utiles.

- *Rhus tox 15 CH*, 3 gr cinq fois par jour pendant une semaine, dès l'apparition de la douleur.

TENSION Voir aussi HYPERTENSION (dans le chapitre sur les affections du système circulatoire).

« Tension, attention », dit la chanson. Peut-être est-il grand temps de prendre ces vacances que vous remettez à plus tard depuis des années...

Il est une autre façon de réduire la tension : mangez du riz complet naturel. On a vu des revirements spectaculaires se produire sous l'effet d'une telle cure. Pour rendre le régime plus efficace, prenez des gouttes de *Viscasan*, préparation à base de gui, à laquelle vous ajouterez de l'*Artérioforce*, à base d'*aubépine* et d'*arnica*. Si vous pouvez en trouver, le *vin d'ail aux purs* a un effet salutaire sur le système vasculaire.

TERREURS NOCTURNES DES ENFANTS

Dans les histoires que vous racontez à vos enfants à l'heure du coucher, évitez de préférence les bêtes féroces, les monstres, les fantômes, et les actes violents en général.

- *Kali bromatum 7 CH* et *Stramonium 7 CH*, 2 gr vers 18 heures un jour l'un, un jour l'autre.

TÉTANOS

Le tétanos (ou bacille de Nicolaïer), répandu dans le sol et dans les matières fécales, pénètre l'organisme à la faveur d'une plaie.

La période d'incubation est généralement d'une semaine environ, mais peut être plus courte. Dans un premier temps, les muscles masticateurs se contractent, la personne a les dents serrées, la douleur va en s'accroissant, le pouls devient rapide tandis que la température s'élève un peu : 37,5°, 37,8°.

Si une personne dont la plaie paraît suspecte ne peut pas, pour une raison ou une autre, recevoir le vaccin antitétanique, nettoyez et pansez la plaie avec *Hypericum T.M.* pure. Ajoutez à cela :

- *Hypericum 4 CH*, 2 gr pendant sept jours, quatre fois par jour.

TRAC

Prenez le médicament indiqué à titre préventif, à raison de 10 granules la veille et 10 granules le matin même de l'épreuve, et reprenez 3 granules quand le trac réapparaît.

- *Argentum nitricum 7 CH*. La personne anxieuse, précipitée, qui a la diarrhée.
- *Gelsemium 7 CH*. La personne est paralysée, elle a constamment envie d'uriner.
- *Ignatia 7 CH*. Le trac est marqué de dispersion, d'agitation mentale et physique.

TRAUMATISME

Très souvent ces situations requièrent la présence d'un médecin. Toutes les formes de traumatismes sont améliorées par les applications de froid. Dans tous les cas, utilisez :
- *Arnica 15 CH*, 10 gr immédiatement.

TRAUMATISME CRÂNIEN

A priori, ce genre de situation dépasse nettement la thérapeutique familiale. S'il y a des vomissements, des convulsions, il faut recourir d'urgence à des soins spécialisés.

Selon le cas, choisissez le remède approprié et donnez 10 gr, répétez toutes les deux heures :
- *Arnica 15 CH*, 10 gr. Dans tous les cas, et quand la personne reste consciente, avec des contusions.
- *Cicuta virosa 15 CH*. La personne a des convulsions, perd connaissance.
- *Hypericum 15 CH*. Quand vous craignez une commotion cérébrale.
- *Helleborus 15 CH*. S'il y a somnolence, confusion mentale ou coma.
- *Natrum sulfuricum 7 CH*. Pour les suites du traumatisme, comme remède de convalescence permettant d'éviter les complications tardives.

TRAUMATISMES GÉNITAUX

Il est toujours préférable qu'un médecin examine ces blessures, pour s'assurer qu'il n'y a pas de lésion.

- *Arnica 15 CH*, 10 gr immédiatement. Quand il y a un hématome.

- *Hypericum 15 CH.* Quand la douleur est très intense dans les parties molles : lèvres, testicules ou gland.

TROUSSE D'URGENCE

Cette rubrique est prévue pour vous permettre de vous constituer l'essentiel des remèdes homéopathiques, pour répondre aux cas d'ordre général. Bien entendu, pour les affections plus rares ou plus spécifiques, vous devrez recourir à des prescriptions particulières, grâce auxquelles vous constituerez petit à petit votre pharmacie homéopathique.

Ne vous étonnez pas s'il arrivait que la posologie recommandée diffère de celle qui vous est recommandée dans la trousse d'urgence. En homéopathie, on admet qu'un remède bien indiqué agit à toutes les doses et, sauf exception, les remèdes agissent en 4 CH, en 5 CH, en 7 CH, en 9 CH, ou en 15 CH dès l'instant qu'ils sont bien indiqués.

Un tube de granules de chaque :

Aconit 5 CH et 7 CH
Allium Cepa 5 CH
Antimonium Crudum 5 CH
Antimonium tartaricum 5 CH
Apis 7 CH
Argentum nitricum 5 CH
Arnica 5 CH, 7 CH et 15 CH
Arsenicum album 5 CH
Belladonna 5 CH
Bryonia 5 CH et 7 CH
Cactus 5 CH
Calcarea carbonica 5 CH
Calendula 5 CH
Calendula T.M.
Calendula en pommade
Carbo vegetabilis 5 CH
Chamomilla 7 CH
Chelidonium 5 CH
China 5 CH et 7 CH
Coccus cacti 7 CH
Coffea 7 CH
Cuprum 5 CH
Drosera 5 CH
Ferrum phosphoricum 4 CH
Gelsemium 5 CH
Glonoïnum 5 CH
Hepar sulfur 5 CH
Ignatia 5 CH et 7 CH
Ipeca 5 CH
Kali bichromicum 5 CH
Lachesis 5 CH
Lycopodium 5 CH
Mercurius solubilis 5 CH
Nux vomica 5 CH
Oscillococcinum 200
Opium 5 CH
Pulsatilla 5 CH
Pyrogenium 5 CH
Rhus toxicodendron 5 CH
Sulfur 5 CH
Veratrum album 5 CH

Ajoutez à cela du **matériel de pansement** : coton hydrophile, gaze hydrophile stérile, bandes de gaze, bande Velpeau... votre Encyclopédie Familiale d'Homéopathie.

VERTIGES Voir aussi MAL DES TRANSPORTS

- *Conium maculatum 7 CH*, 3 gr toutes les demi-heures, et espacez dès qu'il y a amélioration. Dans tous les cas.

VOMISSEMENTS Voir aussi INDIGESTION, MAL DES TRANSPORTS, NAUSÉE

Espacez les doses dès qu'il y a amélioration.

- *Chelidonium 7 CH*, 3 gr toutes les heures. En cas de douleurs simultanées dans la région du foie et quand les selles sont décolorées.
- *Iris versicolor 5 CH*, 3 gr toutes les heures. Quand les vomissements sont brûlants, accompagnés d'une diarrhée brûlante.
- *Phosphorus 7 CH*, 3 gr trois fois par jour. Les vomissements s'accompagnent de migraines et de douleurs au foie.

VOYAGES Voir MAL DES TRANSPORTS

En voyage, prenez votre trousse de remèdes homéopathiques (voir Trousse d'urgence). Vous pourrez, dans un environnement qui ne vous est peut-être pas familier, parer à l'essentiel, en attendant de trouver les compétences nécessaires sur les lieux.

LEXIQUE

A

B

C

D

E

F

G

H

I

J

K

L

M

N

O

P

R

S

T

U

V

X

Z

AVERTISSEMENT DE L'ÉDITEUR

Vous trouverez tous les remèdes homéopathiques conseillés dans cette Encyclopédie chez n'importe quel pharmacien (sur commande), ou dans une pharmacie homéopathique.

Si vous n'habitez pas la Suisse, certaines spécialités de médecine naturelle, comme les produits d'A. Vogel : Kelpasan, Molkosan, Nephrosolid, Papayasan, Petadolor, Santasapina, ou Urticalcin peuvent toutefois être difficiles à trouver dans votre pays. Renseignez-vous auprès de votre magasin de produits naturels habituel, ou commandez-les directement auprès d'une pharmacie suisse, par correspondance.

Cet ouvrage a été conçu pour être utile, à des fins d'information et d'éducation, mais ne saurait en aucun cas se substituer au savoir du médecin homéopathe.

L'apparition d'un quelconque symptôme, même s'il semble bénin, peut être l'indice d'une affection grave, nécessitant l'intervention d'un spécialiste.

BIBLIOGRAPHIE DE L'ENCYCLOPÉDIE FAMILIALE D'HOMÉOPATHIE

BINET, Claude, Dr, *L'homéopathie pratique*, Saint-Jean-de-Braye (France), Dangles, 1979.

BORLIACHON, Léo, Dr, *Homéopathie familiale d'urgence*, Paris, Doin Editeurs, 1962.

BOURGARIT, R., Dr, *Soignez votre enfant par l'homéopathie*, Verviers (Belgique), Les Nouvelles Editions Marabout, 1984.

CLAVEL, Monique ; COULAMY, André ; GARDÉNAL, Martine ; PEZÉ, Jacques ; RODWICK, Jean-Michel ; RUASSE, Jean-Pierre ; SALVA, Jean-Jacques, Drs, *Allo, Docteur ?*, Paris, Maloine, Techniced, 1985.

CHAVANON, P., et LEVANNIER, R., Drs, *Memento homéopathique d'urgence* (1973), Paris, Dangles, 1983.

CONAN-MÉRIADEC, Michel ; PEZÉ, Jacques ; RUASSE, Jean-Pierre, Drs, *L'homéopathie aujourd'hui, vous connaissez ?*, Paris, Editions De Vecchi, 1984.

FORTIER-BERNOVILLE, Maurice, Dr, *Comment guérir par l'homéopathie*, Paris, 1967, Cociété P.I.C.

GESTA, Adrien, Dr, *L'homéopathie, une médecine sur mesure*, Paris, France Loisirs, 1982.

HENRY, J.-Y., et VALLESPIR, Drs, *Fichier d'homéopathie*, OEDIP CEREM, 1983.

HORVILLEUR, Alain, Dr, *Guide familial de l'homéopathie*, Paris, Parents Hachette, 1985.

Petite encyclopédie d'homéopathie, Lyon, Editeur Alain Horvilleur, 1984.

POMMIER, Louis, *Dictionnaire homéopathique d'urgence*, Paris, Maloine, 1985.

ROSS, Gordon, *Arnica, the Amazina Healer* (1977), Thorsons Publishers, Wellingborough, Angleterre, 1981.

RUASSE, Jean-Pierre, Dr, *L'indispensable en homéopathie*, Paris, Maloine, Techniced, 1984.

SANANÉS, Roland, Dr, *Homéopathie et langage du corps*, Paris, Robert Laffont, 1982.

TETAU, Max, Dr, et TETAU, Joseph, *Homéopathie*, Paris, Maloine, 1978.

TETAU, Max, Dr, *Signes majeurs des grands remèdes homéopathiques*, Paris, Maloine, 1981.

TOCQUET, Robert, *Manuel de thérapie naturelle*, Saint-Jean-de-Braye (France), Dangles, 1979.

VANNIER, Léon, Dr, *Précis de thérapie homéopathie* (1978), Paris, Doin Editeurs, 1980.

La pratique de l'homéopathie, Paris, Doin Editeurs, 1979.

VOGEL, A., *Le petit docteur* (1978), Genève, Suisse, Edition Française Ariston, 1983.

VOISIN, H., Dr, *Matière médicale du praticien homéopathe* (1976), Paris, Maloine, 1984.

Imprimé en France – Normandie Roto Impression s.a. – 61250 Lonrai
N° d'imprimeur : 971578 – Dépôt légal : mai 1997